Breitenbach

Ganz intim

Ganz intim

Der weibliche Körper, Sexualität
und Gefühle – was Sie noch nicht
wussten. Eine Frauenärztin berichtet.

Dr. med. Verena Breitenbach

TRIAS

**Bibliografische Information
der Deutschen Nationalbibliothek**

Die Deutsche Nationalbibliothek verzeichnet diese Publikation in der Deutschen Nationalbibliografie; detaillierte bibliografische Daten sind im Internet über http://dnb.d-nb.de abrufbar.

1. Auflage 2021

© 2021. Thieme. All rights reserved.
TRIAS Verlag in Georg Thieme Verlag KG
Rüdigerstraße 14, 70469 Stuttgart, Germany
www.trias-verlag.de

Printed in Germany

Programmplanung: Katja Liese
Projektmanagement: Annalena Müller
Redaktion: Anne Bleick
Umschlaggestaltung:
CYCLUS · Visuelle Kommunikation, Stuttgart
Bildnachweis:
Umschlagfoto und Autorenportrait:
Simone Schneider, Stuttgart
Zeichnungen: Nadja Stadelmann, Luzern
Satz: Ziegler und Müller, Kirchentellinsfurt
Druck: Westermann Druck Zwickau GmbH, Zwickau

ISBN 978-3-432-11114-8   1 2 3 4 5 6

Auch erhältlich als E-Book:
eISBN (epub) 978-3-432-11115-5

Liebe Leserin, lieber Leser,

hat Ihnen dieses Buch weitergeholfen? Für Anregungen, Kritik, aber auch für Lob sind wir offen. So können wir in Zukunft noch besser auf Ihre Wünsche eingehen. Schreiben Sie uns, denn Ihre Meinung zählt!

Ihr TRIAS Verlag

Kontakt:
kundenservice.thieme.de

Lektorat TRIAS Verlag
Postfach 30 05 04, 70445 Stuttgart

Abonnieren Sie unsere Newsletter:
www.trias-verlag.de/newsletter

Besuchen Sie uns auf facebook
**www.facebook.com/
trias.tut.mir.gut**

Besuchen Sie uns auf facebook
**www.facebook.com/
mama.mag.trias**

Folgen Sie uns auf Instagram
**www.instagram.com/
trias_verlag**

Lassen Sie sich inspirieren
**www.pinterest.com/
triasverlag**

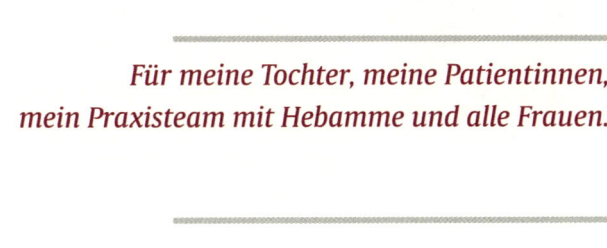

*Für meine Tochter, meine Patientinnen,
mein Praxisteam mit Hebamme und alle Frauen.*

Die Autorin

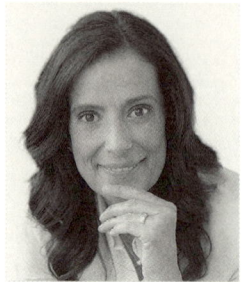

Dr. med. Verena Breitenbach ist Frauenärztin und Autorin. Sie führt eine Praxis in
Ehingen bei Ulm mit dem Schwerpunkt
»Ganzheitliche Medizin«. Ihr Medizinstu-
dium absolvierte sie in Deutschland, der
Schweiz, den USA und England. Zusätzlich
bildete sie sich in Naturheilkunde, Psychosomatik, Onkologie, Zytologie, Labormedizin,
energetischen Heilverfahren und Kinesiologie weiter. Außerdem ist sie Fitnesstrainerin.
Besonders wichtig ist es ihr, Schulmedizin
mit komplementären Heilmethoden sinnvoll
zu kombinieren und präventiv zu arbeiten.
Verena Breitenbach hat mehrere Bücher ver-
öffentlicht und ist als gynäkologische Exper-
tin in den Medien präsent.

Inhalt

1 Vorwort

Intim bedeutet mehr, als nur intim zu sein oder eine intime Beziehung zu haben. Intim bedeutet auch, vertraut zu sein oder ganz persönlich. Ich beziehe es auf den weiblichen Körper und die weibliche Seele, denn die funktionieren anders als die männlichen. Sie unterscheiden sich in den Körperfunktionen, den Intimorganen, in Stärken und Fähigkeiten, in der Psyche und der Sozialisation. Durch meine langjährige Arbeit als Frauenärztin ist es mir wichtig, meinen Patientinnen und nun auch Ihnen, liebe Leserinnen, einen umfassenden Einblick in Ihre Intimsphäre zu geben. Dabei geht es mir nicht nur um Vagina oder Gebärmutter, es geht um Sie, Ihre Gesundheit, Ihre Persönlichkeit, Ihre Gefühle und um mehr Verständnis für Ihren Körper. Vor allem ist es mir ein großes Anliegen, Ihnen mehr Selbstvertrauen und Selbstbewusstsein mit auf den Weg zu geben. Denn das sind wichtige Grundlagen der Gesundheit. Dazu gehört auch, dass Sie mehr über das Frausein erfahren: wie es sich entwickelt hat, welche Bedeutung Frauen hatten und haben. Das stärkt das Selbstverständnis, die Selbstakzeptanz, das Selbstvertrauen und macht glücklich. Und das ist doch wirklich eine gute Nachricht! Nehmen Sie sich so an, wie Sie sind, und leben Sie!

Natürlich kann man sich auch über Google oder andere Informationsquellen Wissen aneignen. Selten trifft es jedoch genau die Thematik einer speziellen Frau, denn jeder Mensch ist anders. Und auch ich biete Ihnen kein vollständiges medizinisches Handbuch an, sondern eine Auswahl, die mir sehr wichtig ist. Ich möchte meine große Erfahrung an Sie weitergeben, damit Sie diese nutzen und zu Ihrem eigenen Wohle einsetzen können. Egal ob es um Sexualitätsprobleme, Zyklusbeschwerden, Ängste, Beziehungsprobleme, Schwangerschaft oder Angst vor einem Tumor geht oder Sie sich einfach nicht gut fühlen. Dann sollten Sie ohnehin das persönliche Gespräch suchen, denn dabei kann man wesentlich besser auf individuelle Bedürfnisse eingehen. Nur in wenigen Fällen geht es allein um die Pille oder Schmerzen im Intimbereich. Oft geht es auch um Ihre ganz intimen Gedanken, Erlebnisse und Fragen. In der Gynäkologie gibt es die unterschiedlichsten Befunde und Krankheiten. Ich versuche, Ihnen einen Überblick zu verschaffen, damit Sie Ihrem Körper näherkommen und sorgsam mit ihm umgehen. Dazu gehören gesunde Ernährung, Sport, die Psyche oder Heilmittel aus der Natur genauso wie Wissen über Zysten, Myome, Papillomaviren, Geschlechtskrankheiten, Vaginalverjüngung oder anderes. Aber vor allem um Sie. Wie Sie sich sehen, wie Sie fühlen und wie es Ihnen geht. Und wenn ich zu mehr Wohlbefinden beitragen kann, dann hat das Buch sein Ziel erreicht, und ich bin glücklich.

»Ganz intim« soll Ihren Blick schärfen und Sie dazu bringen, sich und Ihren Körper noch mehr zu lieben. Dabei helfen Gedanken, Übungen, Fakten und Tatsachen. Der weibliche Körper ist etwas Wunderbares und fest steht: Wir haben nur den einen. Den sollten wir pflegen, achten und gut zu ihm sein.

Auch unser Seelenleben ist etwas ganz Intimes. Wenn wir uns damit mehr auseinandersetzen, können wir das Leben ganz anders genießen. Und das wirkt sich definitiv auf unser weibliches Wohlempfinden aus. Es schlummern Dinge in unserem Innenleben, die wir entdecken dürfen. Genauso ist es mit dem Selbstbewusstsein. Wenn wir wissen, was uns als Frauen besonders macht, hilft dies, mit vielen Alltagsproblemen besser und leichter umzugehen.

Wir Frauen schenken Leben und bewahren es. Selbst wenn wir über Jahrhunderte immer wieder kleingehalten wurden, sollten wir uns eine Tatsache vergegenwärtigen: Die Urform des Lebens ist weiblich, und die Urgesellschaftsform war das Matriarchat. Was nicht heißen soll, dass Männer weniger wert sind. Aber wir Frauen eben auch nicht. Es geht um Ausgeglichenheit, um Augenhöhe, um Wertschätzung, um gegenseitige Achtung und ein wertvolles Miteinander, ein Yin und Yang. Wir sind gegensätzlich, ziehen uns aber an, ergänzen uns und brauchen uns. Männer haben häufiger Stolz, Würde und Selbstachtung. Uns Frauen wurden diese Eigenschaften leider über viele Jahrhunderte des Patriarchats aberzogen. Und jetzt ist es an der Zeit, dass wir diese wiederbekommen, um wieder in unsere volle Kraft und Lebensfreude zu kommen. Denn wir sind es wert und haben es verdient.

Dazu möchte ich mit diesem Buch beitragen: das Wunderbare der Weiblichkeit wieder zu entdecken, zu leben und zu genießen.

Hören Sie auf Ihre Körperintelligenz! Sie ist individuell, sehr intim und eine gute Ratgeberin.

Ihre Dr. Verena Breitenbach

2 Einleitung

Wir Frauen sind einfach unfassbar wundervoll. Wir schenken Leben, können ein Kind zur Welt bringen, es erfolgreich in Liebe aufziehen, die Familie managen, uns um Angehörige kümmern, Kranke pflegen. Wir begleiten das ganze Leben und halten meist selbst dann noch durch, wenn Männer schon aufgeben. Darauf können wir stolz sein. Wir dürfen uns loben, feiern und genießen. Das haben wir bisher zu wenig getan. Dabei sind wir es wert. Wir sind so vielseitig, voller Herz und Emotion, mit viel Intuition und altem Wissen, mit Kraft, Ausdauer, Liebe, Humor und auch Verstand ausgestattet. Wir sind vollkommene und komplette Wesen. Und so sollten wir uns jetzt endlich auch fühlen und leben. Zu lange haben wir es uns versagt.

Frauen sind unglaublich zäh und vielseitig

Und Frausein hat unzählige Vorteile, die wir uns immer wieder bewusst machen sollten. Vor allem aber dürfen wir unsere Weiblichkeit selbst gestalten – egal, ob wir uns für eine Karriere entschieden haben oder lieber unsere eigenen Kinder großziehen wollen. Jeder hat einen besonderen Wert – und den sollte sich auch jede Frau unabhängig von der Gesellschaft vergegenwärtigen. Wir dürfen zu uns selbst stehen. Keiner kennt uns so gut, wie wir selbst. Und deshalb können nur wir uns glücklich machen. Sonst niemand.

Selbstliebe und Selbstwertschätzung sind sehr wichtige Faktoren, die ich meinen Leserinnen und Patientinnen unbedingt ans Herz legen möchte. Das Buch zeigt, was uns so besonders macht und wie wir uns dadurch selbst mehr lieben und schätzen werden. Da ich einen ganzheitlichen medizinischen Ansatz vertrete, stelle ich immer wieder fest, dass oft auf mangelnde Annahme unserer eigenen Persönlichkeit irgendwann Krankheiten folgen, die eigentlich vermieden werden könnten.

Frauen sind stark

Es ist schön, eine Frau zu sein. In uns schlummern viele Talente und Möglichkeiten. Das Wunder unserer Weiblichkeit müssen wir uns bewusst machen und uns immer wieder wie ein Lied oder einen Werbeslogan vorsummen. Wenn wir uns selbst besser kennen, wenn wir mit uns glücklich und zufrieden sind, dann haben wir die Energie, dass es unserer Seele und unserem Körper gutgeht, unsere Gefühle nicht permanent Karussell fahren und wir unbeschwert mit unserer Sexualität umgehen.

Darum geht es auch in diesem Buch: um die Weiblichkeit mit allen ihren Facetten. Dazu gehören die Besonderheiten des weiblichen Körpers, genauso wie Empfindungen, Verhaltensweisen, zwischenmenschliche Beziehungen und Interaktionen, Liebe, Selbstreflexion und Selbstverantwortung. Denn egal, wie wir es drehen oder wenden: Gesundheit hat mit unserem Seelenleben und Glück zu tun. Und dafür kann und sollte jeder selbst etwas tun. Aus unserem Alltag und unseren Gewohnheiten kommen wir aber nur heraus, wenn wir öfter innehalten, in uns hineinhören und überlegen, woher unsere Schmerzen, Wut, Angst, Traurigkeit, aber auch Freude, Unbeschwertheit und Glück kommen. Wenn wir wissen, woran es liegt, verstehen wir uns selbst besser und können uns in gewisser Weise selbst programmieren oder konditionieren.

Wir sollten so leben, wie wir es für richtig halten

Egal, was die Gesellschaft denkt: Wenn wir unseren Bedürfnissen und Wünschen folgen, werden wir glücklich. Unsere wichtigste Aufgabe ist es, nach uns selbst zu schauen und umsichtig für uns zu sorgen. Aus meiner Praxis weiß ich, wie gut Frauen oft für andere und wie schlecht sie für sich selbst sorgen können. Aber nur wer wirklich gut zu sich ist, kann es auch zu anderen sein. Und denken Sie daran: Das, was Sie leben, geben Sie an Ihre Kinder weiter und tragen so auch zu deren Lebensglück bei.

Wir sind liebenswert, genau so, wie wir sind! Leider ist es den meisten Frauen gar nicht so bewusst. Dieses Selbstwertgefühl und diese Liebe für sich selbst wurden bedauernswerterweise nicht allen Frauen gleichermaßen von ihren Eltern vermittelt. Sie wussten es häufig nicht besser oder hatten auch von den eigenen Eltern dieses Selbstverständnis nicht erhalten. Deswegen tun sich viele Frauen auch mit Selbstliebe und Selbstbewusstsein nicht ganz so leicht. Jede Frau kann dafür aber selbst etwas tun. Für ein erfülltes Leben, eine schöne Beziehung zu sich und den Mitmenschen und eine gute Gesundheit ist die Selbstliebe das A und O. Das stelle ich bei meinen Patientinnen immer wieder fest.

Es ist so schön, Frau zu sein

Genießen Sie Ihre Weiblichkeit, seien Sie stolz auf sich, und gönnen Sie sich ein glückliches Leben. Und was die Gesundheit angeht, verlassen Sie sich auch auf sich. Sie sind der beste Heiler oder Arzt für sich. Von außen können Hilfe oder Mittel zur Linderung von Schmerzen und Unwohlsein kommen – heilen muss sich der Körper selbst. Je mehr Sie ihn darin unterstützen, desto besser und schneller geht es. Ich bestärke meine Patientinnen darin, auf sich, ihren Körper und ihre Intuition zu hören und so ihre Selbstheilung zu fördern. Ich wünsche mir, dass Sie in Ihre volle weibliche Kraft kommen und so ein selbstbestimmtes Leben führen.

Selbstverständlich geht es auch um alle weiblichen Intimitäten: die Funktionen der weiblichen Organe, Hormone, Partnerschaft, aber auch Erkrankungen im Intimbereich. Es geht um ganzheitliche Frauenkunde – inklusive Sexualität und Psychosomatik! Der weibliche Körper ist zuweilen geheimnisvoll und verwirrend, vor allem aber kraftvoll. Besinnen Sie sich immer wieder auf die vielen positiven Aspekte, so werden Sie erkennen, dass Frausein etwas Wunderbares ist. Im wahrsten Sinne des Wortes: Denn zuweilen spielen die Gefühle verrückt, und unser Körper setzt uns in Erstaunen, unerklärlich ist er jedoch nicht.

Weibliche Beschwerden ähneln sich und es gibt glücklicherweise fast immer Lösungen. Das ist definitiv die beste Nachricht. Wir müssen mehr in uns hineinhören und wieder besser spüren, was gut für uns ist, was uns gefällt und was wir nicht mögen oder ablehnen. Das gilt im persönlichen Bereich genauso wie im sexuellen. Aus meiner Praxis weiß ich, dass die wenigsten Patientinnen detaillierte Kenntnisse über das Frausein haben: Welche Funktionen zur Gebärmutter oder den Eierstöcken gehören, und was sich genau dahinter verbirgt; wie wichtig der Beckenboden ist oder was die Vagina ausmacht u.v.m.

Die Gynäkologie befasst sich nicht allein mit der Behandlung von Krankheiten, sondern auch mit der Vorbeugung (der Prävention), der Psyche und dem Umfeld der Patientin. Der Ausgangspunkt ist die Patientin mit ihren Lebensumständen, Partnerschaft oder Familie, Alltagsleben, Freunden, Freizeit, Hobbys, Freude oder Enttäuschung, Wünschen, Sehnsüchten und auch mit den Gedanken über sich und die Welt. Denn damit schaffen Sie Ihre Lebenssichtweise, und auch das trägt viel zu Ihrer Gesundheit bei. In meiner Praxis und auch in immer mehr anderen gynäkologischen Praxen werden neben der klassischen Schulmedizin komplementäre Heilmethoden empfohlen. Dazu zählen Homöopathie, Naturheilkunde, Hilfe durch Kräuter, Akupunktur, Meditation, gesunde Ernährung, Bewegung, Visualisierung, Tipps zur Lebenseinstellung (positives Denken, Lachen etc.) und vieles mehr.

Fangen Sie gleich damit an, sich besser kennenzulernen

- Welche Bedürfnisse und Wünsche haben Sie?
- Was ist das Besondere an Ihnen?
- Was gefällt Ihnen an sich selbst und was mögen Sie gar nicht?
- Was sind Ihre Träume?
- Welches Leben hätten Sie gern?
- Wie wollen Sie sein?
- Wo liegen Stärken und Schwächen?
- Kennen Sie Ihre Stärken oder kennen Sie sie gar nicht?
- Was können Sie besonders gut? Und was tun Sie besonders gern?
- Was schätzen andere an Ihnen besonders?

- Achten Sie auf die Meinung anderer, versuchen Sie es allen recht zu machen und immer perfekt zu sein?
- Nehmen Sie sich genügend Zeit für sich? Zeit, in der Sie nur an sich denken?
- Haben Sie einen eigenen Lebensplan, den Sie verfolgen?
- Haben Sie Vertrauen zu Ihrer inneren Stimme und folgen Sie ihr?
- Kennen Sie eigentlich Ihren Körper? Und die weiblichen Geschlechtsorgane?

3 Ganz Frau sein

Yeah, yeah, yeah! Es ist schön, Frau zu sein. Dafür gibt es manche Gründe, die uns eigentlich täglich mit geschwellter Brust durchs Leben laufen lassen müssten. Wir schaffen Wunder! Das Wunder einer Geburt, das Wunder eines neuen Lebens und die Fähigkeit aus einem schlagenden Herzen zwei, zuweilen drei, selten vier kleine klopfende Herzen zu zaubern. Wir haben einen faszinierenden Körper, der sich in kurzer Zeit extrem verwandeln kann. Wir können mehrere Dinge gleichzeitig tun. Und die Welt ist eigentlich weiblich. Fehlt das männliche Testosteron beim Kind, so entwickelt sich auch ein Junge zum Mädchen. Und das Y-Chromosom wird immer kleiner. Das ist doch unglaublich. Und doch fehlt es uns leider häufig an Selbstbewusstsein und Wertschätzung für uns selbst. Leider. Ich möchte mit dem Buch dazu beitragen, dass sich das endlich ändert. Denn wir haben es mehr als verdient.

Also stellen Sie sich vor einen Spiegel, richten Sie sich auf, schauen Sie sich in die Augen, fühlen Sie Ihre Stärke und Ihren Wert und sagen Sie sich mit einem Lächeln: »Schön, dass es dich gibt. Ich bin so stolz auf dich. Gut machst du das. Ich liebe dich sehr, und du bist für mich der wichtigste Mensch in meinem Leben.« Das hört sich anfangs vielleicht eigenartig an. Aber Sie werden sehen, wie viel es Ihnen in puncto Selbstbewusstsein und Selbstliebe bringt. Also, bevor Sie weiterlesen, schauen Sie in einen Spiegel und danken Sie sich und Ihrem Körper. Es ist so toll, was Sie täglich vollbringen!

Die spannende Geschichte von uns Frauen

Darin ging es um Sünde, um Kämpfe, Leidenschaft, Macht oder Hexerei und schließlich um Unabhängigkeit. Darauf können wir auch sehr stolz sein. Oder darauf, dass es noch Völker gibt, bei denen das Zusammenleben der gesamten Gemeinschaft funktioniert, weil die Frauen hier das Sagen haben. Das ist doch toll!

Seit Tausenden von Jahren werden Frauen von Männern unterdrückt, bestimmt und beherrscht. Ist das nicht entsetzlich? Haben sie Angst vor unserer Stärke und Kraft, dass sie uns kleinmachen müssen, statt uns gleichwertig neben sich stehen lassen zu können? Es ist Zeit, dass sich das ändert. Wir dürfen uns unserer Schönheit, Stärke und Kraft bewusst sein und sie leben. Es ist Zeit für ein Miteinander auf Augenhöhe, eine Versöhnung der tiefen Gräben zwischen Frau und Mann, sodass wir uns endlich gegenseitig wertschätzen können und in tiefer Achtung füreinander glücklich miteinander leben können.

 Frauenrechte in der Viktorianischen Zeit

In der Viktorianischen Zeit hatten Frauen so gut wie keine Rechte. Sie durften nicht wählen, keinen eigenen Besitz haben oder vor Gericht klagen. Sie waren Ihrem Vater, Bruder oder Ehegatten unterstellt. Nur deren Wort zählte und eine Frau war vom Wohlwollen einer männerdominanten Umwelt abhängig. Das Leben einer Frau in der Viktorianischen Zeit war darauf ausgerichtet, eine gute Ehefrau und Mutter zu sein und den Haushalt zu führen. Gehorsam und unterwürfig sollte sie sein und ihrem Mann jeden Wunsch von den Augen ablesen. Seelische Misshandlungen und häusliche Gewalt gab es häufig. Sie blieben aber der Außenwelt verborgen bzw. man verschloss die Augen davor und gab auch noch den Frauen die Schuld. Der Mann hatte die alleinige Macht. Der Wert einer Frau stieg mit der Anzahl der Kinder, vorrangig der männlichen Erben, die sie ihrem Mann gebar. Gehörten Frauen nicht der oberen privilegierteren Gesellschaft an, wurde das Leben oft zu einem Überlebenskampf.

Frauen können selbstbestimmt, selbstverantwortlich und eigenmächtig ihren Weg gehen – sofern sie es auch wollen und Unterstützung bekommen. Sei es durch Gleichgesinnte, durch Freundinnen oder Familie. Frauen sind stärker im gegenseitig Bestärken als Männer. Sie helfen und stehen sich bei. Und Frauen haben die Macht zu verführen und diese auch einzusetzen. Das war schon immer so – wenngleich in unterschiedlicher Form. Früher war das Verführen wichtig, um Leben zu zeugen und zu erhalten. Heute gibt es da vielfältigere Möglichkeiten – und wenn es nur uns selbst guttut!

Frauen haben auch die Kunst inspiriert. Schauen Sie nur die Gemälde alter und neuer Meister an. Meist geht es um Frauen und die Liebe, sei es bei Rubens, Picasso oder Andy Warhol. Auch in der Werbung sind Frauen am häufigsten vertreten – ob auf Plakaten, digital oder in sonstigen Medien. Sie sollen Aufmerksamkeit erregen und letztendlich von irgendetwas überzeugen.

Wir können so stolz auf uns sein

Dies sind nur einige Punkte, die möglicherweise einen neuen Blick eröffnen und auf die Frauen definitiv stolz sein können. Und das ist ganz wichtig, um auch die Frauenheilkunde besser zu verstehen. Denn es geht nicht nur um die Körper- und Geschlechts- und Fortpflanzungsorgane – welch furchtbare Wörter, da wäre doch »Intimorgane« viel schöner. Ich werde diesen Begriff auch vermehrt benutzen, um diesen wunderbaren Organen auch die richtige Wertschätzung entgegenzubringen. Mir geht es um eine neue umfassende Sicht, die Frauen vor allem stärken soll. Im Mittelpunkt steht dabei die gesunde Frau mit ihrem Körper und ihren besonderen Fähigkeiten. Sie hat das Potenzial, sich nichts vormachen zu lassen, sondern Bescheid zu wissen und über ihr Leben und ihren Körper selbst zu bestimmen und eigenverantwortlich zu entscheiden.

Grundlage dafür ist ein anderes Verständnis dessen, was Frauen so besonders macht:

- Frauen schenken Leben! Und nur sie sind dazu fähig. Sie tragen das Kind unter ihrem Herzen bis zur Geburt und sind so am engsten mit ihm verbunden.
- Frauen sind meist tiefer mit der Erde und dem Leben verbunden als Männer.
- Sie sind häufig spiritueller.

- Und sie haben eine bessere Intuition, einen siebten Sinn und mehr emotionale Intelligenz.
- Sie sind sprachlich besser und können besser auf Menschen eingehen, für andere sorgen und so auch alle zusammenhalten.
- Frauen sind in der Entwicklung meistens einen Schritt voraus. Das zeigt sich bereits direkt nach der Geburt: Kleine Mädchen krabbeln früher und fangen meistens auch noch eher an zu sprechen. In der Schule sind sie schneller und ihnen fällt das Schreiben und Lesen leichter. In der Pubertät haben sie schließlich fast einen Vorsprung von zwei Jahren.
- Frauen werden älter als Männer – obgleich sich dieser Trend gerade etwas verändert, da immer mehr Frauen sich dem männlichen Lebensstil ein wenig annähern: Sie arbeiten, machen Karriere, haben Stress und sind oft im Dauereinsatz.
- Hormone beeinflussen unsere weiblichen Formen, die Stimme und das Gesicht. Selbst unser Verhalten wird ein wenig davon geprägt.
- Die Rolle der Frau wird durch unsere Kultur mitbestimmt. Was wir als »typisch weiblich« sehen, hängt von der Erziehung, den Genen, der Sozialisation und der Prägung ab.
- Die meisten Frauen haben einen äußerst verlässlichen Kompass in sich, der ihnen zeigt, wenn etwas nicht mehr stimmt. Diesen Hinweisen sollten sie folgen, sonst fängt der Körper an, uns die Mängel zu zeigen. Mit Symptomen, Beschwerden, Krankheiten ...
- Frauen sind gefühlvoll, stark und widerstandsfähig und haben eine geringere Sterblichkeit als Männer. Deshalb gibt es auch mehr Frauen als Männer auf dieser Welt.
- Alle Frauen sind unterschiedlich. Sie unterscheiden sich in Größe, Gewicht, Statur, Haar- oder Augenfarbe, Intelligenz, Herkunft, Abstammung usw. Es gibt Mütter, Töchter, Enkel, Managerinnen oder Verkäuferinnen, Akademikerinnen, Geschäftsfrauen, Künstlerinnen, Handwerkerinnen, aber auch Hausfrauen und Partnerinnen. Sie alle übernehmen Aufgaben im Job, in der Familie, in der Partnerschaft, ehrenamtlich oder freiberuflich, Vollzeit- oder Teilzeit. Gleichzeitig kümmern sie sich um Kinder, Männer, Eltern, Schule, Kultur, Sport, Politik, Erziehung. Frauen sind heute vielfältig gefordert. Kein Wun-

der also, dass zuweilen die Fürsorge für die eigene Person auf der Strecke bleibt.

- Immer noch denken viele Frauen, dass sie das schwächere Geschlecht sind. Dabei sind sie von Geburt an stärker und widerstandsfähiger. Sie sind zäh. Vielleicht hat es die Natur da gut mit ihnen gemeint?

Die Frauen in meiner Praxis

In meiner gynäkologischen Praxis ist das Gespräch die Grundlage für die Behandlung. Zuhören, Vertrauen aufbauen, zur Seite stehen und Beraten ist mir sehr wichtig. Meine Patientinnen kommen mit den unterschiedlichsten Fragen und Beschwerden. Sie haben Erwartungen, brauchen Hilfe oder zuweilen Unterstützung bei Entscheidungen. Nicht immer sind es Krankheiten, die sie zu einem Besuch führt. Schwangere sind nicht krank – im Gegenteil. Sie sind gesund und voller Erwartung und tragen ein weiteres Leben in sich. Aber sie benötigen medizinischen Rat, Tipps und regelmäßige Untersuchungen in diesen wichtigen Monaten.

In der modernen Medizin sind ärztliche Maßnahmen oder Medikationen allein nicht immer nutzbringend. Manchen hilft ein Gespräch mehr als eine Therapie. Auch die in den Medien allgegenwärtigen Körperideale können zu Problemen führen. Der soziale Druck nimmt immer mehr zu, und Frauen streben häufig ein bestimmtes Ideal an. Dabei sollten sie sich lieber so annehmen, wie sie sind, und an ihrem Selbstwertgefühl arbeiten. Das hat nicht allein mit perfekten Proportionen zu tun. Was genau für eine Patientin gut ist, ist von Fall zu Fall unterschiedlich und immer individuell. Deshalb ist es so wichtig, selbst herauszufinden, wer wir sind, was uns guttut und was nicht, was wir wollen und was uns gar nicht gefällt. Das gilt für die Partnerschaft genauso wie fürs Berufsleben und im Freundeskreis. Und das spielt auch in der medizinischen Beratung eine wachsende Rolle.

Einige Frauen sind auch im Hinblick auf ihre Gesundheit unsicher. Sie lassen sich von anderen irritieren und wissen dann gar nicht mehr, was richtig ist und ob ihr eigener Körper noch normal funktioniert. Da hilft mehr eigenes Wissen. Und dabei möchte ich Sie und meine Patientinnen unterstützen.

Die weiblichen Organe sind ein wesentlicher Bestandteil unseres Gefühlslebens, für das Selbstwertgefühl und unsere Energie. Frauen empfinden sie sehr unterschiedlich. Zuweilen stehen sie ihrer Weiblichkeit positiv gegenüber, zuweilen empfinden sie diese aber auch als negativ: ob Regelblutungen, Unterleibsbeschwerden, Schwangerschaft oder Geburt.

Was wir alles können

Konzentrieren Sie sich mehr auf Ihre Kraftquellen. Und auf die vielen Möglichkeiten, mit denen Sie sich selbst helfen können.

Aus meiner langjährigen Erfahrung als Gynäkologin weiß ich, dass man manchmal auch Dinge beobachten kann, ohne gleich medikamentös oder durch Operation einzugreifen, so z. B. bei Zysten oder Myomen. Manchmal will der Körper uns damit auch etwas sagen. Ob wir traurig sind oder unglücklich, überlastet oder uns etwas fehlt (Liebe, Zuneigung, Aufmerksamkeit)? Also hören Sie in sich hinein.

Der Nachteil der Intelligenz besteht darin, dass man ununterbrochen gezwungen ist, dazuzulernen.

George Bernard Shaw

Frauen zeichnen sich durch unschlagbare weibliche Intelligenz aus. Sie sind eng mit ihrer inneren Stimme verbunden und hören auch zuweilen darauf. Auch ihren Körper verstehen sie ganz gut. Nicht umsonst redet man von weiblicher Intuition. Darauf dürfen wir ruhig vertrauen und diese nutzen. Und wir sollten gut zu uns selbst sein. Gerade die kleinen Schritte zum besseren Umgang mit sich selbst öffnen häufig neue Wege zur Gesundheit. Vielleicht hilft der eigene Lebensplan dabei, vielleicht aber auch Yoga, im Wald spazieren gehen oder Meditation? Das müssen wir immer wieder selbst herausfinden. Auf jeden Fall kann jeder – egal ob Mann oder Frau – darauf achten, dass er sich selbst nicht verliert. Das gilt innerhalb der Familie, im Freundeskreis oder Beruf. Sonst kommt irgendwann die große Leere und dann lassen gesundheitliche Beschwerden nicht lange auf sich warten. Häufig sind Krankheiten nicht organischer, sondern psychosomatischer Natur.

Frauen verfügen über ein komplexes Netz aus Organen, hormonellen Kreisläufen und Reaktions- und Regulationssystemen. Diese zu kennen und zu wissen, wie sie funktionieren, hilft Ihnen, noch stärker zu sein und womöglich Krankheiten schnell in den Griff zu bekommen. Wir sollten wissen, warum wir so sind, wie wir sind, warum wir wie reagieren und aus welchem Grund sich der Körper so verhält, wie er es tut. Es sind häufig Reaktionen auf Situationen, Personen oder Veränderungen.

Was heißt es eigentlich, Frau zu sein?

Einerseits geht es um das biologische Geschlecht, andererseits um die Rolle, die wir im Leben übernehmen. Ob wir zu Mann oder Frau werden, darüber entscheidet unsere genetische Ausstattung. Frauen haben zwei X-Chromosomen, Männer dagegen ein X- und ein Y-Chromosom, von denen die Entwicklung der Geschlechtsmerkmale gesteuert wird. Die erbliche Festlegung ist in erster Linie verantwortlich für die biologischen Unterschiede wie z. B. den Körperbau, die Intimorgane oder den Stoffwechsel. Frausein wird aber auch durch soziale und kulturelle Faktoren mitbestimmt, die unter dem Begriff »Gender« (= soziales Geschlecht) zusammengefasst sind. Das bedeutet, dass auch unsere Erziehung und unser Umfeld einen maßgeblichen Einfluss haben. So entstehen bestimmte Verhaltensweisen, Denkstrukturen oder Empfindungen. Und gerade das ist in der heutigen Zeit eine große Herausforderung. Frauen sollen »ihren Mann stehen«, sie sollen Mutterrolle und Berufsleben zusammenbringen, möglichst noch hübsch aussehen, sportlich, unterhaltsam und geduldig sein. Das sind nur einige Beispiele, die uns immer wieder vor neue Herausforderungen stellen.

Häufig fühlen Frauen sich aber auch selbst für alles verantwortlich, nehmen sich private und berufliche Dinge zu Herzen, sind überlastet, und stellen damit die Medizin vor besondere – zum Teil neue – Anforderungen. Frauen unterscheiden sich in ihrer Psyche, ihren Einstellungen und Empfindungen von Männern. Zudem hat sich ihre Rolle innerhalb der Gesellschaft und in den vielen verschiedenen Kulturen unterschiedlich entwickelt.

Körperlich haben Frauen eine andere Grundstruktur als Männer: Der Körperbau ist meist zarter, die Organfunktionen unterscheiden sich und der Stoffwechsel funktioniert anders. Frauenherzen schlagen schneller als Männerherzen, dafür ist aber die weibliche Verdauung langsamer. Frauen haben weniger Muskelmasse und mehr Fettgewebe. Der Wasseranteil in ihrem Körper ist geringer. Auch Krankheiten und ihre Symptome sind anders, das Immunsystem ist anfälliger und Medikamente, Genussmittel oder auch Gifte wie Alkohol und Zigaretten verursachen meistens andere, leider stärkere Wirkungen. Und es gibt Lebensmittel, die gerade ihrem Körper guttun oder ihn schwächen. Ein einfacher Grund dafür ist, dass ihr Darm langsamer arbeitet, sodass Medikamente und andere Substanzen (wie z. B. Alkohol) langsamer abgebaut werden und stärker wirken. Hinzu kommen die weiblichen Beschwerden, die mit ihrem Zyklus in Verbindung stehen und manche mehr, manche weniger belasten.

Bei Frauen ist auch die Anfälligkeit für Krankheiten ganz anders. Sie neigen eher zu seelischen Krankheiten wie Depressionen, Angststörungen oder Essstörungen. Aber auch Alzheimer oder Knochenkrankheiten wie Osteoporose oder Gelenkarthrose treten häufiger auf. Gebärmutterhalskrebs und die größte Anzahl von Brustkrebs sind weibliche Erkrankungen.

Höchste Zeit für eine Gendermedizin

Auf und ab ging es gerade in den vergangenen Jahren mit der Frauenheilkunde. Einerseits gab es wissenschaftliche Fortschritte, andererseits auch Irrtümer und Unsicherheiten. So wurden z. B. jahrelang Medikamente für Frauen an männlichen Versuchspersonen getestet. Dass Männer aber anders gebaut sind und nicht wie Frauen reagieren, blieb dabei unberücksichtigt. Die Vorstellung, dass die Frau nur eine Abweichung vom Mann darstellt, prägte lange Zeit die Sicht der Medizin. Bis in die 1990er Jahre wurde der weibliche Organismus in Studien nicht berücksichtigt, obwohl Frauen anders reagieren. Inzwischen hat sich eine eigene medizinische Richtung, die Gendermedizin, entwickelt. Hier sollen die geschlechtsspezifischen Unterscheidungsmerkmale weiter untersucht werden, damit dann auch in der Medizin berücksichtigt wird, dass es unterschiedliche Krankheitssymptome und -verläufe gibt, die zum Teil andere Behandlungen und Medikamente benötigen.

Die Direktorin des Instituts für Geschlechterforschung an der Berliner Charité, Vera Regitz-Zagrosek, untersucht seit einigen Jahren die Geschlechterunterschiede und kam bereits zu einigen Erkenntnissen: Männliche und weibliche Geschlechtshormone wirken unterschiedlich, normalerweise können weibliche Zellen besser mit Stress wie Kälte, Hitze oder Sauerstoffmangel umgehen und Frauen reagieren bei Herzinfarkten anders. Auch Hirn-, Herz- oder Leberzellen sind bei Frauen und Männern unterschiedlich. Aufgrund fehlender Tests für frauenspezifische Leiden und deren Behandlung kam sie vorläufig zu dem Schluss, dass die Frauen oft schlechter versorgt werden, die billigeren Medikamente bekommen, weniger Interventionen erhalten und später behandelt werden. Das aber auch, weil sie oft zu bescheiden sind, sich zurücknehmen, sich weniger durchsetzen und mehr über sich ergehen lassen. Das ist doch bedenklich und muss sich dringend ändern.

Entwicklung der Frauenheilkunde

Die Klosterfrau Hildegard von Bingen, die um 1098–1179 lebte, nahm sich der Frauenheilkunde aus ganzheitlicher Sicht an, indem sie auf die Einheit von Körper, Geist und Seele setzte und sich sogar schon mit Umweltfragen beschäftigte. Ihr folgte lange Zeit keine vergleichbare Medizinerin. Erst Anfang des 19. Jahrhunderts begannen sich Ärzte mit den weiblichen Sexualorganen zu beschäftigen – jedoch unter katastrophalen Bedingungen. Der ungarisch-österreichische Arzt Ignaz Philipp Semmelweis (1818–1865) erkannte, dass die Hygienevorschriften geändert werden mussten. Durch ihn wurde die Sterblichkeit bei Geburten erfolgreich vermindert. Die erste Frau in Deutschland, die andere Frauen gynäkologisch untersuchen durfte, war Hermine Heusler-Edenhuizen (1872–1955). Sie kämpfte auch für mehr Rechte der Frauen. Die Antibabypille brachte im Laufe der 1960er Jahre die »große Befreiung« und war zugleich ein Durchbruch bei der Gleichstellung der Frauen – wenngleich auch leider mit anderen Nachteilen. Denn seit dieser Zeit hat die Frau zwar mehr Möglichkeiten, zumeist aber auch die doppelte Herausforderung oder Belastung durch Job und Familie. Zum Glück ist in den letzten Jahren einiges im Umbruch, da sich immer mehr Männer auch um die Aufgaben in der Familie kümmern und sich diese zuweilen mit den Frauen teilen. Wir können alle nur gewinnen, wenn wir zusammenarbeiten, vom anderen lernen und uns mit unseren Fähigkeiten ergänzen.

Vom Weibchen zur Powerfrau

Die französische Philosophin Simone de Beauvoir schrieb vor ca. 70 Jahren in ihrem Buch »Das andere Geschlecht«:

Der Mann wird als Mensch und die Frau wird als Weibchen definiert – jedes Mal, wenn sie sich als Mensch verhält, heißt es, sie imitiere den Mann.

Das sagt unglaublich viel über die Rolle der Frau und ihr Ansehen in der Gesellschaft aus. Doch war das schon immer so? Und wie ist es heute? Hat sich inzwischen ein besseres Rollenverständnis entwickelt und das Selbstbewusstsein verändert? Vielleicht hilft ein kurzer Rückblick, um zu erkennen, dass das weibliche Geschlecht durchaus anders gesehen werden kann.

Das Frausein hat sich in der Geschichte unterschiedlich entwickelt. In manchen Völkern war die Frau vor allem für Kinder, Haushalt und Erziehung zuständig, in anderen übernahm sie auch die Nahrungsversorgung. In jedem Fall war und ist sie die Gebärende und damit wichtig für den Erhalt einer Familie, einer Gruppe oder eines Stammes. Im alten Rom waren Frauen den Männern untergeordnet. Sie galten über Jahrhunderte als »Gefäß der Sünde«. Erst im Mittelalter kam ihnen allmählich größere Bedeutung zu. Vor allem aufgrund von Männermangel (durch Kriege, Krankheiten usw.) wuchs sehr langsam ihre Stellung. Im 17. Jahrhundert gelang es den Frauen der oberen Schicht, Zugang zur Bildung zu bekommen und an der gesellschaftlichen und geistigen Entwicklung teilzuhaben. Im späten 18. Jahrhundert und im 19. Jahrhundert etablierten sich Frauenzirkel und die ersten Schriftstellerinnen fanden Anerkennung. Ebenso begannen die ersten Frauenbewegungen für die Gleichstellung der Frauen zu kämpfen, was schließlich zum Wahlrecht führte. In den 1960er-Jahren revolutionierte die Einführung der Antibabypille und in den 1970er-Jahren der Paragraf 218 das Selbstverständnis der Frauen: »Mein Bauch gehört mir« oder andere Parolen fanden den Weg in die Gesellschaft und setzten ein klares Zeichen für mehr Selbstbestimmung und eigene Entscheidungsmöglichkeiten.

Ähnliches gilt inzwischen auch für die Ausbildung und die Berufe von Frauen. Vor allem in westlichen Ländern steht ihnen heute quasi jede Berufsausbildung offen. Immer mehr Frauen studieren, haben inzwischen einen großen Anteil in den akademischen Berufen und allmählich auch in leitenden Funktionen. Viele sind selbstständig oder haben ein eigenes Geschäft. Sie müssen oft wesentlich besser als Männer sein, um den gleichen Job zu bekommen, und verdienen häufig doch weniger. Sie machen den Job mit Umsicht und enormen Engagement. Viele denken mehr an andere und das Team als an sich selbst. Sie können sich oft weniger abgrenzen und bringen neben ihrer fachlichen Kompetenz auch noch viel Empathie und Mitgefühl mit. Deshalb sind sie häufig auch erschöpfter.

Auch in meiner Praxis merke ich das: Meine männlichen Kollegen werden als Arzt gefragt, ich aber als Ärztin, Freundin, Mutter oder Schwester. Das ist sehr schön auf der einen Seite, kostet aber auch manchmal mehr Kraft. Wir Frauen wollen immer mit voller Hingabe das Optimale geben und neigen häufig leider auch zum Helfersyndrom. Da sollten wir noch einiges lernen. Auch wir dürfen unsere Grenzen ziehen und müssen nicht immer 200 % geben, um zufrieden zu sein.

Lange Zeit wurden nur erwachsene und/oder verheiratete weibliche Personen der Oberschicht als Frau bezeichnet (bis ins 16. Jahrhundert). Dies änderte sich, als im 17. Jahrhundert das Bürgertum die Anrede übernahm. Nun nannte man die Frauen aus der Oberschicht »Dame«. Die anderen weiblichen erwachsenen Menschen nannte man allgemein »Weib«. Und es gab und gibt einige Regionen, in denen Frauen mit dem Titel des Mannes (wie z. B. Frau Direktor) angesprochen werden.

Meistens ist gut auch gut genug

Da kann ich nur empfehlen, immer wieder in sich reinzuhören, wie es einem in der Situation geht, wie man sich fühlt. So können wir der Selbstausbeutung frühzeitig entgegenwirken. Wir können individuell entscheiden, wann, wo und wie viel wir von uns geben möchten. Und dann heißt das Zauberwort: Nein. Ein Wort, das wir alle viel häufiger benutzen sollten und das der Weg zur großen Freiheit und einem selbstbestimmten Leben ist. Also, gleich einmal probieren. Sie werden Wunder erleben, was das Wort alles bewirkt, und sich dann so gut fühlen. Auch wenn es am Anfang Überwindung kostet und die Umwelt erst verblüfft reagiert: Sie werden dann mehr wertgeschätzt und geachtet.

Matriarchat: Wie sieht weibliche Führung aus?

Das Matriarchat gilt als älteste Gesellschaftsform der Welt, von denen weltweit nur noch höchstens 20 existieren (laut Heide Göttner-Abendroth, der Begründerin der Matriarchatsforschung). Viele denken dabei sofort an Frauenherrschaft, doch es handelt sich um eine gleichberechtigte Gesellschaft. Entscheidend ist, dass sich die Aufgaben von Mann und Frau von unseren unterscheiden. Vor allem aber, dass die Frauen das Sagen haben, es aber eine Balance zwischen beiden Geschlechtern gibt und das Zusammenleben funktioniert. Den matriarchalen Völkern geht es um ein ausgewogenes Verhältnis von Mensch und Natur und von Mann und Frau. So entstehen andere Aufgabenteilungen und die Menschen leben noch in Großfamilien zusammen. Die Mütter sind der Stamm der Familie. In ihren Familien wohnen mehrere Generationen, zu denen Schwestern, Tanten, Töchter, Enkelinnen, Brüder oder Söhne gehören. Die Männer, Ehemänner bzw. Väter dagegen leben in der Familie ihrer Mutter weiter. Sie haben keine Verpflichtungen gegenüber den gezeugten Kindern, sondern diese werden von der mütterlichen Familie großgezogen. So wie wir Familie und Ehe praktizieren, ist es für sie undenkbar. In einem Matriarchat in

China z. B. galt das westliche Konzept der Ehe als eine Art Horrorvorstellung und den Kindern wird mit einer Verheiratung gedroht.

 Ausnahmefrauen

Schon in der Vergangenheit gab es wegweisende Frauen, die eine außergewöhnliche Bedeutung hatten: In der Antike und später entwickelten Frauen neues Wissen in der Medizin, Chemie und Alchimie. So gilt etwa die babylonische Parfümeurin Tapputi (12. Jahrhundert vor unserer Zeitrechnung) als früheste bekannte Chemikerin der Welt. Die Botanikerin und Medizinerin Artemisia II. entdeckte um 300 vor unserer Zeitrechnung die Heilwirkung einer Reihe von Pflanzen. In der griechischen Antike durften Frauen keine medizinischen Berufe ausüben, bis die Philosophen Pythagoras, Sokrates und Epikur das alte Rollenmodell infrage stellten und Bildung für Frauen forderten. Die Mathematikerin Theano gehörte der Schule des Pythagoras an und übernahm nach seinem Tod die Leitung.

In matriarchalen Gesellschaften stehen Respekt, Anerkennung und die Gleichwertigkeit von Mann und Frau im Vordergrund. Jedes Geschlecht hat seine Aufgaben und zusammen tragen sie zum Lebensunterhalt bei. Die erwirtschafteten Güter werden von den Müttern verwaltet und verteilt. Ganz anders als in unserem Einzelkämpferdasein, in dem die Bedeutung der Familie weiter in den Hintergrund rückt und das Zusammenleben in kleineren Familien oder als Single oder Paar stattfindet. Jeder versucht, sich sein eigenes Leben zu bauen. Wie schön wäre es für die Kinder, wenn sie immer auf einen Verwandten zurückgreifen könnten, wie schön für alle, wenn sie sich nicht allein fühlen müssten, sondern Geborgenheit und Sicherheit in der Gemeinschaft finden könnten.

Wenn bei uns zwei Menschen in Streit geraten, kommt es häufig zu seelischen Verletzungen oder es hilft keiner. In matriarchalen Gesellschaften steht einem die Familie zur Seite. Es ist niemand im Streit allein. Konflikte werden gemeinschaftlich gelöst – durch Verhandlungen und Gespräche. Es wird so lange beraten, bis man sich einig ist.

Interessanterweise hat auch die biologische Vaterschaft, wie wir sie verstehen, keine Bedeutung. Der Mann ist der Geliebte der Frau und Gast im Clan der Frau. Beide sind frei. Die Frauen wählen sich ihre Liebhaber, wie sie wollen, kurz, lang, intensiv. Die Kinder wachsen in der Familie der Mutter auf und haben diverse Bezugspersonen. Der Vorteil für die Frauen liegt auf der Hand: Keine Mutter wird der Kinder oder des Geldes wegen bei einem unliebsamen Partner bleiben und auch häusliche Gewalt ist nahezu ausgeschlossen. Bei uns sieht es ganz anders aus. Leider habe ich auch in meiner Praxis häufig Missbrauchsfälle – meistens innerhalb der Familie oder im Freundeskreis.

4 Weiblichkeit beginnt im Gehirn

Klar, Frauenhirne ticken anders, aber keineswegs schlechter als die von Männern! Die Gehirne von Männern und Frauen sind verschieden, doch gar nicht mal so unterschiedlich, wie bisher häufig angenommen. Genauso wie unser Denken nicht allein mit der Gehirnstruktur zusammenhängt, sondern auch mit Erziehung und Prägung zu tun hat. Das alles bestimmt die Art, wie wir denken. Einige Vorurteile zu den geistigen Fähigkeiten von Männer- und Frauengehirnen konnten von der Forschung nicht abschließend geklärt werden, doch derzeit geht man davon aus, dass uns weniger trennt als lange angenommen.

Kleine, feine Unterschiede

Die Vernetzung der Gehirnhälften ist anders. Auch der Einfluss der Hormone, die Strategien, Lösungen zu finden, oder die Emotionen unterscheiden sich. Einfluss aufs Denken hat aber auch die Sozialisation. Erziehung oder Vorbilder führen in besonderem Maße zu bestimmten Verhaltensmustern. Das passiert fast unbewusst, wird aber gelernt und konditioniert.

Jeder hat Stärken und Schwächen

Frauen haben zwar kleinere Gehirne als Männer, doch im Verhältnis zum Körpergewicht sind sie ähnlich groß. Während Männer zumeist die linke Gehirnhälfte nutzen – das ist die, die uns hilft, analytisch zu denken, geht man bei Frauen davon aus, dass sie beide Gehirnhälften gleichermaßen gebrauchen. In der rechten Gehirnhälfte werden Urteilsvermögen und Emotionen gebildet – da wird Frauen besonderes Potenzial nachgesagt.

Zwischen den beiden Gehirnhälften befindet sich ein Balken, der Informationen zwischen der rechten und linken Seite überträgt und bei Frauen größer ist. Bei Männern hingegen sind mehr neuronale Verknüpfungen innerhalb einer Hirnhälfte zu finden. Letzteres begünstigt unter anderem die Bewegungskoordination. Auch das sogenannte limbische System, das der Verarbeitung von Emotionen dient, ist bei Frauen größer. Die weiße Substanz unterhalb der Hirnrinde verbindet die verschiedenen Teile des Gehirns und hilft uns, verschiedene Aufgaben zu erledigen. Davon haben Frauen scheinbar mehr, und es könnte ein Grund dafür sein, dass sie besser einige Dinge gleichzeitig erledigen können. Geklärt ist das Phänomen des sogenannten Multitaskings aber längst nicht, sondern es scheint ein Klischee zu sein.

Die verstärkte Kommunikation zwischen den beiden Hirnhälften fördert bei Frauen die Verknüpfung analytischer und intuitiver Informationen. Auf der Verhaltensebene spiegelt sich dies beispielsweise in einer besseren Aufmerksamkeitsleistung, stärkerer Gedächtnisleistung beim Merken von Gesichtern und Wortlisten sowie verschiedener sozialkognitiver Fertigkeiten wider.

Auch in der Größe und Form bestimmter Hirnareale sind Differenzen zwischen erwachsenen Männern und Frauen festgestellt worden. Zu diesen Gehirnregionen gehören der Hypothalamus, unser wichtigstes Steuerzentrum für das vegetative Nervensystem, und der Hippocampus, eine für Gedächtnis- und Lernprozesse bedeutsame Hirnstruktur. Ebenfalls leicht unterschiedlich sind die für das Regulieren von Emotionen mitverantwortliche Amygdala und das Kleinhirn. Die genannten Hirnareale sind an Prozessen von der motorischen Kontrolle bis hin zur Kognition und Regulation von Emotionen beteiligt.

Reifer, aktiver und sensibler

Die Gehirnreifungsprozesse verlaufen bei Jungen und Mädchen in unterschiedlichem Tempo und Zeitrahmen: Mädchen kommen deutlich früher als Jungen in die Pubertät und bleiben nicht so lange in dieser Reifungsphase. Studien ergaben, dass die Pubertät bei Frauen zu einer

Das hormonelle Regelsystem

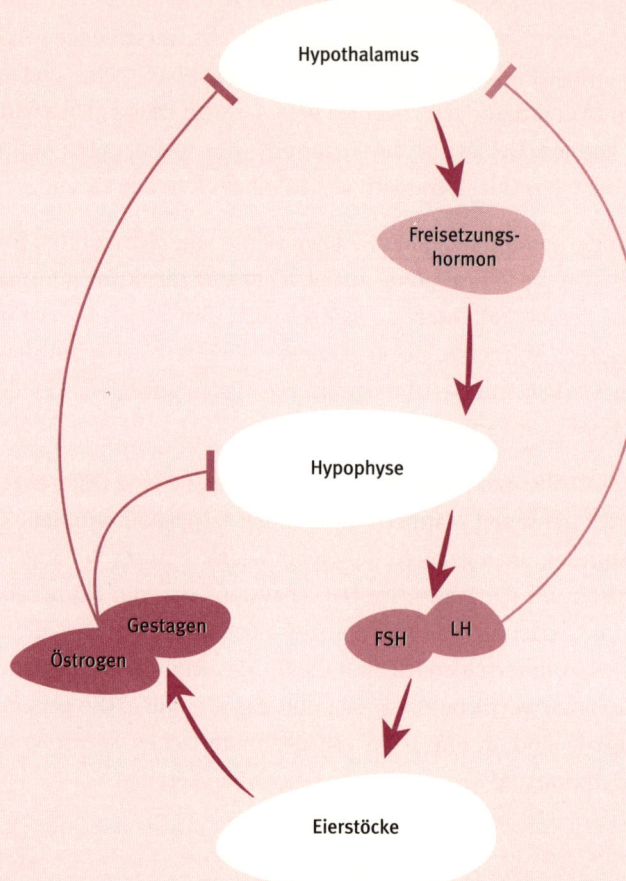

stärkeren Durchblutung des Gehirns führt und dass die Aktivität ihres Gehirns sowohl in Ruhe als auch beim Lösen von Aufgaben durchschnittlich höher ist als bei Männern.

Auch bei neuropsychiatrischen Erkrankungen wurden Geschlechtsunterschiede hinsichtlich der Prävalenz (Häufigkeit), der Diagnose und des Verlaufs gefunden (beispielsweise bei Alzheimer, Depressionen, Angststörungen, Schizophrenie, Schlaganfall, Multipler Sklerose (MS), Autismus, Suchterkrankungen, ADHS und Essstörungen).

Einen Unterschied fanden Wissenschaftler immer wieder: Frauen interessieren sich für Menschen, Männer für Dinge. Frauen wollen mitfühlen, Männer lieber systematisieren. Denn Frauen erkennen Emotionen anders als Männer. Doch hinsichtlich des IQ sind Männer und Frauen im Durchschnitt fast gleich. Was den Unterschied tatsächlich ausmacht, ist laut aktuellen Studien in manchen Bereichen die »Verdrahtung« im Gehirn. Außerdem gibt es bei Fragestellungen Unterschiede in der Herangehensweise und der Lösungsstrategie – aber keine in der Lösung selbst.

Unterschätzt: die Wirkung von Hormonen

Hormone haben einen größeren Einfluss auf das Gehirn als bisher gedacht. Im Laufe des weiblichen Zyklus ändern sich die Arbeitsabläufe im Gehirn und die Dicke der sogenannten grauen Substanz (der Nervenzellschicht). Hormone spielen auch eine Rolle für die Gedächtnisleistung. Eine Studie von Jill Goldstein, Professorin für Medizin und Psychiatrie, hat sich mit den geschlechtsspezifischen Unterschieden in Bezug auf die Gedächtnisleistung im mittleren Alter befasst.

Ein fein reguliertes Zusammenspiel der dargestellten weiblichen Hormone bewirkt, dass ihre Konzentrationen im Blut in einem monatlichen Rhythmus zu- und abnehmen. Dies führt zum weiblichen Zyklus (siehe S. 126), aber wirkt sich auch u. a. auf unser Befinden aus. Die Pfeile stehen dabei für einen positiv verstärkenden bzw. freisetzenden Einfluss und die Balken für eine hemmende Rückwirkung.

Und da schnitten Frauen in allen getesteten Kategorien besser ab als Männer. Mit einer Ausnahme: Ab der Menopause weisen Frauen die gleiche Lernfähigkeit und das gleiche Erinnerungsvermögen auf wie Männer. Daraus zogen die Forscher den Schluss, dass die weiblichen Geschlechtshormone einen entscheidenden Unterschied ausmachen und Frauen in dieser Beziehung bevorteilen. Und Goldstein kam zu dem Schluss, dass auch geschlechtsspezifische Unterschiede betrachtet werden müssen.

 Wie Hormone und unser Befinden zusammenhängen

Hormone sind chemische Substanzen, die von verschiedenen Drüsen im Körper gebildet werden und anschließend über die Blutbahnen als Botenstoffe im Körper verteilt werden und so sämtliche Funktionen des Körpers regulieren. Die Hirnanhangsdrüse (Hypophyse) ist die wichtigste Drüse für die Steuerung der weiblichen Hormone. Diese wird vom Zwischenhirn (Hypothalamus) geleitet. Da das Zwischenhirn in Form von Gedanken, Empfindungen und Gefühlen mit unserem Körper verbunden ist, erklärt warum unsere seelische Verfassung auch von unseren Hormonen abhängig ist und sich Gefühle und Gedanken auf unser körperliches Befinden auswirken. So haben Freude, Wut, Stress, Trauer oder Gelassenheit, Angst, Glück und andere Empfindungen Auswirkungen auf unsere körperliche Verfassung.

Vorbilder und Konditionierung haben Einfluss

Erfahrungen und das soziale Umfeld wirken sich auf unser Denken aus. Studien belegen, dass schon in Grundschulen Unterschiede zu erkennen sind: In einer Klasse wurden Aufgaben mit dem Hinweis, dass Frauen das ohnehin nicht können, verteilt. Daraufhin haben die Mädchen die Aufgaben nicht geschafft. In der anderen Klasse wurde der Hinweis nicht gegeben und Mädchen wie Jungen konnten die Aufgaben gleich gut gelöst.

Das ist doch Wahnsinn, wie durch die soziale Erziehung und Beeinflussung eklatante Unterschiede hergestellt werden konnten, die mit der Gehirnleistung eigentlich gar nichts zu tun haben.

Es gibt also Unterschiede im Denken, von denen einige auf die Evolution und die unterschiedlichen Aufgaben der Geschlechter im Verlauf der Menschheitsgeschichte zurückzuführen sind, die andere Eigenschaften und Fertigkeiten erforderten.

Immer noch gibt es Klischees vom Unvermögen der Frau wie z. B. »Frauen und Technik«, »Frauen können schlecht einparken und haben keinen Orientierungssinn«. Genauso wie Männer angeblich nicht über ihre Gefühle sprechen können (vielleicht aber auch gar nicht wollen?).

Erforschung der Geschlechterdifferenzen

Äußerst komplex sind die Faktoren, die unser Wesen prägen. In der Forschung ist man sich noch nicht einig, in wieweit Geschlechterdifferenzen angeboren, anerzogen, erlernt oder evolutionäres Erbe sind. Erkannt haben die Wissenschaftler aber, dass Gehirne nicht typisch männlich oder weiblich sind. Vielmehr formt das Gehirn das Verhalten – und das Verhalten formt das Gehirn. Das Geschlecht hat einen Einfluss auf die Struktur und Funktionsweise des Gehirns. Erfahrungen, die wir wiederholt machen, können es prägen und typische alltägliche Anforderungen führen zur Anpassung der Gehirne. Der Hormonspiegel beeinflusst Eigenschaften, Verhaltensweisen und Persönlichkeitsmerkmale wie elterliche Fürsorge. Er entscheidet mit darüber, wie impulsiv ein Mensch handelt, wie viel Vertrauen er in andere und in sich selbst hat, wie er Gefühle empfindet und verarbeitet. Beide Geschlechter produzieren männertypische Hormone wie Testosteron und frauentypische wie Östrogen und Progesteron – allerdings in unterschiedlichen Konzentrationen: Die Menge an Testosteron im Körper eines Mannes ist im Mittel zehnmal so hoch wie die im Körper einer Frau.

Auswirkungen des schwankenden Hormonspiegels

Frauen zeigten in Untersuchungen eine schwächere Verknüpfung von Gefühls- und Kontrollzentren im Gehirn und reagierten stärker auf negative Reize. Das könnte möglicherweise erklären, warum Frauen beispielsweise doppelt so häufig an Depressionen und Angststörungen leiden wie Männer. Die Zusammensetzung der Hormone verändert sich im Lauf der Zeit und unterliegt Schwankungen. Bei Frauen verändert sich die Konzentration der Botenstoffe im Blut im Laufe des Menstruationszyklus sowie mit dem Einsetzen einer Schwangerschaft oder der Menopause mit großer Wirkung: Studien zeigten, dass während einer Schwangerschaft das Gehirn in bestimmten Bereichen umgestaltet wurde. Auch die hormonellen Schwankungen im Monatsrhythmus der Menstruation verändern regelmäßig die Hirnstruktur.

Möglicherweise wirkt sich der Hormonspiegel nicht nur auf Emotionen und Verhalten aus, sondern auch auf kognitive Leistungen. Während ihrer Menstruation, wenn der Östrogenspiegel niedrig ist, zeigen Frauen beispielsweise ein besseres räumliches Vorstellungsvermögen. Umgekehrt können Verhalten und Erfahrungen die Hormonaktivität beeinflussen – etwa die Konfrontation mit Geschlechterklischees. Bei Männern stärkte allein schon die Erwartung, aufgrund ihres Geschlechts in einem Test besser abzuschneiden, das Selbstvertrauen und ihre Körper schütteten mehr Testosteron aus (was ihnen wiederum wohl ermöglichte, die Aufgabe schneller und besser zu lösen). Das zeigt wieder den Einfluss von sozialen Faktoren auf biologische Vorgänge im Körper. Oft hängt es von der jeweiligen Situation ab, wie Frauen und Männer bestimmte Aufgaben lösen, wie sie sich und ihre Fähigkeiten einschätzen. Auch die Persönlichkeitsmerkmale »Verträglichkeit« (Altruismus, Rücksichtnahme, Empathie) und »emotionale Labilität und Verletzlichkeit« waren bei Frauen im Schnitt stärker ausgeprägt als bei Männern (und das kulturübergreifend).

Oft haben wir also selbst unbewusst Vorstellungen davon, wie Männer und Frauen sind und sein sollen. Und daraus entsteht unser Selbstbild, unser Blick auf andere oder unser Verhalten.

Männer und Frauen haben emotionale und kognitive Differenzen. Frauen haben größeres Interesse an Menschen als an Dingen, Männer sind aggressiver, schneiden bei der Fähigkeit zur mentalen Rotation (einem Aspekt des räumlichen Vorstellungsvermögens) besser ab und legen bei der Partnerwahl größeren Wert auf physische Attraktivität. Frauen sind schmerzempfindlicher und haben engere Bindungen an Bezugspersonen. Beide Geschlechter haben aber auch viele Gemeinsamkeiten. Da Menschen aber dazu neigen, eher die Extreme wahrzunehmen, erscheinen sie zuweilen sehr unterschiedlich.

Glanzleistung des Gehirns während des Orgasmus

Während des Orgasmus ist die Aktivität des Gehirns größer als zu jeder anderen Zeit – sowohl bei Männern als auch bei Frauen (Barry Komisaruk, Rutgers University). Die erste Gehirnregion, die dabei aktiv wird, ist der genitale sensorische Kortex, der in der Scheitelmitte sitzt (Lobulus paracentralis). Je mehr erotisch sensible Körperregionen gleichzeitig stimuliert werden, desto größer ist die im genitalen Kortex aktivierte Region, und desto intensiver kann ein Orgasmus werden. Anschließend hört das Hirnfeuerwerk schlagartig auf. Und bei Männern – aber nicht bei Frauen! – bleibt es vorerst still. Sie erleben eine sogenannte Refraktärzeit. Während dieser Zeit können sie eine erneute Stimulation der Genitalien zwar spüren, doch im Orgasmussystem des Gehirns tut sich nichts. Wenn dies weiter erforscht wird, wäre es möglich, zukünftig zu erklären, was bei Personen schiefläuft, die keinen Orgasmus erleben können, um dies dann auch behandeln zu können.

Bis heute gibt es noch viele Unklarheiten darüber, wie männliche und weibliche Gehirne funktionieren und wo die Unterschiede liegen.

5 Ein Plan fürs Leben – mit Wünschen und Träumen

Erinnern Sie sich noch an den schönsten Tag Ihres Lebens? Vielleicht wissen Sie noch, wie Sie sich da gefühlt haben, was Sie glücklich gemacht hat und warum er so schön war? Es gibt unzählige Situationen und Momente, die besonders sind, und meistens hängt es auch mit uns selbst zusammen. Wir fühlen uns glücklich, wenn wir unbeschwert genießen, wenn uns nette Menschen umgeben, wenn wir Dinge tun, die uns am Herzen liegen oder wenn wir uns einfach mal fallen lassen können. Jeder empfindet das anders, und genau deshalb lohnt es sich, die eigenen Träume, Sehnsüchte oder Wünsche neu zu entdecken, aufzuschreiben und zu verfolgen. Spüren Sie in sich hinein, lassen Sie der Fantasie freien Raum und machen Sie sich Ihren ganz persönlichen Lebensplan. Oder haben Sie vielleicht schon einen? Sonst wird es Zeit! Denken Sie mal nach, ob er Ihnen helfen könnte. Zu oft verlieren wir uns selbst ein wenig aus den Augen und dann können Sie Ihren Lebensplan zurückgreifen. Oder erzählen Sie Ihren Freunden von Ihren Vorhaben – sie werden Sie womöglich daran erinnern, wenn Sie gerade etwas ziellos sind. Natürlich kann keiner sein Leben komplett planen. Es kommt vor allem darauf an, dass wir das Wesentliche nicht aus den Augen verlieren und besser Prioritäten setzen können.

Glück, Freude und Zufriedenheit sind lenkbar – wir müssen es nur zulassen.

In der heutigen hektischen Zeit brauchen wir mehr denn je einen Plan, damit wir uns nicht verlieren. Das Leben ist komplex und wird immer komplizierter. Tempo, Druck und Erwartungen nehmen stetig zu und Frauen wollen oder müssen heute vielen Rollen gerecht werden. Diesen Einflüssen ist zwangsläufig auch die Gesundheit ausgesetzt. Was wir zulassen, hängt von uns ab. Sind es die finanziellen Reize, dann kann es sein, dass viel Arbeit zu hohem Lohn und Erfüllung führt, dafür aber wenig Freizeit bleibt. Oder ist uns mehr Zeit wichtig und nehmen wir dafür finanzielle Einbußen in Kauf?

Arbeit und Leben können der Seele guttun. Aber auch Träumen, Lachen, Dankbarkeit und andere einfache Dinge geben uns Kraft. Jeder muss für sich selbst feststellen, was wichtig ist. Frauen sind heute häufig unabhängig, aber gleichzeitig noch der Motor der Familie. Das ist eine enorme Belastung, die irgendwann der Körper zu spüren bekommt. Gerade Frauen setzen sich häufig selbst unter Druck, laden sich immer mehr Aufgaben auf, stellen sich neuen Herausforderungen, wollen perfekt sein und werden eigentlich nie fertig. Deshalb sollten sie mehr auf ihre tiefsten innersten Bedürfnisse achten und zuerst die eigene Stimme hören, dann die der anderen. Was uns selbst Spaß macht, überträgt sich automatisch auf unsere Stimmung und auch auf andere! Und wenn wir uns über uns selbst freuen können, können es auch andere.

Es ist schwer, das Glück in uns zu finden,
und es ist ganz unmöglich, es anderswo zu finden.

Nicolas Chamfort (französischer Schriftsteller)

Was tut Ihnen und Ihrer Seele gut?

Derzeit wird oft darüber geschrieben, dass wir mehr an uns selbst denken müssen, Dinge tun sollten, die unserer Seele guttun, mehr träumen und unsere Ziele nicht aus den Augen verlieren sollten. Das ist tatsächlich für die Gesundheit sehr wichtig. Wenn wir wissen, was wir wollen, was uns guttut und was nicht, wirkt sich das meistens auch auf unser Wohlbefinden, auf die Laune und Zufriedenheit aus. Und daran können wir immer wieder in kleinen Schritten arbeiten, selbst wenn wir den eigenen Plan mal aus den Augen verlieren, plötzlich umwerfen oder neugestalten. Das Leben ist ja auch nicht starr, sondern ständig in Bewegung und neuen Einflüssen ausgesetzt – entsprechend muss auch der Lebensplan zuweilen angepasst werden.

Grundlegende Wünsche, Werte oder Bedürfnisse werden wir aber nicht täglich ändern. Menschen, die das Meer lieben, wollen nicht plötzlich in die Berge. Sie brauchen die Weite, das Rauschen, die Wellen und die Luft. Klar, sie können sich auch an Bergen freuen, aber im Innersten ist vermutlich meistens der Drang zum Meer zu spüren. Zum Leben gehören natürlich auch immer wieder Kompromisse – ob mit dem Partner, mit Freunden und Familie oder auch in finanzieller Hinsicht. Ein Plan kann trotzdem die richtige Richtung vorgeben. Ein wenig so, wie es mit den To-do-Listen ist, die wir uns immer wieder schreiben. Irgendwann werden die Dinge erledigt. Vielleicht erfüllen sich auch irgendwann Träume, Begierden oder Wünsche?

Tagtäglich sehen wir perfekte gestylte Frauen in den Medien oder auf der Straße und wir vergleichen uns mit ihnen. Aber wir sollten selbst wissen, wie wir sein wollen. Und dann versuchen, dafür zu stehen. »Finden Sie heraus, wer Sie sind, und seien Sie es dann mit Absicht«, erklärte einst die Sängerin Dolly Parton. Kein schlechter Ansatz! Mode und Äußerlichkeiten sind nicht alles. Wenn wir gut aussehen wollen, tun wir es. Wenn es mal gemütlich sein soll, ist es auch o.k. Hauptsache wir sind es selbst und entschuldigen uns nicht dafür.

Aus meiner Praxis weiß ich, dass gut aussehende und scheinbar erfolgreiche Frauen nicht unbedingt glücklicher sind. Glück ist individuell und bei jedem anders. Also seien Sie Ihr eigener Glückscoach. Häufig haben gerade die nach außen eher unscheinbaren Frauen längst ihre innere Mitte gefunden, sind bei sich selbst, leben ein erfülltes Leben und haben eine funktionierende Partnerschaft und guten Sex! Das habe ich oft bemerkt.

Einige Fragen zum persönlichen Lebensplan

Die folgenden Fragen kann man sich immer wieder stellen.

- Wo stehe ich gerade?
- Was fehlt mir? Fühle ich mich müde, energielos, bin ich traurig oder rastlos?
- Was will ich eigentlich?
  - Kommt es mir auf meine Gesundheit an? Das sollte es auf jeden Fall!
  - Will ich etwas Besonderes im Leben erreichen?
  - Konzentriere ich mich auf eine Partnerschaft, Familie, Beruf?
  - Verzichte ich auf manches zugunsten der Familie oder des Mannes?
  - Tut mir das gut oder entbehre ich etwas?
  - Wer hat den Kinderwunsch? Ich oder wir?
  - Wo und wie möchte ich leben?
  - Wie finde ich meine Wünsche? Sehe ich bei anderen etwas, was ich gerne hätte? Wovon habe ich schon immer geträumt?
  - Was macht mir Freude und tut mir auch gut? Freude zeigt uns den richtigen Weg für uns.
  - Was tut mir gut? (Vielleicht ist es einfacher, zuerst zu überlegen, was mich ärgert oder wütend macht? Das sollten wir direkt versuchen zu streichen oder zu verhindern [z. B. Treffen mit »falschen« Freunden].)
  - Welche Hinweise gibt mir mein Körper? Was fühlt sich gut an (wann werden wir fröhlich, übermütig, lustig), was nicht (z. B. Schweißausbrüche bei Angst)?

Es ist unsere Aufgabe, gut für uns zu sorgen

Kinder wissen meist genau, was sie wollen, und machen selten Kompromisse. Uns hat man es durch Erziehung teilweise abtrainiert. Wenn wir aber unsere eigenen Ziele vernachlässigen, kann es sein, dass wir unzufrieden werden, uns leer fühlen, traurig werden und uns zurückziehen. Wir sollten das Leben aber leben – denn schließlich haben wir nur das eine. Wir haben die Chance, es zu gestalten, und nicht andere. Es ist unsere Aufgabe, gut für uns zu sorgen. Dafür sind weder der Ehemann oder Kinder und Familie noch Freunde verantwortlich. Das mag für viele eine neue Erkenntnis sein, weil wir es nicht gelernt haben. Aber es ist auch eine große Chance und gibt uns neue Möglichkeiten, selbst zur Schöpferin unseres Lebens zu werden. Ist das nicht wunderbar? Das sollten wir nutzen, genießen und feiern.

Stellen Sie es sich ganz einfach so vor: Wenn Sie einen eigenen Plan mit Zielen, Wünschen und Träumen haben, finden Sie Ihren eigenen Weg und lassen sich nicht so einfach davon abbringen. Wenn nicht, treiben Sie wie ein Stück Holz durchs Wasser und werden irgendwann irgendwo angespült. Sie können es überhaupt nicht beeinflussen.

Also spätestens ab jetzt: Auf in ein neues Leben, das viel Spaß und Freude macht. Warten Sie nicht, fangen Sie an. Jeder Tag, an dem wir es nicht tun, ist ein verlorener Tag. Ich empfehle meinen Patientinnen, immer wieder ehrlich mit sich zu sein und in sich hineinzuspüren. Wenn wir Wünsche auch visualisieren und wirklich Aufmerksamkeit und Zeit dafür investieren, haben wir eine größere Chance, sie zu verinnerlichen und dann tatsächlich zu erreichen. Es kann helfen, sie aufzuschreiben oder als Collage an die Wand zu hängen.

Und es ist egal, welche Wünsche Sie haben, denn Sie entscheiden, ob Sie dazu stehen. Wenn Sie sich lieber häufiger kulinarischen Genüssen hingeben wollen, sollten Sie daran denken, dass es Auswirkungen auf das Gewicht und die Gesundheit haben könnte. Wenn Sie nur noch Sport in der Freizeit machen wollen, könnte es zuungunsten von Freunden und Entspannung ausfallen. Und sollten Sie häufiger in Urlaub fahren wollen, müssen Sie sich einen lukrativen Job suchen oder günstige Alternativen. In Deutschland und Europa stehen uns fast alle Möglichkeiten offen! Und das ist nun wirklich fabelhaft.

Schreiben Sie Ihre Vorstellungen immer wieder im entspannten Zustand auf (z. B. nach einem Spaziergang, vor dem Einschlafen oder nach dem Aufwachen). Wenn wir uns das, was wir haben möchten, genau vorstellen und mit Vorfreude verbinden, dann ist es für unser Gehirn am leichtesten, es auch zu erreichen.

Selbstverständlich gibt es immer wieder Phasen, in denen wir zurückstecken oder uns mehr auf den Partner oder die Familie konzentrieren müssen, aber wir sollten nie uns selbst komplett vernachlässigen. Deshalb ist es so wichtig, die eigene Kraft zu erkennen und sich seiner Weiblichkeit bewusst zu werden. Wie häufig führt mehr Wissen auch zu mehr Bezug und besserer Einflussnahme. Und das gilt besonders für unseren Körper!

Die Psychologin und Therapeutin Stefanie Stahl erklärt es mit dem inneren Kind in uns (S. 225). Jeder Mensch sehnt sich danach, angenommen und geliebt zu werden. Im Idealfall haben wir schon in unserer Kindheit das nötige Selbst- und Urvertrauen entwickelt, das uns durch unser Erwachsenenleben trägt. So wie eine gute Mutter mit ihrem Kind umgeht, sollten wir zu uns selbst sein.

Wenn wir häufiger tun, was uns interessiert oder Freude macht, dann fühlen wir uns gut, weil wir uns dafür entschieden haben. Es macht glücklicher, zufriedener, fördert unser Wohlbefinden, unsere Ausstrahlung und die Gesundheit. Genauso wie Tätigkeiten, für die wir eine Entlohnung erhalten. Egal welche Aufgabe es ist, und wie diese von anderen bewertet wird. Eine Mutter ist nicht weniger wert als eine Managerin. Beide gehen ihrer Aufgabe nach und geben ihr Bestes. Entscheidend ist, dass sie sich selbst damit gut und wertvoll fühlen. Je mehr wir die Bestätigung nur aus uns und nicht von außen beziehen, desto besser geht es uns, und umso unabhängiger werden wir.

Immer wieder auf das Positive konzentrieren

Und auf alles, wofür wir dankbar sein können, auf uns selbst, und was wir schon erreicht haben. »Mach es wie die Sonnenuhr, zähl' die heit'ren Stunden nur« ist ein alter, vielleicht etwas banal klingender Spruch. Doch er hilft. Wir haben die Wahl, ob wir unser Glas zukünftig als halb voll oder eher als halb leer ansehen wollen.

In einem Artikel des Frauenmagazins »Elle« über die Attraktivität von Frauen fand ich ein Zitat der Schauspielerin Cate Blanchett: »Wer ich wirklich ganz im Inneren bin, hat mich nie interessiert.« Wozu auch? Interessant ist, was man aus sich macht. Und wohin man will. Man kann das beobachten, wenn man irgendwo sitzt und Frauen zuhört. Es gibt die, die von gestern erzählen und warum dies oder jenes nicht so wurde, wie es gedacht war. Und dann gibt es die, die sagen, was sie für Morgen vorhaben. Welchen Traum sie haben, was sie noch schaffen wollen. Und wem hört man mehr zu? Denen, die weiterwollen. Weil sie interessant sind. Und dadurch attraktiv.

Gefühlen vertrauen

Gefühle zeigen uns den richtigen Weg. Wenn wir uns zwischendurch bewusst hinsetzen und in uns fühlen, wenn wir Pausen machen und mit der Aufmerksamkeit bei uns selbst sind, merken wir, wie es uns tatsächlich geht. Wenn wir davor weglaufen, verdrängen wir sie nur und langfristig holen sie uns ein. Es sind unsere Gefühle, sie wollen von uns gesehen und gespürt werden. Gefühle geben uns neue Energie. Aufgestaute Emotionen dagegen quälen uns. Menschen, denen früher nicht erlaubt wurde, ihre Wut auf natürliche Weise auszudrücken, baden als Erwachsene oft in Selbstmitleid und es ist schwer, mit ihnen zusammenzuleben. Dieses Selbstmitleid setzt die Psychiaterin Elisabeth Kübler-Ross mit Ich-Bezogenheit gleich.

Emotionen freisetzen kann wie ein organischer Heilungsprozess wirken. Lachen lockert uns auf, Weinen ist anstrengend, löst aber viel im Inneren. Wut muss nicht negativ sein, sie zeigt uns, dass etwas für uns nicht stimmt und wir irgendwie unzufrieden sind. Erkennen wir den Grund und ändern wir selbst etwas, dann kann Wut im positiven Sinn etwas in uns bewegen. Oft hat es damit zu tun, dass wir nicht wissen, wie wir mit einer Situation oder Person umgehen müssen. Doch wir dürfen diese Wut nicht gegen uns selbst richten. Männer leben die Wut häufig nach außen aus, Frauen oft gegen sich selbst. Diesen Mechanismus müssen wir durchbrechen. Lieber mal auf ein Kissen einschlagen oder schreien, bis die Energie wieder abgebaut ist.

Danke sagen

Dankbarkeit ist wichtig. Wir haben so viel, für das wir dankbar sein können. Allein schon dafür, dass wir genügend Nahrung und sauberes Wasser haben. Das macht uns zu einer privilegierten Minderheit der Menschen auf der Welt. Im Alltag vergessen wir das oft. Wenn Sie sich an jedem Morgen drei Dinge überlegen, für die Sie dankbar sein können, kommen Sie in eine ganz andere Energie und werden glücklicher und zufriedener. Dann können Sie sich für den Tag und seine Aufgaben und Überraschungen besser öffnen – möglicherweise hält er Geschenke für Sie bereit. Am Abend können Sie sich nochmals hinsetzen und für den wundervollen Tag mit seinen Freuden danken, für die vielen schönen Momente. Sie können sich aber auch selbst für Ihre Leistungen loben. Das ist doch ein wunderbares Morgen- und Abendritual. Ich bin sicher, dass Sie sich ganz anders fühlen. Studien zeigen, dass Dankbarkeit sogar den Alterungsprozess verlangsamt. Warum also sollten wir das nicht nutzen?

Nicht die Glücklichen sind dankbar.
Es sind die Dankbaren, die glücklich sind.

Francis Bacon

Dankbarkeit für den Körper

Es klingt komisch, ist aber gut: Bedanken Sie sich bei Ihrem Körper. Er ist unser Verbündeter und bester Freund. Er steht immer zu unserer Verfügung und möchte uns dienen und helfen. Erst wenn wir nicht auf seine feinen Signale hören, meldet er sich unmissverständlich. Zunächst leise, dann aber immer lauter. Er gibt uns viele Hinweise, wenn etwas nicht stimmt. Erst wenn wir sie lange ignorieren, entstehen Krankheiten. Aber bevor das passiert, haben wir diverse Möglichkeiten, etwas zu tun. Achten Sie auf die Signale Ihres Körpers. Dann leben Sie in Einheit mit ihm. Und zusammen werden Sie ein tolles Team. Wenn Sie gegen ihn leben, werden Sie nur verlieren.

Nehmen Sie ruhig mal Hilfe von anderen an

Wenn wir immer nur Dinge stillschweigend in uns hineinfressen, verhindern wir selbst, Hilfe zu bekommen. Aber ein guter Zuhörer (und möglicherweise) Ratgeber ist hilfreich. Über Gedanken und Gefühle zu reden, hilft, um alles mal wieder zu überdenken und Klarheit im Kopf zu schaffen. Dabei helfen Freunde, Familie oder professionelle Ratgeber wie Therapeuten oder auch Ärzte. Nur nicht verzweifeln – es geht fast allen so: Mal geht es aufwärts, dann wieder abwärts. Die Verantwortung für unsere Probleme liegt bei uns selbst.

Vergeben kommt vom Herzen

Auch Verzeihen ist gut für unsere Gesundheit. Selbst wenn es schwerfällt, merken Sie, dass es befreit und das Herz öffnet. Streit, Hass oder Ablehnung dagegen kosten unglaublich viel Energie. Vergeben kommt vom Herzen. Tun Sie es für sich, denn es macht frei von Schwierigkeiten mit anderen Menschen. Nach dem Verzeihen können Sie wieder besser agieren und sind nicht mehr innerlich zerrissen. Verzeihen bedeutet auch, dass Sie andere akzeptieren und anerkennen – selbst, wenn diese anders gehandelt haben, als Sie es getan hätten.

Feinfühligkeit gegenüber der Umgebung

Wenn wir feinfühlig, rücksichtsvoll, freundlich und respektvoll miteinander umgehen, bekommen wir ganz viel zurück. Sensibilität zu entwickeln, hilft, die richtigen Momente abzupassen – auch um Dinge zu klären: Mit einem übermüdeten Kind oder Partner sollten wir nicht Diskussionen anfangen, dies führt selten zum Ziel. Eine gute Nachricht kann fast jederzeit überbracht werden, für eine schlechte sollte man vielleicht den passenden Zeitpunkt wählen. So halte ich es in meiner Praxis aus Rücksichtnahme auf meine Patientinnen auch: Gute Nachrichten immer gern, schlechte lieber nicht am Abend oder vor dem Wochenende. Einerseits kann ich dann nicht helfen, andererseits sind die Patientinnen dann womöglich allein mit einer niederschmetternden Diagnose.

Lachen hilft immer

Lachen senkt den Blutdruck, baut Stress ab, stärkt das Immunsystem und hilft gegen Schmerzen oder Stimmungstiefs. Lachen hält gesund. Und das ist nicht erst durch Mediziner und Comedian Eckart von Hirschhausen bekannt. Wenngleich er einen durchaus gewinnenden Beitrag dazu geleistet hat. Lächeln entspannt und macht uns glücklicher, fit, positiver, leistungsfähiger ... Es gibt eigentlich nur positive Wirkungen.

Jeder Tag, an dem du nicht lächelst,
ist ein verlorener Tag.

Charlie Chaplin

Bei psychischen Krankheiten und Depressionen hilft das Lächeln im Heilungsprozess erheblich. Lächeln hilft sogar bei körperlichen Verletzungen. Es fördert die Durchblutung und beugt Herz-Kreislauf-

Erkrankungen vor. Es wirkt sich positiv auf den Stoffwechsel aus und hilft so auch Diabetikern. Gleichzeitig baut Lächeln Stress ab und schüttet wertvolle Glückshormone aus. Forscher vermuten sogar, dass Lächeln die Potenz steigert und gegen Schlaflosigkeit und Kopfschmerzen hilft. Durch das Lächeln bekommt unser Gehirn ein positives Signal und wird leistungsfähiger. Während wir lächeln, lernen wir leichter und schneller und merken uns die aufgenommenen Informationen deutlich besser. Es beugt einem Burnout vor und steigert unsere Kreativität. Menschen, die am Arbeitsplatz häufig lächeln, erbringen bessere Ergebnisse und sind leitungswilliger. Wir haben nicht nur mehr Freude an der Arbeit, sondern sind dabei auch erfolgreicher. Wir lernen viel leichter, wenn wir häufig lächeln und unser Gehirn steigert seine Leistungs- und Merkfähigkeit. Außerdem ermüden wir durch das Lächeln nicht so schnell.

Lächeln ist die beste Kosmetik, denn ein lächelndes Gesicht ist immer schön. Wir finden doch Menschen, die lächeln, auch sympathischer und attraktiver. In unseren Genen ist verankert: Wer uns anlächelt, will uns Gutes und ist ein Verbündeter. So empfinden wir eine nonverbale Verbindung mit demjenigen, der uns anlächelt. Der natürliche Reflex ist die Erwiderung des Lächelns. So steigert unser Lächeln unsere Beliebtheit und somit unseren sozialen Erfolg. Wir mögen Menschen, die lächeln, und so finden wir uns auch selbst liebenswerter, wenn wir andere anlächeln.

Natürlich funktioniert das Lächeln generell mit einem Gegenüber besser. Aber man kann auch lächeln, wenn man allein ist. Man freut sich leichter auf den Tag oder Ereignisse, wenn man dabei lächelt. Auch wenn mal ein Missgeschick passiert, lächeln Sie lieber darüber und räumen Sie dann auf. Es erhöht Ihre Motivation und Sie werden sehen, dass verschüttete Milch viel schneller aufgewischt ist, wenn Sie nicht meckern, sondern lächeln. Und wenn Sie wirklich traurig sind, dann suchen Sie sich die Ereignisse im Leben, über die Sie wirklich dankbar lächeln können. Dabei kann die folgende kleine Übung helfen.

Grundlos lachen ist gar nicht so schwer

Zuerst lächeln. Auch dann, wenn Ihnen nicht danach zumute ist. Hilfreich kann es sein, an etwas Lustiges zu denken. Dann versuchen Sie zu kichern. So wie ein Kind kichert, wenn es gerade schelmisch ist. Anschließend etwas lauter kichern und das Kichern in ein verhaltenes und schließlich in ein lautes und kraftvolles Lachen übergehen lassen. Dann spüre Sie in sich hinein. Wenn es nicht sofort klappt, ist das nicht schlimm. Es kostet ja auch wirklich Überwindung, einfach zu lachen. Nur Mut! Wie fühlt sich der Körper nach dem Lachen an?

Lob hebt die Stimmung

Wenn man sich immer nur auf das konzentriert, was noch getan werden muss, dann fühlt es sich unterbewusst so an, als wären wir nicht gut genug, hätten noch viel zu tun und es reichte nie aus, um gut zu sein. Lob dagegen wirkt Wunder: »Du hast es geschafft!«, »Der Anfang lief schon mal prima. Weiter so!«, oder: »Super gemacht, das wolltest du doch immer!«

Wir können uns selbst täglich für Stärken und Begabungen, Fähigkeiten und Leistungen loben! Aber wir dürfen auch das Lob von anderen annehmen. Das stärkt die Selbstliebe und das Selbstbewusstsein enorm. Zu wissen, dass wir liebenswert sind, genau für das, was wir sind, hilft. Das ist simpel und zugleich wichtig, um aus dem Hamsterrad der Leistung und des Perfektionismus auszusteigen. Frauen sind da häufig sehr gefährdet, besonders erfolgreiche und leistungsorientierte Frauen. Auch hier gilt häufig der alte Spruch: Weniger ist mehr. Denn wenn wir von einem zum anderen hetzen, sind wir eher gestresst, es unterlaufen uns häufiger Fehler, wir können den Moment nicht mehr so genießen und das Leben mit allen seinen Facetten erfahren.

Spiritualität

Studien zeigen, dass Menschen, die in irgendeiner Weise gläubig oder spirituell sind, glücklicher und gesünder sind. Denn der Glaube an etwas lässt uns nicht mehr so allein sein und schwierige Situationen besser meistern. Spiritualität gibt dem Leben mehr Sinn, und wir fühlen uns eingebunden in einen größeren Plan, ein großes Ganzes und verbunden mit anderen Menschen. Was Spiritualität für jeden konkret bedeutet und wie er sie lebt, kann ganz verschieden sein. Das Wort kommt vom lateinischen »spiritus«, was »Atem« bzw. »Geist« und damit das Gegenteil von Materie bedeutet.

Im Sinne der Religion bedeutet Spiritualität, an einen Gott zu glauben, wie es im Christentum, Judentum und Islam verankert ist. Im Hinduismus sind es mehrere Götter. Im Buddhismus geht es um eine bestimmte Geisteshaltung. Naturreligionen sehen häufig das Göttliche in der Natur. Für manche Menschen bedeutet Spiritualität in erster Linie, an die Liebe und die Mitmenschlichkeit zu glauben. Wiederum andere fühlen sich in einer bestimmten Philosophierichtung wohl. Jeder muss für sich finden, was sich für ihn stimmig anfühlt.

Oft entdeckt man die Spiritualität beim Anblick der Natur, in der Stille, in schönen Momenten oder der Trauer. Das ist bei jeden unterschiedlich. Sie zeigt sich aber bei den meisten Menschen im Leben irgendwann, mal laut, mal leise.

Was sagt uns der Körper?

- Was ist schwierig, was gut und wie reagiere ich mit meinem Körper darauf? Beispielsweise Stress und Rückenschmerzen, Pulsrasen und Ärger, Lachen etc.
- Wie empfinde ich meinen Körper: als vital, taub, lahm?
- Selbstbild: Wie wirke ich und stimmt das auch mit meiner Einschätzung überein? Mache ich mich klein und fühle mich auch so? Bin ich stolz und wirke ich dadurch stark?
- Bin ich zufrieden mit meinem Körper?
- Wie beeinflussen meine Gedanken den Körper?
- Reagiere ich auf die Bedürfnisse meines Körpers, z. B. wenn ich müde, hungrig oder durstig bin?

Meine Empfehlungen

- Achten Sie auf körperliche Befindlichkeiten wie Kopfschmerzen, Bauch- oder Rückenschmerzen und reagieren Sie darauf mit Aufmerksamkeit und vielleicht auch mal Pausen.
- Akzeptieren Sie Ihren Körper und sehen Sie ihn als Wunder, das er ja auch tatsächlich ist.
- Fragen Sie sich immer wieder: Was brauche ich jetzt, z. B. Ruhe oder ein Gespräch? Was tut mir jetzt gerade gut?
- Sorgen Sie für Ihren Körper: Damit er sich gut fühlt, gesund bleibt, sich erholen kann etc.

Das Leben aktiv gestalten

Kinder sehen die Welt mit anderen Augen als wir. Sie sind unvoreingenommen und noch nicht beeinflusst von gesellschaftlichen Vorstellungen. Aber sie wissen oft schon, was sie wollen und was sie nicht wollen. Diese naive Sichtweise fehlt uns zuweilen oder ist schon verloren gegangen. Aber sie verändert den Blick auf das Leben und so erkennen wir wieder unsere Sehnsüchte und Wünsche, wir sehen das Gute und achten auf Kleinigkeiten. Menschen, die sich auf das Gute konzentrieren, erleben mehr Gutes. Das ist doch interessant. Und wenn wir wissen, dass wir selbst etwas im Leben aktiv gestalten können, sind wir auch resistenter gegen Stress, also resilienter, wie der Fachbegriff heißt. Das schützt uns vor Burnout und Depressionen.

Denken Sie möglichst oft an die eigenen Wünsche. Und nehmen Sie Freude und Trost an und bahnen Sie sich Ihren eigenen Weg.

Wege zum eigenen Lebensplan

Fangen Sie damit an, sich über die eigene Geschichte klarzuwerden:

- Überlegen Sie, welche Werte Ihnen wichtig sind.
- Lernen Sie eigene Überzeugungen besser kennen.
- Denken Sie über Träume, Vorstellungen und Ziele nach.

Beachten Sie:

- Sie können Ihre Gefühle vielleicht besser deuten und auch wertschätzen.
- Sie verstehen die Signale Ihres Körpers besser und hören darauf.
- Zuweilen schlägt das Schicksal zu oder es gibt eine höhere Macht, die wir akzeptieren sollten.
- Den eigenen Verstand anerkennen.
- Hilfe in Anspruch nehmen hat nichts mit Schwäche zu tun.

Meine Tipps:

- Beginnen Sie, mit dem Körper zu arbeiten, und sammeln Sie die Informationen.
- Glauben Sie an Ihre eigene Kraft.
- Kommen Sie heraus aus der Opferrolle und gestalten Sie selbst.
- Erlauben Sie sich, sich selbst zu verändern – egal was andere sagen und denken. Zeigen Sie Mut, Neues zu beginnen und zu probieren.
- Stehen Sie selbstbewusst zu sich.
- Gehen Sie mit aufrechter Körperhaltung. Auch das stärkt Ihr Selbstbewusstsein.
- Erfüllen Sie sich Ihre Bedürfnisse.
- Lösen Sie sich von der Vergangenheit und alten Verhaltensmustern.
- Seien Sie neugierig wie ein Kind.
- Seien Sie achtsam und genießen Sie den Moment und jeden Tag.
- Und seien Sie auch dankbar für dieses einzigartige Leben.
- Und viel lächeln und herzhaft lachen. Das hebt die Stimmung und tut uns und auch anderen gut.
- Feiern Sie Ihr Leben!

6 Muss ich wirklich zum Frauenarzt?

Darauf gibt es nur eine Antwort: »Ja, jede Frau sollte regelmäßig zum Frauenarzt gehen.« Und das meine ich nicht nur, weil ich selbst Frauenärztin bin. Gesundheit, Weiblichkeit und Wohlbefinden sind doch unser wichtigster Besitz und ein großes Kapital. Und natürlich ist die Krebsvorsorge unerlässlich.

Aber das ist nicht alles, was der Frauenarzt bietet. Er ist auch der Hausarzt, Berater, Zuhörer, Coach und manchmal auch Therapeut der Frau, der Hormonspezialist, der Betreuer in der Schwangerschaft, der Experte für Pubertät, Verhütung und Wechseljahre, sogar für Haut und Beauty, auf jeden Fall auch für die Psyche und für das Wohlbefinden und vieles mehr – der sie ihr ganzes Leben begleitet.

Wie ich meine Rolle als Frauenärztin sehe

Ich verbinde in meiner Praxis Schulmedizin, Psychosomatik und komplementäre Heilmethoden, um das Optimale für jede Frau zu finden. Damit habe ich sehr gute Erfahrungen gemacht und habe zufriedene Patientinnen. Ich sehe mich als Unterstützung für deren eigene Heilung und Gesundheit. Logischerweise hilft nicht bei jeder Frau alles gleichermaßen. Es gibt keine Patentrezepte. Die ärztliche Kunst ist es, mit der Frau gemeinsam einen für sie stimmigen Weg zu finden und ihr auch beim Erreichen ihrer Ziele und der Erfüllung ihrer Wünsche behilflich zu sein. Das ist aus meiner Sicht das Wichtigste. Und da braucht jede Frau etwas anderes. Dafür ist Erfahrung und oft eine gute Intuition nötig, die mich glücklicherweise schon sehr oft auf den richtigen Weg geleitet hat.

Bei allen Fragen rund um den weiblichen Körper sind die Erkenntnisse von Frauenärztinnen weitreichender als die Ratschläge von Freundinnen, Müttern oder Ehemännern. Eine Gynäkologin macht sich ein fundiertes Bild, schaut sich die Frau genau an, hört ihr zu und achtet auch auf ihre Lebensumstände. Zumindest ist das für mich ganz wichtig. Nicht alle Beschwerden sind mit Medikamenten zu lösen. Manchmal hilft schon das Gespräch, Ruhe und Nachdenken. In jedem Fall sind Frauenärzte auch Dienstleister und Ratgeber! Und deshalb sollte jede Frau diese auch nutzen!

 Ich biete Angebote für alle Frauenfragen

Ich denke mir für meine Praxis immer wieder neue medizinische Angebote aus, so auch neue Sprechstundenkonzepte. Von Sexualsprechstunde, Entspannungskursen, Teenagersprechstunde bis zur ganzheitlichen Medizin. Dabei werden umfassend alle Fragen, die Frauen bewegen, geklärt. Ob Diät, Fitness, Doppelbelastung durch Job und Familie, Hautproblemen, Konfliktlösungen etc.

Ich bin nicht nur Gynäkologin, sondern habe Zusatzqualifikationen in Geburtshilfe, aber auch in Naturheilkunde, Psychosomatik, Labormedizin, Zytologie, Kinesiologie, Entspannungsverfahren, energetischen Heilmethoden und Krebstherapie. Zudem bin ich Fitnesstrainerin, selbst Mutter und natürlich Frau. Alle diese Themen spielen bei der Gesundheit von Frauen eine große Rolle.

Ihnen muss nichts peinlich sein!

Manche Patientinnen wollen an die Hand genommen werden, andere wissen schon einiges und haben sich vielleicht schon mit ihrem Körper intensiver auseinandergesetzt. Entscheidend ist, dass Frauen ansprechen, was sie wirklich beschäftigt, was sie wissen wollen, aber auch wie viel sie selbst zulassen. Ratschläge bekommen sie in jedem Fall. Für Ärzte ist es einfacher und für die Patientin ergiebiger, wenn sie sich öffnet – selbst wenn es sich um Intimitäten handelt. Natürlich ist das gerade bei den ersten Besuchen nicht einfach und es muss meistens erst einmal eine Art Vertrauensverhältnis aufgebaut werden. Aber Ihnen muss gar nichts peinlich sein. Wir Frauenärzte haben schon so viel gehört und gesehen. Ob es um abnorme Sexualpraktiken, Geschlechtsumwandlungen, gleichgeschlechtliche Beziehungen, Vaginalverjüngung oder Brust-OP geht. Es ist unser Beruf, und wir haben Schweigepflicht. Sagen Sie also, was Sie auf dem Herzen haben. Wenn es um Ihren Körper oder auch Ihre Seele geht, dann haben Sie das Recht, alles darüber zu wissen und zu erfahren. Wir werten nicht. Wir machen uns kein Urteil über Sie und Ihr Leben, wir möchten Sie einfach dabei unterstützen, gesund und glücklich zu sein.

Ich versuche, einen liebevollen und achtsamen Zugang zum Intimbereich und zur Intimsphäre der Frauen herzustellen. Themen, die lange Zeit tabuisiert waren, gehören längst nicht mehr in die »Schmuddelecke«. Viel wichtiger ist es, dass sich Frauen und Männer mehr annehmen und schätzen und offen über diese Themen reden. Die weiblichen Intimorgane sind Körperstellen wie alle anderen. Was soll da peinlich sein? Keine Ahnung, warum es so lange ein Tabu war. Meine Öffentlichkeitsarbeit beschäftigt sich damit, offen über diese Themen zu sprechen und sie so zu enttabuisieren. Davon können alle profitieren.

Beim Besuch einer Gynäkologin geht es neben der körperlichen Gesundheit um Intimitäten, um Sexualität oder Verhütung, aber auch um Enttäuschungen oder Moral. Dieser ganze Bereich ist von gesellschaftlichen Sichtweisen und Bewertungen überschattet. Und das hilft keinem. Da dürfen wir noch viel tun. Aber wir sind auf dem richtigen Weg, wenn man da nur an das viktorianische Zeitalter denkt.

Frauen gehen heute jünger, früher und häufiger zum Arzt als Männer. Viele können ihre Symptome und Schmerzen inzwischen auch ziemlich genau beschreiben. Und das ist sehr gut so. Das zeigt mir, dass die heutigen Frauen sich intensiver mit ihrem Körper beschäftigen und mehr dafür sorgen, dass es ihnen gut geht. Die Ursachen sind nicht immer klar.

Der erste Besuch beim Frauenarzt

Gerade vor dem ersten Frauenarztbesuch haben junge Frauen Angst, vermutlich wegen des gynäkologischen Stuhls. Aber da kann man unbesorgt sein, denn für alle ist es irgendwann das erste Mal gewesen, und die Ärztin kennt diese Gefühle. Es ist ganz natürlich, dass so eine intime Untersuchung zu Schamgefühlen führt. Am Anfang steht ohnehin das Gespräch: Familie, Beruf, Krankengeschichte (bisherige Erkrankungen, Operationen etc.) und nach der ersten Periode und dem letzten Zyklus wird immer gefragt. Fragen zum sexuellen Verhalten werden bei dem Wunsch, die Pille zu nehmen, gestellt (das ist häufig der Grund für den ersten Besuch). Und normalerweise erklären Ärzte den Ablauf der Untersuchung (sonst fragen!). Sie sollten unbedingt sagen, wenn Sie Jungfrau sind, denn da muss die Ärztin bei der Untersuchung noch vorsichtiger sein.

Bei jungen Mädchen führe ich oft nur ein Gespräch und mache einen Ultraschall vom Bauch (wenn es medizinisch vertretbar ist), sodass sie sich gar nicht im Intimbereich entkleiden müssen. So versuche ich, die Angst zu nehmen, und sie können sich in Ruhe an alles gewöhnen. Sie können bei mir alleine, mit Mutter, Freund oder Freundin kommen und die jungen Frauen können selbst die Situation mitgestalten, wie es ihnen guttut.

Wann das erste Mal zum Frauenarzt?

Mädchen oder junge Frauen sollten einen Gynäkologen aufsuchen,

- wenn es das Bedürfnis nach einem Beratungsgespräch gibt (auch ohne Untersuchung)
  - wenn sie sich über Verhütungsmethoden informieren möchten
  - wenn sie hormonelle Verhütungsmittel (z. B. Pille) verwenden möchten
- wenn eine Schwangerschaft vermutet wird
- wenn bis zum 16. Lebensjahr noch keine Regelblutung eingesetzt hat
- bei starken Regelschmerzen, bei Zwischenblutungen oder bei Schmerzen im Unterleib
- bei ungewöhnlichem Ausfluss (veränderter Geruch oder veränderte Farbe)
- wenn sie Veränderungen an der Brust oder im Intimbereich bemerken
- wenn sie sexuell belästigt wurden
- ...

Der Ablauf der gynäkologischen Untersuchung

Zuerst wird ein Gespräch geführt und die sogenannte Anamnese (eigene Erkrankungen oder die von Verwandten) gemacht. Ich frage die Patientin, warum sie zum Arzt kommt, was sie bewegt, was sie möchte und ob sie Fragen an mich hat. Dann geht es um eigene Beschwerden, Erkrankungen, um Operationen und die in der Familie. Anschließend bitte ich die Patientin, sich zu entkleiden. Ich achte darauf, dass sie nie ganz nackt ist, und untersuche entweder zuerst den Unterleib oder die Brust. In meiner Praxis gibt es ein Untersuchungskleidchen, das die Patientin anziehen kann. Dann ist sie an der Brust und im Intimbereich immer bedeckt. Viele Frauen schätzen es sehr, weil sie nicht nackt sind, sich wohl weniger schämen, weil es ein wenig wärmt und sie entspannter sind. Zudem ist es sehr hygienisch, und die Frau muss sich nicht zur Brustuntersuchung wieder an- und auskleiden. Meist fällt die Untersuchung dann wesentlich leichter.

Untersuchung des Genitalbereiches

Anschließend wird der äußere Intimbereich betrachtet, um z. B. Hautveränderungen oder Infektionen festzustellen. Mit dem sogenannten Spekulum, einem löffelähnlichen Instrument, wird die Scheide etwas geöffnet, dann kann ich mir die Scheide und den Muttermund anschauen. Meistens wird ein zytologischer Abstrich vom Muttermund und von auffälligen Stellen entnommen und eventuell wird auch auf humane Papillomaviren (HPV), Chlamydien oder andere Keime untersucht.

Bimanuelle Untersuchung

Bei der bimanuellen Untersuchung werden die Gebärmutter (Uterus), die Eierstöcke und das umliegende Gewebe geprüft. Dazu geht die Frauenärztin mit ein bis zwei Fingern in die Scheide und tastet mit der anderen Hand vom Bauch her. Sie nimmt die Gebärmutter auf den Finger und drückt sie nach oben. Dabei liegt die linke Hand auf dem Unterbauch und drückt gegen die Bauchdecke, um die Gebärmutter zu ertasten und die Eierstöcke und die Gebärmutter in eine Position schieben zu können, um sie zu beurteilen. Größe, Lage, Druckempfindlichkeit und Beweglichkeit der Gebärmutter werden ertastet. Zusätzlich gibt die bimanuelle Untersuchung Aufschluss über die Eierstöcke, welche jedoch noch besser durch den Ultraschall beurteilt werden können. Neben den Geschlechtsorganen wird noch der Bandapparat der Gebärmutter untersucht, der z. B. bei fortgeschrittenen Krebserkrankungen verändert ist.

Ultraschalluntersuchung

Ergänzend kann eine Ultraschalluntersuchung durch die Scheide oder vom Bauch erfolgen, wodurch die Struktur der Gebärmutter, die Schleimhaut, die Zyklusphase oder auch andere Strukturen und die Eierstöcke zu erkennen sind. So können z. b. Myome an der Gebärmutter oder Zysten am Eierstock erkannt werden. Möglicherweise werden auch Blutdruck und Urin untersucht. Verdächtige Hautveränderungen oder sonstige Auffälligkeiten schaut sich der Frauenarzt ebenfalls an, selbst wenn es nicht in seinem Fachgebiet liegt. Fragen Sie auf jeden Fall danach! Dann können Sie zu einem Spezialisten überwiesen werden.

Brustuntersuchung

Bei der anschließenden Brustuntersuchung (manche Ärzte führen diese auch vor der Untersuchung des Genitalbereiches durch) werden die Brust und die Brustwarze betrachtet. Die Brust wird nach Unregelmäßigkeiten und Knoten abgetastet. Und dann werden die Achselhöhlen nach Lymphknoten abgesucht. Eventuell werden Ultraschall, Mammografie oder andere Untersuchungen durchgeführt. Im Abschlussgespräch erklärt die Frauenärztin alle Befunde und bespricht mit Ihnen das weitere Vorgehen, falls eine Behandlung erforderlich ist. Das Tempo der Untersuchung dürfen die Patientinnen mitbestimmen und auch die anschließende Befundbeurteilung hinterfragen. Die Gynäkologin schlägt möglicherweise eine notwendige Therapie vor oder empfiehlt und verschreibt ein Verhütungsmittel und weist auf mögliche Nebenwirkungen oder andere Maßnahmen hin.

Denken Sie immer daran: Ärzte sind Ratgeber. Sie geben Informationen zu den Krankheiten, sie können Hilfe zu den unterschiedlichsten Bereichen liefern und sie haben Kontakte, die weiterhelfen können. Vielleicht fällt alles leichter, wenn sich Patienten mit einem Kunden oder Klienten vergleichen, während der Arzt ihm seine Dienstleistung und Unterstützung zur Verfügung stellt.

Eine besonders sensible Vorgehensweise ist in Missbrauchsfällen nötig. Das wissen Ärzte, und es ist auch kein Problem, wenn Untersuchungen abgebrochen werden müssen. Manche Patientinnen brauchen Zeit und es kann erforderlich sein, dass die Untersuchungen erst zu einem späteren Zeitpunkt fortgesetzt werden. Zuweilen brauchen diese Patientinnen auch nur jemanden zum Reden. Da ist die Sensibilität der Ärztin besonders gefragt. Sie muss ermutigen, genau zuhören und auf Schmerzen oder emotionale Reaktionen reagieren. Oft erfahre ich das Wesentliche nur zwischen den Zeilen. Entscheidend hierbei ist, dass die Patientinnen bestimmen dürfen, worüber sie sprechen möchten, wann es genug ist oder sie aufhören wollen. Nutzen Sie dies! Sie haben das Recht und diese Dienstleistung steht Ihnen zu.

Hormonelle Verhütungsmethoden

Grundsätzlich gilt die hormonelle Verhütung als sehr zuverlässige Verhütungsmethode.

Die Pille

Dazu zählt die Pille, die durch ihre Zusammensetzung den Eisprung verhindert. Sie besteht aus einem Östrogen- und einem Gelbkörperhormonanteil, die beide bei unterschiedlichen Pillen verschieden sind. Die heutigen Pillen sind niedrig dosiert und unterscheiden sich in der Zusammensetzung. Manche wirken sich zusätzlich günstig auf die Haut und Haare aus. Meistens stabilisiert die Pille den Zyklus und reduziert Regelschmerzen.

Manche Frauen fühlen sich mit der Pille, andere ohne Pille wohler. Das muss jeder ausprobieren. Manchmal passt auch nicht die erste Pille optimal, dann kann man eine andere versuchen. Meist findet sich für jede Frau die passende.

Die Lust verhält sich unterschiedlich, manche Frauen haben mit Pille mehr Lust, andere weniger. Es gibt Pillen, die einen Gelbkörperhormonanteil haben, welcher die männlichen Hormone unterdrückt. Diese Pillen können sich manchmal negativ auf die Lust auswirken. Andere, die Wirkstoffe enthalten, die Testosteron ähneln, positiv. Aber man muss es immer ausprobieren. Hören Sie dabei auf Ihren Körper.

Die Pille hat auch keinen negativen Einfluss auf die generelle Fruchtbarkeit – egal wie lange sie genommen wurde. Nach dem Absetzen der Pille werden manche Frauen sogar noch schneller schwanger. Man geht davon aus, dass die Wahrscheinlichkeit einer (gutartigen) Zystenbildung in der Brust zurückgeht, auch helfen Hormone gegen polyzystisches Ovarialsyndrom und Endometriose. Und die Pille ist und bleibt eine der wichtigsten Erfindungen der Welt im Hinblick auf die Gleichberechtigung der Frauen.

Die Pille nimmt man meist drei Wochen ein und pausiert dann eine Woche. In dieser Zeit kommt normalerweise die Regel. Sie können aber auch gleich mit der nächsten Packung anfangen. Dann machen Sie einen sogenannten Langzyklus. Man kann nach dem heutigen Stand der Wissenschaft die Pille mehrere Monate ohne Probleme durchnehmen, die Sicherheit wird erhöht, die Regelschmerzen noch weniger und natürlich seltener. So können Sie natürlich die Periode planen, wie es Ihnen passt. Was für ein Vorteil!

Verhütungsring

Der Verhütungsringwird in die Scheide eingelegt, bleibt dort drei Wochen und wird dann entfernt. Er hat die Vorteile, dass man an nichts denken muss, die Hormone kontinuierlich abgegeben werden und anders als bei der Pille die Passage über den Magen-Darm-Trakt erspart bleibt. Der Verhütungsring wirkt – anders als die Pille – unabhängig vom Verdauungstrakt: Erbrechen oder Durchfall wirken sich nicht aus. Ein Langzyklus mit ihm ist auch möglich.

Reine Gestagen-Präparate

Mini-Pille Die Mini-Pille enthält nur Gestagene (Gelbkörperhormone). Sie ist für Frauen geeignet, die keine Östrogene nehmen sollen, wie z. B. Raucherinnen. Auch sie wird meist gut vertragen.

Verhütungsstäbchen Diese werden im Arm unter die Haut gelegt und verhüten circa drei Jahre. Auch Verhütungsstäbchen enthalten nur Gestagene, sodass sie mit am sichersten sind. Die Frauen müssen einfach an nichts denken, auch Magen-Darm-Infekte sind kein Problem und die Hormondosis ist relativ gering. Ich verschreibe Frauen, die das Verhütungsstäbchen möchten, zunächst eine Minipille, um zu sehen, ob sie diese vertragen. Ich möchte einfach auf Nummer sicher gehen, dass sie mit dem Stäbchen klarkommen.

Drei-Monats-Spritze Die Verhütungs- oder Drei-Monats-Spritze enthält ebenfalls nur Gestagene. Ich empfehle sie nicht, da sie zu Zwischenblutungen, Gewichtszunahme, einem unregelmäßigen Zyklus oder sogar Depressionen führen kann.

Hormonspirale Auch die Hormonspirale enthält nur Gestagene. Sie wird in die Gebärmutter eingelegt und kann dort bis zu fünf Jahre bleiben. Sie ist sehr sicher und ist eine der Verhütungsmethoden, die mit am besten vertragen wird. Die Frauen müssen an nichts denken. Die meisten Hormone bleiben vor Ort, nur ein kleiner Teil wird in das Blut abgegeben.

Kupferspirale, -kette und -perlenball

Diese Verhütungsmittel werden in die Gebärmutter eingelegt oder eingeschraubt. Während die Kupferspirale nicht ganz so sicher ist und zu Blutungen führen und Infektionen begünstigen kann, kann sich die Kupferkette von der Gebärmutterwand lösen. Der Kupferperlenball gilt als sehr sicher und zeigte bisher noch wenig Nebenwirkungen. Alle diese Verhütungsmittel verhindern die Befruchtung durch Kupferionen. Sie eignen sich besonders für Frauen, die schon Kinder geboren haben, können aber auch bei kinderlosen Frauen eingesetzt werden.

Informieren Sie sich bei Ihrem Arzt über die Verhütung und spüren Sie, welche Methode Ihnen zusagt. Diese wird aus meiner Erfahrung dann auch gut vertragen. Gehen Sie nie über Ihr Körpergefühl hinweg. Und lassen Sie sich nie zu etwas überreden. Ihr Körper weiß, was für ihn gut ist.

 Die Pille danach

Nach einer Verhütungspanne gibt es die Pille danach. Es gibt zwei Arten davon: Die eine wirkt bis zu 72 Stunden, die andere bis zu 5 Tage danach. Je früher sie eingenommen wird, desto besser. Sie können sie in der Apotheke rezeptfrei bekommen. Bei richtiger Einnahme sind sie gut verträglich und ziemlich sicher. Auch die Spirale kann zur Notfallverhütung eingesetzt werden. Ein Schwangerschaftsabbruch ist in den ersten zwölf Wochen mit Beratung möglich. Er erfolgt mit Medikamenten oder durch einen operativen Eingriff. Die Frauen verkraften es unterschiedlich, abgetrieben zu haben. Manchen macht es nicht viel aus, andere leiden sehr lange darunter.

Wenn Sie auf Hormone verzichten möchten

NFP Die NFP (Natürliche Familienplanung anhand der fruchtbaren und unfruchtbaren Tage im weiblichen Zyklus) können Sie selbst ganz, aber auf eigene Verantwortung übernehmen.

Portiokappe Die Portiokappe kann nur der Arzt einsetzen und wechseln. Die Verhütungskappe wird wie ein Verschluss über den Muttermund (Portio) gestülpt und saugt sich dort fest. Damit wird die Gebärmutter abgedichtet und das Eindringen von Spermien verhindert. Eine Anpassung durch den Frauenarzt und regelmäßige Kontrollen sind zwingend notwendig, denn falsche Maße reduzieren die Sicherheit erheblich. Zudem muss sie immer vor der Periode abgenommen werden. Die Verhütungskappe wird daher heute nur noch selten angewendet.

Diaphragma Das Diaphragma kann die Frau selbst einsetzen. Es wird mit spermizider Creme gefüllt und vor dem Verkehr eingesetzt.

Verhütungscomputer Dies sind Messgeräte, mit denen die Fruchtbarkeit gemessen, analysiert und protokolliert werden kann: Körpermerkmale wie Basaltemperatur, Hormone im Morgenurin oder die Konsistenz des Zervixschleims werden erfasst und ausgewertet.

Kondome Außerdem gibt es natürlich auch noch Kondome, die bei richtiger Anwendung relativ sicher sind und zudem vor sexuell übertragbaren Erkrankungen schützen können.

Das weibliche Pendant ist das Femidom, das Kondom für Frauen. Es ist ein langer Schlauch, der in die Scheide eingeführt wird und vor Infektionen schützt. Es wird heute kaum mehr verwendet.

Sterilisation Bei der Sterilisation der Frau werden die Eileiter durchtrennt. Das ist ein operativer Eingriff. Da es viele andere Methoden gibt, wird er nur selten durchführt.

Lässt sich der Mann sterilisieren, werden die Samenleiter durchtrennt. Das geht meist in örtlicher Betäubung und ist wesentlich risikoärmer als bei der Frau. Beide Eingriffe können nur schwer rückgängig gemacht werden und sollten deshalb wohl überlegt sein.

Bei der Frau kann es nach dem Eingriff zu einer verminderten Durchblutung der Eierstöcke und so zu früherem Einsetzen der Wechseljahre kommen.

♡ **Diese Warnzeichen sollten Sie nicht ignorieren!**

Selbst wenn Sie Ihren Körper zu kennen glauben, gibt es Symptome, bei denen Sie einen Arzt aufsuchen sollten:

- fühlbare Knoten im Gewebe (regelmäßig die Brust abtasten aber auch auf Hautrötungen, Farbe der Brustwarzen oder Berührungsempfindlichkeit achten)
- grundloser Gewichtsverlust, selbst wenn er Sie freut. Dies kann z. B. auch an der Schilddrüse liegen.
- Dauerhaft oder länger anhaltende geschwollene Lymphknoten sollten untersucht werden. Unsere Lymphknoten sind an allen wichtigen Prozessen des Immunsystems beteiligt und können anschwellen, wenn der Körper gegen eine Infektion kämpft. Diese Schwellungen gehen anschließend wieder zurück und sind kein Grund zur Besorgnis. Wenn der Lymphknoten aber geschwollen bleibt, sollten Sie zum Arzt gehen.
- Auch Zwischenblutungen oder Ausfluss können ein Hinweis sein. Für viele Frauen ist das nichts Ungewöhnliches. Doch die, die normalerweise keine Zwischenblutungen haben, sollten das Blut beobachten. Woher kommt es? Wenn es aus der Vagina kommt, kann es ein frühes Zeichen für Gebärmutterkrebs sein; kommt es dagegen aus dem After, könnte es mit dem Darm zusammenhängen. Aber auch Hämorrhoiden können Auslöser sein. Blut im Urin ist auch nicht normal – also auch dies beobachten und den Arzt fragen. Denn es kann ein Zeichen für eine Blasenentzündung oder einen Blasentumor sein.
- Veränderungen im Mund (z. B. weiße Flecken auf der Zunge oder der Mundschleimhaut) können Hinweise sein. Gerade Raucherinnen sollten da aufmerksam sein.
- Ständige Müdigkeit kann auf Eisenmangel oder psychische Probleme hindeuten. Über einen längeren Zeitraum kann sie aber auch ein Zeichen für Krebserkrankungen sein.

Brustkrebsvorsorge

Ein weiterer Grund, zum Frauenarzt zu gehen, ist die regelmäßige Brustkrebsvorsorgeuntersuchung. Ich empfehle meinen Patientinnen, sich ab dem 20. Lebensjahr untersuchen zu lassen (bei Vorbelastung in der Familie auch schon früher). Für Frauen mit genetischer Neigung gibt es inzwischen auch einen Gentest.

Ab dem 30. Lebensjahr: Spätestens ab 30 Jahren ist die regelmäßige Brustkrebsvorsorge wichtig und wird im Rahmen der gesetzlichen Vorsorgeuntersuchungen einmal jährlich angeboten. Es findet eine Tastuntersuchung der Brust statt, bei der mögliche Auffälligkeiten gefunden werden sollen. Ist das der Fall, sollte die Brust auch mit Ultraschall untersucht und möglicherweise eine Mammografie gemacht werden. Manchmal ist auch eine Kernspintomografie (Magnetresonanztomografie, MRT) sinnvoll.

Zwischen 50 und 69 Jahren: Auch 50- bis 69-jährigen Frauen wird ein jährliches Abtasten der Brust angeboten. Entdeckt der Frauenarzt eine Auffälligkeit, wird eine Mammografie durchgeführt. Außerdem werden alle Frauen zwischen 50 und 69 Jahren im Abstand von zwei Jahren per Brief zur Teilnahme am Mammografiescreening eingeladen. Die Kosten tragen die Krankenkassen.

Ab 70 Jahren: In dieser Altersgruppe ist eine jährliche Tastuntersuchung der Brust sowie – bei auffälligem Tastbefund – eine Mammografie vorgesehen. Eine routinemäßige Mammografie ist generell bei Frauen sinnvoll, die ein erhöhtes Erkrankungsrisiko aufweisen. Bei Frauen ab 70 Jahren richten sich die Empfehlungen zu Brustkrebs-Früherkennungsuntersuchungen aber nach dem individuellen Risikoprofil, dem allgemeinen Gesundheitszustand und der individuellen Lebenserwartung.

Bei erhöhtem Brustkrebsrisiko

Eine intensivierte Brustkrebs-Früherkennung ist sinnvoll bei Frauen mit einem erhöhten Brustkrebsrisiko. Dazu zählen Frauen, bei denen bereits die Mutter, Schwester, Großmutter und/oder Tante an Brustkrebs (oder Eierstockkrebs) erkrankt war oder ist, oder Frauen, die bereits eine Strahlentherapie im Brustkorb bekommen haben. Auch bei Frauen, bei denen auffällige, aber gutartige oder unklare Gewebeveränderungen in der Brust festgestellt wurden, kann eine häufigere Untersuchung zur Brustkrebs-Früherkennung ratsam sein. Wie eine intensiviere Brustkrebsvorsorge im Einzelfall aussieht, hängt vom Alter, aber auch vom Risikoprofil ab. Sie sollten in jedem Fall mit Ihrem Frauenarzt besprechen, welche Maßnahmen sinnvoll sind.

Diagnose Brustkrebs

Wenn Sie einen Knoten in der Brust spüren, sollten Sie zum Arzt gehen. Aber vorerst keine Panik, denn es gibt viele gutartige Knoten. Und Brustkrebs ist meist heilbar. Ihre Frauenärztin wird Ihnen zu einer Mammografie in der Radiologie raten, um Klarheit zu bekommen. Eventuell werden auch noch eine Kernspinuntersuchung und/oder eine Gewebeprobe gemacht.

Der Brustkrebs (Mammakarzinom) ist die häufigste Krebserkrankung bei Frauen in Deutschland. Leider können auch schon ganz junge Frauen daran erkranken. Meistens entsteht er in den Milchgängen, er kann aber auch von den Milchdrüsen ausgehen. Manche Tumore wachsen schnell und bilden Metastasen, andere ganz langsam.

Die Ursachen für die Entstehung von Brustkrebs sind noch nicht geklärt. Man geht davon aus, dass er bei rund 10 % der Frauen auf genetische, d. h. erbliche Ursachen zurückzuführen ist. Außerdem können verschiedene Umweltfaktoren, Übergewicht oder fettreiche Nahrung, UV-Strahlung, wenig Bewegung und Alkohol eine Krebserkrankung begünstigen. Auch Frauen, die nicht gestillt haben und sich lange in der fruchtbaren Phase (frühe Pubertät, späte Wechseljahre) befinden, erkranken häufig daran.

Acht von zehn betroffenen Frauen entdecken einen Knoten und damit einen möglichen Brustkrebs selbst. Deshalb sollten Sie unbedingt regelmäßig wie folgt Ihre Brust untersuchen: Nach der Periode (zumindest monatlich) beide Brüste kreisförmig abtasten. Ebenso die Achselhöhlen. Das geht oft ganz gut unter der Dusche, wenn man eingeseift ist. Vor dem Spiegel die Arme heben und senken und dabei schauen, ob sich die Brust verändert. Prüfen Sie außerdem, ob aus der Brustwarze Flüssigkeit austritt.

Das Leben zurückgewinnen

Eine 54-jährige Frau ertastete einen Knoten in ihrer Brust, kam in meine Praxis und erhielt die Diagnose Brustkrebs. Sie war fassungslos. Jahrelang hatte sie sich für ihren Mann und die Kinder aufgeopfert, gerade hatte sie dem jüngsten Sohn beim Auszug geholfen und nun wollte sie endlich etwas für sich selbst tun. »Denken Sie positiv und vertrauen Sie den Heilkräften Ihres Körpers«, ermunterte ich sie.

Nach drei Monaten sah ich sie wieder: Sie war operiert worden, ihr war eine Brust abgenommen worden; und anschließend hatte sie Chemotherapie bekommen, da auch Lymphknoten in der Achselhöhle vom Krebs befallen waren. Sie nahm alles hin, ihr Mann konnte aber schwer mit der Situation klarkommen und unterstützte sie nur anfangs. Sein Beruf ging vor und er nahm sich immer weniger Zeit. Und ihr schwante, dass er eine Affaire hatte.

Die Patientin litt, weinte sich in den Schlaf, fühlte sich allein, wertlos und unwichtig. Dann begann sie, sich selbst zu therapieren, schrieb Tagebuch und erkannte allmählich, dass die Liebe zwischen ihr und ihrem Mann erloschen war, und gab ihn schließlich frei. Sie erkannte ihre eigenen Bedürfnisse und wie sie diese jahrelang vernachlässigt hatte. »Aber der Weg dorthin war die Hölle. Ich habe mir wegen der Chemo die Seele aus dem Leib gespuckt, habe meine Haare verloren, ich war müde, fühlte mich leer, und niemand war da. Diese Einsamkeit zusammen mit der Panik waren das Schlimmste. So lange bis ich lernte, diese in neue Gedanken, neue Leitplanken fürs Leben umzulenken. Etwa in Selbstliebe, Vertrauen in sich selbst und dass alles gut wird. Da gewinnt man wieder Boden unter den Füßen und fühlt sich lebendig wie nach einer Offenbarung«, erklärte sie mir irgendwann.

In einer anschließenden Psychotherapie fand sie endgültig zu sich selbst zurück. »Dort habe ich erkannt, dass ich die volle Verantwortung für mein Leben trage und dass ich mich selbst lieben und meine Bedürfnisse leben muss. Das kann mir niemand abnehmen. Das ist eine harte Erkenntnis, aber für ein selbstbestimmtes, glückliches Leben sehr wichtig, das weiß ich jetzt. Nur wenn ich selbst mit mir gut umgehe, tun es andere auch. Ich habe mich selbst nicht genügend respektiert, so konnte es mein Mann auch nicht.«

Vorsorge für Gebärmutterhalskrebs

Der Krebsfrüherkennung dient auch der sogenannte Pap-Test (umgangssprachlich Krebsvorsorge-Abstrich). Dieser kann ab dem 20. Lebensjahr vorgenommen werden und gehört zum gesetzlichen Krebsfrüherkennungsprogramm. Er ist nach dem griechischen Arzt George Papanicolaou benannt, der ihn entwickelt und 1928 vorgestellt hat. Seit 1971 wird er in Deutschland bei der Krebsvorsorge eingesetzt. Er dient zur Erkennung des Gebärmutterhalskrebses (Zervixkarzinom). Hierfür werden einzelne oberfläche Zellen vom Arzt mithilfe eines Bürstchens oder anderen Entnahmematerialien vorsichtig vom Muttermund (Portio-Oberfläche) und aus dem Gebärmutterhals (Zervikalkanal) entnommen. Anschließend werden die entnommenen Zellen in einem zytologischen Labor untersucht und der Abstrich auf Zellveränderungen, Krebsvorstufen oder Krebszellen überprüft.

Gebärmutterhalskrebs ist weltweit der häufigste Krebs der Frau. Nur durch die Krebsvorsorge der Frauen in der westlichen Welt ist er sehr zurückgegangen. Damit ist diese Krebsvorsorge die effektivste überhaupt und sollte unbedingt regelmäßig durchgeführt werden.

Bei einem Abstrich am Muttermund kann es in Ausnahmefällen zu leichten Schmierblutungen kommen. Allerdings sind diese Blutungen meist harmlos und lassen nach kurzer Zeit selbstständig wieder nach. In seltenen Fällen ist es notwendig den Abstrich zu wiederholen (weil das gewonnene Material nicht aussagekräftig genug war).

Heute erkranken in Deutschland meist nur noch Frauen an Gebärmutterhalskrebs, die nicht zur Vorsorge gehen. Der größte Teil der Erkrankungen ist durch das humane Papillomavirus bedingt. Der Krebs entwickelt sich über Zellveränderungen sehr langsam, sodass man Zeit hat, diese immer wieder zu kontrollieren. Viele leichte Veränderungen bilden sich selbst zurück. Sonst müssen sie, z. B. durch eine Konisation, entfernt werden. Damit kann die Frau geheilt werden.

Seit 2020 gibt es wieder Neuerungen der Krebsvorsorge: vom 20. bis zum 34. Lebensjahr wird jährlich eine Krebsvorsorge durchgeführt. Danach nur alle drei Jahre, aber zusammen mit einem Test auf das humane Papillomavirus, das ja in den meisten Fällen den Krebs auslöst. Das heißt, Frauen können jedes Jahr zum Gynäkologen, aber nur alle drei Jahre kann ein Abstrich als Kassenleistung gemacht werden. Das ist aus meiner Sicht gar nicht gut, da es ja auch andere Krebsarten gibt, die durch häufigere Untersuchungen früher erkannt werden können.

Auch von anderen Stellen im äußeren Intimbereich (Vulva) oder in der Scheide können Zellen entnommen werden. Diese werden auf einen Objektträger oder ein Röhrchen gegeben und mit einer speziellen Flüssigkeit gefärbt, dann wird nach Zellveränderungen geschaut. Auch in der Scheide kann sich Krebs bilden, das Vaginalkarzinom. Außerdem im äußeren Intimbereich das Vulvakarzinom. Diese Krebsarten kommen aber seltener vor. Sie können operiert und/oder bestrahlt werden. Eventuell muss in fortgeschrittenem Stadium eine Chemotherapie durchgeführt werden. Auch hier sind zum Teil Humane Papillomaviren beteiligt.

Sie können den Frauenarzt alles fragen

Ferner können Sie sich beim Gynäkologen auch noch auf Infektionen, Zysten oder eine eventuelle Blasenentzündung untersuchen lassen. Er untersucht auch den Aufbau der Scheidenflora, führt ein Screening bei Verdacht auf Darmkrebs durch und begutachtet natürlich Psyche und Allgemeinbefinden. Frauen in den Wechseljahren können sich beispielsweise in der Anwendung pflanzlicher und homöopathischer Mittel oder einer Hormonbehandlung beraten lassen.

Beim Frauenarzt können Sie natürlich auch einen Schwangerschaftstest machen. Sollte eine Schwangerschaft festgestellt werden, übernimmt er dann die Betreuung der Schwangerschaft und die Phase nach dem Wochenbett.

Häufig sind Gynäkologen auch die erste Anlaufstelle bei Essstörungen oder anderen psychischen Problemen. Was also sollte eine Frau davon abhalten, Rat bei einer Gynäkologin zu suchen? Sie steht ihr gern zur Seite. Wichtig: Alles den Frauenarzt fragen, sich nicht schämen. Er hilft und urteilt nicht.

7 Alles über Schamlippen und Co.

Aus meiner Praxis weiß ich, dass sich nur wenige mit den weiblichen Organen auskennen. Wissen, wozu wir sie eigentlich haben und was sie alles können. Was gehört zum äußeren Intimbereich und was passiert da? Egal ob man sich unter Frauen oder Männern umhört: Wenn es um die weiblichen Geschlechtsorgane geht, gibt es eigenartigerweise immer noch viele Irrtümer (so z. B., dass Vagina und Vulva dasselbe sind). Hier kommt nun Wissenswertes über die weiblichen Geschlechtsorgane. Es hilft einerseits, den weiblichen Körper besser zu verstehen, andererseits, Sexualität und das Sexualleben besser zu genießen. Grundsätzlich sind die Intimorgane für die Fortpflanzung und für die Bildung von Hormonen zuständig, zugleich sind sie aber auch ein Lustzentrum.

Was befindet sich im äußeren Intimbereich?

Venushügel, Schamlippen (große und kleine), Klitoris oder Kitzler, Scheidenvorhof und Scheidenvorhofdrüsen zählen zu den äußeren Genitalien der Frau. Der Venushügel oder Schamhügel ist der Bereich, auf dem die Schamhaare wachsen. Es ist ein kleines Fettpolster über dem Schambein und dadurch am auffälligsten. Die großen Schamlippen sind von Fettgewebe unterpolsterte Hautfalten. Sie bedecken die Schamspalte mit Schamhaaren, um die Geschlechtsorgane zu schützen und auch Pheromone, also Sexuallockstoffe, zu verbreiten. Die kleinen Schamlippen bestehen aus zwei dünnen Hautfalten und liegen unter den großen. Sie haben viele Nerven und Blutgefäße und reagieren deshalb empfindlich auf Berührungen. Vorne bilden sie eine Falte (Klitoris-Häubchen), um die Klitoris zu schützen. Die Klitoris besteht aus Schwellkörpergewebe, in dem unzählige Nervenenden liegen, sodass auch sie sehr berührungsempfindlich ist. Sie ist das sexuelle Erregungszentrum der Frau und die Stimulierung löst einen Orgasmus aus. Im Unterschied zum männlichen Penis ist von der Klitoris nur ein kleiner Teil äußerlich sichtbar. Wenige Zentimeter unterhalb der Klitoris liegt die Harnröhrenöffnung, der Ausgang der Harnblase. Darunter befindet sich der Scheideneingang, der äußere Bereich der Scheide. Dort sind zahlreiche Drüsenausgänge. Bei sexueller Erregung wird hier zusätzlich zu der durch eine gesteigerte Durchblutung der Scheide bedingten Flüssigkeitsbildung ein Sekret abgesondert, welches den Scheideneingang anfeuchtet (Lubrikation).

Was passiert dort beim Sex?

Die äußeren Genitalien sind wichtige Lustorgane der Frau und deshalb stimulierbar. Sie verändern sich genauso wie beim Mann kurzzeitig beim Sex: Wenn eine Frau erregt ist, schwellen ihre Schamlippen an, die Klitoris wird größer und empfindlicher. Die Scheide wird stärker als gewöhnlich durchblutet und stellt eine Gleitflüssigkeit her, um die Penetration durch den männlichen Penis zu erleichtern. Bei vielen Frauen richten sich die Brustwarzen auf, werden fester und empfindlicher.

 Schönheitsoperationen an den Intimorganen

Immer mehr Frauen lassen sich nach Angaben der Internationalen Gesellschaft für Ästhetische und Plastische Chirurgie (Isaps) operieren, um ihre Schamlippen korrigieren zu lassen – 2015 waren es weltweit mehr als 95 000. Der Trend überrascht sogar Plastische Chirurgen – und viele Mediziner warnen vor den Risiken einer solchen Schönheits-OP. In den USA wurden 2015 fast 9 000 solcher Eingriffe vorgenommen, 16 % mehr als im Vorjahr: Die sogenannte Labioplastik, bei der meist die inneren Schamlippen verkleinert werden, rangiert inzwischen auf Rang 19 der beliebtesten chirurgischen Eingriffe. Die »vaginale Verjüngung« – meist eine Straffung der Vagina – kommt auf mehr als 50 000 Eingriffe.

Schamhaare – Pros und Cons

Auch in Sachen Schambehaarung hat sich in den letzten Jahren vieles verändert. Die meisten (überwiegend jungen) Frauen stutzen ihre Schambehaarung, viele von ihnen komplett. Manche färben sich die Haare im Intimbereich, andere machen richtig Frisuren daraus. Schon die Völker im alten Mesopotamien und Ägypten rasierten sich, wie auch viele indigene Völker heute. Auch muslimische Frauen tun das. Die Frauen finden sich dann schöner und versprechen sich davon besseren Sex. Für die Rasur gibt es verschiedene Techniken. Wichtig ist es nur, hygienisch einwandfrei vorzugehen und sich nicht zu verletzen. Bei unserer heutigen Lebensweise ist wohl der Schutz vor Infektionen durch die Behaarung nicht mehr nötig. Denn die Infektionszahlen liegen ohne Schamhaare nicht höher. Es können die Sexualduftstoffe, die manche Männer anziehen, eventuell schwächer wirken.

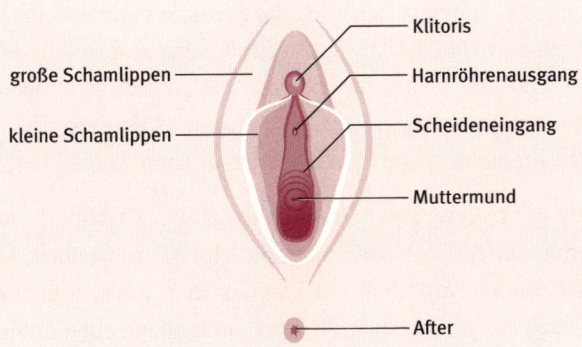

Die äußeren Genitalien

große Schamlippen

kleine Schamlippen

Klitoris

Harnröhrenausgang

Scheideneingang

Muttermund

After

Intimpiercings haben eine lange Tradition. Diese Sitte stammt vermutlich aus Südostasien und wurde im 19. Jahrhundert durch Forscher nach Europa gebracht.

Einige meiner Patientinnen tragen Intimpiercings. Dabei geht es um die Optik und einige Frauen berichten auch über gesteigertes Lustempfinden. Wenn Sie sich dafür entscheiden, achten Sie unbedingt auf die Hygiene des Piercingstudios.

Bartholinitis

Den meisten Frauen unbekannt sind die kleinen Bartholin-Drüsen, die sich in der Nähe des Scheideneingangs befinden und diesen befeuchten. Bemerkbar machen sie sich erst, wenn sie sich entzünden. Die Entzündung wird durch Keime und Verstopfung der Ausführungsgänge dieser Drüsen hervorgerufen. Häufige Scheideninfektionen erhöhen auch das Risiko einer Entzündung der Bartholin-Drüsen. Auslöser können aber auch Darmkeime oder eine Geschlechtskrankheit wie Gonorrhoe sein. Eine Bartholinitis ist zwar selten, aber äußerst schmerzhaft. Sie zeigt sich durch eine einseitige Schwellung und Rötung der Venuslippen. Sex ist nahezu unmöglich, das Tragen von knappen Slips wird unangenehm und das Sitzen tut weh.

Vorbeugen können Sie mit einer Intimpflege ohne Seife oder Waschlotion, denn so verändert sich auch das gesunde saure Scheidenmilieu nicht. Ebenso ist Unterwäsche aus Naturfasern empfehlenswert und nach dem Stuhlgang sollten Sie von vorn nach hinten abwischen. Beim Sex verringern Kondome grundsätzlich das Infektionsrisiko. Sie empfehlen sich vor allem, wenn man den Partner kaum kennt.

Behandelt wird diese Entzündung mit Salben, Sitzbädern, entzündungshemmenden Substanzen oder Rotlicht. Allerdings heilt sie dennoch nicht immer von allein aus, sodass manchmal, besonders bei einer zusätzlichen Gonorrhoe (Tripper) unbedingt ein Antibiotikum erforderlich ist. Bei sehr starken Infektionen mit Abszessen kann eine Operation notwendig sein, um die Drüsengänge zu öffnen.

Die Naturheilkunde kann im Anfangsstadium mit Sitzbädern mit Eichenrinde (S. 144), Frauenmantel (S. 145) oder Kamille zur Linderung der Schmerzen beitragen. Selbst können Sie den Schmerz vorerst mit Eis-Packs aus der Apotheke lindern. Einfach in ein Handtuch einwickeln und sich daraufsetzen. Als homöopathische Heilmittel sind Mercurius solubilis, Hepar sulfuris oder Thuja zu empfehlen. Allerdings hängt die homöopathische Therapie vom Stadium der Entzündung ab, sodass dies immer mit dem Arzt besprochen werden sollte.

Feigwarzen (Kondylome)

Diese kleinen, spitzen rosa Warzen sind Hautauswüchse. Sie können am Scheideneingang, an den Schamlippen, an der Gebärmutter und am Anus auftreten. Auslöser sind die humanen Papillomaviren (HPV). Da Kondylome anfangs meist keine Schmerzen verursachen, bleiben sie häufig unbemerkt oder Frauen ertasten sie zufällig als kleine Erhebungen an der Venuslippe oder am Scheideneingang. Zuweilen können sie jucken oder sehr schmerzhaft sein. Dann sollten die kleinen Warzen auf jeden Fall entfernt werden. Das erfolgt durch Vereisen, Lasern, einer Behandlung durch Betupfen mit Podophyllin oder durch eine Creme mit Interferon.

Auf jeden Fall müssen Sie wissen, dass es Untergruppen der humanen Papillomaviren gibt, die Krebs am Muttermund auslösen können. Sofern Sie schon einmal an Feigwarzen erkrankt waren, sollten Sie deshalb auf jeden Fall regelmäßig zur Kontrolle gehen (mindestens jährlich). Dazu macht der Arzt einen Abstrich und lässt ihn zytologisch und auf HPV testen. Und wenn Sie selbst neue Warzen ertasten, gehen Sie bitte umgehend zum Arzt! Diese Warzen können auch infektiös sein.

Helfen können zusätzlich zur Schulmedizin Thuja als Globuli oder als Lösung zum Auftragen. Aber auch Knoblauch oder Teebaumöl (aber nur äußerlich auftragen). Vorbeugen können Sie am besten mit einem Kondom.

♡ Genitalverstümmelung der Frau
(FMG: female genital mutilation)

Man geht davon aus, dass weltweit 200 Millionen Frauen im Genitalbereich beschnitten sind. Dabei werden die äußeren Genitalien teilweise oder ganz entfernt oder verstümmelt. Dieser furchtbare Eingriff wird meist ohne Betäubung und Hygiene oft mit Rasierklingen, Glasscherben oder Ähnlichem durchgeführt.

Hauptverbreitungsgebiete sind Afrika, Jemen, Indonesien und Irak. Der Eingriff ist extrem gefährlich, führt zu schweren gesundheitlichen und psychischen Schäden und kann tödlich sein. Die Beschneidung gilt als Initiationsritus, ist häufig schon lange Tradition und soll die weibliche Sexualität untergraben.

Wie grausam kann das Patriarchat sein, das Wunderbare an der Weiblichkeit und der weiblichen Lust zu untergraben!? Zum Glück setzen sich viele Organisationen wie UNICEF, Terre des Femmes, WHO und andere gegen diese frauen- und menschenverachtende Praktik ein. Jährlich findet am 6. Februar ein internationaler Tag gegen die weibliche Genitalverstümmelung statt.

8 Wunderbare Vagina

Zu den inneren Genitalien der Frau gehören die Scheide (Vagina), die Gebärmutter (Uterus) mit Gebärmutterhals und Gebärmutterkörper, die beiden Eileiter (Tubae uterinae) und die beiden Eierstöcke (Ovarien).

Die Vagina ist der Geburtskanal für Babys, das Ausscheidungsorgan der Menstruation und sie soll der Frau Freude beim Geschlechtsverkehr bringen. Der Name Vagina kommt aus dem Lateinischen, »vagina« war die Bezeichnung für Scheide des Schwertes. Die Scheide ist schlauchförmig und etwa 8–10 cm lang. Sie verbindet den äußeren Muttermund mit dem Scheidenvorhof und schützt zugleich die tiefer liegenden weiblichen Geschlechtsorgane. Sie umschließt den Gebärmutterhals und formt nach oben und hinten das Scheidengewölbe. Am äußeren Ende befindet sich das Jungfernhäutchen. Die Scheidenwand ist hochelastisch und sehr widerstandsfähig. Sie liegt zwischen Blase und Darm. An der oberen Scheidenschicht befinden sich Zellen, die mithilfe der Döderlein-Bakterien für das saure Scheidenmilieu zuständig sind.

♥ Döderlein-Bakterien sorgen für ein saures Milieu

Die Zellen an der oberen Scheidenschicht sind reich an Glykogen (einem Kohlenhydrat) und werden von den sogenannten Döderlein-Bakterien oder Milchsäurebakterien besiedelt. Diese verstoffwechseln das Glykogen zu Milchsäure, wodurch ein saurer pH-Wert entsteht. Dieses saure Scheidenmilieu schützt uns vor Infektionen. Die Döderlein-Bakterien oder Döderlein-Stäbchen besiedeln normalerweise die Vagina der Frau im gebärfähigen Alter. Sie sind nach dem deutschen Frauenarzt Albert Döderlein benannt.

Die inneren Genitalien

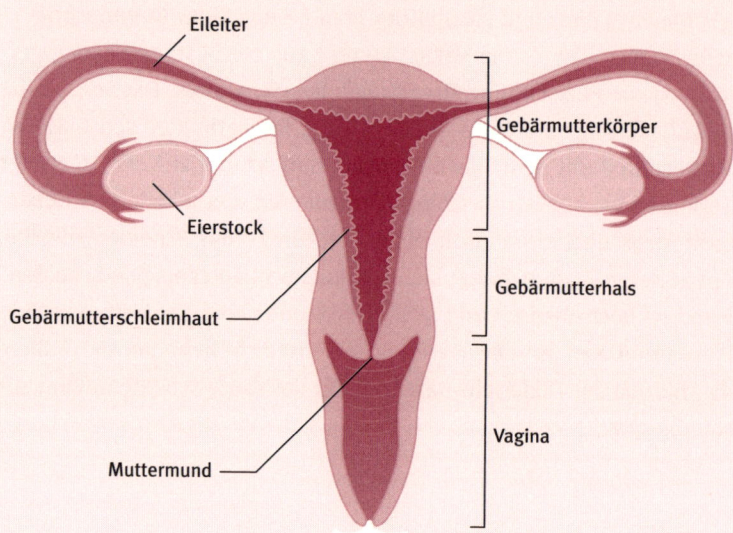

Eileiter

Gebärmutterkörper

Eierstock

Gebärmutterschleimhaut

Gebärmutterhals

Muttermund

Vagina

Die Vagina reagiert auf Berührungen sensibel und erregbar. Im vorderen Abschnitt der Vagina sitzen unzählige Nervenenden, die beim Sex stimuliert werden. Um eine Frau perfekt zu erregen, muss der Penis also nicht – wie oft angenommen – lang sein, sondern eher breit und im Idealfall gleichmäßig breit. So können die sensiblen Vaginalwände am besten angeregt werden. Daraus folgt häufig mehr Lust auf Sex und die Bartholin'schen Drüsen am Scheideneingang reagieren. Sie sondern ein Sekret ab, man wird feucht und der Sex wird dadurch einfacher.

Aber auch sonst hat die Vagina wichtige Funktionen: Sie ist ein gutes Abwehrsystem für Keime von außen – sofern die Scheidenflora gesund ist. Das ist der Fall, wenn die Vagina eine natürliche Besiedlung von Keimen hat. Sind diese nicht mehr im Gleichgewicht, können Infektionen durch Bakterien, Viren oder Pilze entstehen. Die Scheidenflora kann sogar durch Seife, Intimsprays usw. aus dem Gleichgewicht geraten. Deshalb am besten pH-neutrale Produkte oder einfach Wasser zum Waschen im Intimbereich nutzen. Und Kondome helfen, um sexuelle Krankheiten zu reduzieren. Viele Frauen leiden unter Scheidenentzündungen. Ursachen hierfür können Bakterien, Pilze oder Stress sein.

Der G-Punkt

Jede Vagina ist in Form und Größe unterschiedlich und es gibt nicht die perfekte Form! Also ist eine Operation in ganz seltenen Fällen sinnvoll! Es gibt zwar Möglichkeiten, die Schamlippen zu verkleinern, die Vagina zu verengen, den sogenannten G-Punkt zu intensivieren und die Schamlippen färben zu lassen. Was es letztlich bringt und ob man hierfür das Risiko einer OP eingehen sollte, steht auf einem ganz anderen Blatt.

Dr. Ernst Gräfenberg gilt als Entdecker des G-Punkts (oder G-Zone oder Gräfenberg-Zone). Der Arzt fand heraus, dass die Scheidenwände der Frau mit vielen erogenen Nervenenden ausgestattet sind. Und dort befindet sich der G-Punkt, der genau genommen kein Punkt, sondern eigentlich eine erogene Zone ist. Diese Zone liegt entlang der weiblichen Harnröhre und schwillt bei sexueller Stimulation an.

Selbst findet man den G-Punkt, wenn man ein oder zwei Finger entlang der Vorderwand der Vagina möglichst weit einführt und dort mit den Fingerkuppen in Richtung Bauch drückt. Er fühlt sich nach Aussagen vieler Frauen wie eine leicht raue, erhabene Stelle an. Da der Körper jeder Frau anders ist, kann die G-Zone auch direkt hinter dem Eingang der Scheide oder ganz in deren Innerem liegen. Der G-Punkt wird bisher noch zuweilen wissenschaftlich angezweifelt und ist auch in den meisten Anatomie-Lehrbüchern nicht zu finden.

Lieber sollten wir die Vagina wie ein Wunderwerk betrachten, denn sie passt sich den Gegebenheiten an. Beim Sex umschließt sie den Penis, bei der Geburt wird sie extrem dehnbar und durch sie gelangt das Baby auf die Welt. Während der Periode wird das Menstruationsblut über die Vagina abgeführt und zudem schützt sie die inneren Geschlechtsorgane durch ihr saures Milieu gegen Infektionen von außen. Allerdings sind Frauen während der Periode anfälliger für Infektionen, da sich durch das Blut in der Scheide der pH-Wert ändert und die Gebärmutterschleimhaut verletzlicher ist.

Ausfluss (Fluor)

Tritt eine Flüssigkeit aus der Scheide aus, so bezeichnet man sie als Fluor. Normalerweise ist Fluor klar (farblos bis weiß), riecht nicht und verursacht auch keine Schmerzen. Wird er aber farbig oder milchig und riecht dazu möglicherweise noch unangenehm, zeigt er meist eine Infektion in der Gebärmutter, im Muttermund oder in der Scheide an. Diese kann auch jucken, brennen oder andere Beschwerden verursachen kann. Dann sollten Sie unbedingt zum Arzt gehen.

Normaler Ausfluss dagegen enthält Zellen aus der Gebärmutter und Scheide und die Milchsäurebakterien, die ein leicht saures Milieu erzeugen, um Keime abzuwehren. Dieser Ausfluss beginnt mit der Pubertät und geht mindestens bis zu den Wechseljahren. Er variiert von Frau zu Frau.

Intimpflege: weniger ist mehr

Wer weiß schon und beachtet heute noch, dass Intimpflege auch übertrieben werden kann? Es gibt ja so unglaublich viele verlockende Körperpflegeprodukte. Übertriebene Reinlichkeit begünstigt jedoch Scheidenentzündungen, denn damit werden die natürlichen Milchsäurebakterien, die uns normalerweise vor Infektionen schützen, entfernt und dadurch die Immunabwehr des Körpers geschwächt. Deshalb am besten nur Wasser oder Waschlotionen im sauren Bereich des pH-Wertes verwenden.

Slipeinlagen sind auch nicht immer empfehlenswert. Das ständige Tragen kann den Sauerstoffaustausch im Intimbereich stören oder verhindern und dadurch können sich einige Bakterienarten schneller vermehren. Auch häufige Scheidenspülungen fördern das Eindringen unerwünschter Bakterien. Wasser genügt als Pflege für den Intimbereich, auch Seife oder Waschlotion wird nicht benötigt. Duschen ist bei wiederholten Problemen mit Scheidenentzündungen besser als Baden und Baumwollunterwäsche und bequem sitzende Hosen begünstigen eine gute Belüftung.

Viele Frauen lieben es, wenn ihr äußerer Intimbereich und ihre Vagina beim Vorspiel viel Beachtung finden und mit vielfältigen Techniken verwöhnt werden. Nur jede dritte Frau kommt beim Geschlechtsverkehr allein durch Penetration zum Orgasmus, während die Mehrheit der Frauen durch eine explizite Stimulation empfindlicher Stellen der Klitoris erregt wird. Was viele nicht wissen: Die Klitoris ist weitaus sensibler als der Penis des Mannes, denn sie hat rund 8 000 Nervenendungen. Die Eichel des Mannes dagegen gerade mal 4 000.

Das Jungfernhäutchen

Kurz hinter dem Scheideneingang befindet sich eine kleine ringförmige Membran: das Jungfernhäutchen oder Hymen. Es ist in der Regel bei Frauen intakt, die noch keinen Geschlechtsverkehr hatten, bei manchen Frauen reißt es aber auch erst nach mehrmaligem Geschlechtsverkehr ein. Das Jungfernhäutchen verschließt die Scheide nicht vollständig, sondern besitzt Öffnungen, durch die das Regelblut einmal im Monat austreten kann. Das Einreißen beim ersten Geschlechtsverkehr kann zu einer leichten Blutung führen, muss es aber nicht.

Das Hymen entsteht in der Wachstumsphase des Embryos, wo entwicklungsgeschichtlich verschiedene Schichten aufeinandertreffen. Es trennt in der Embryonalzeit die Vagina vom Sinus urogenitalis oder Urogenitalkanal (daraus entwickeln sich letztendlich Harnwege und Geschlechtsorgane). Man vermutet, dass es beim Säugling einen Schutz der Vagina vor Keimen aus dem Kot bieten soll.

Ein zweifelhafter Trend: die Vaginalverjüngung

Ein neuer Trend hat sich in den letzten Jahren auch bei uns verbreitet: die vaginale Verjüngung. Normalerweise erfolgt dieser chirurgische Eingriff bei Senkungen und Scheidenerweiterungen (meistens, wenn andere Beschwerden wie Harnverlust dazukommen). Dann wird er allerdings anders benannt. Die bisherigen Erfahrungen sind zwar gut, doch die operative Veränderung hält nicht ewig. Beckenbodentraining (S. 161) ist auf jeden Fall wichtig und häufig effektiver.

Jedoch erfolgen die Eingriffe im Intimbereich inzwischen auch immer häufiger aufgrund eines neuen Schönheitsideals. Das wiederum ist bedenklich, denn diese durch Medien verbreiteten Ideale entsprechen keinesfalls der Realität. Die weiblichen Genitalien sind sehr vielfältig und verändern sich mit den Jahren und durch Geburten. Das ist normal – und nicht das Idealbild einer weiblichen Vagina. Manche OPs erfolgen heute nicht, weil es notwendig ist, sondern weil Frauen auch im Intimbereich perfekt aussehen wollen. Angeblich steigert die vaginale Verjüngung zusätzlich auch noch die Lust. Dies kann zwar nach Geburten empfehlenswert sein (hierbei ist das Gewebe, das die Scheide umgibt, ausschlaggebend), wenn sich der Scheideneingang geweitet und sich die Scheide gedehnt hat und die sexuelle Empfindsamkeit beeinflusst wird. Dennoch sollte jede OP gut überlegt sein.

So erhalten Sie die gesunde Scheidenflora

Einen wichtigen Hinweis, den ich gern allen Patientinnen mit auf den Weg gebe, ist der sorgsame Aufbau der Scheidenflora (oder Vaginalflora). Im Normalfall befinden sich hier gesunde Milchsäurebakterien wie Lactobacillus iners oder Lactobacillus crispatus, die die den pH-Wert in der Vagina im sauren Bereich (pH 3,48–4,5) halten und so einen Schutzschild um die Scheide bilden. Durch äußere Faktoren wie ungesunde Bakterien kann dieses System aber ins Wanken geraten. Das macht sich durch Jucken, Brennen, Rötungen, Ausfluss oder Schmerzen bemerkbar.

Die Scheidenflora kann auf verschiedenen Wegen wiederhergestellt werden. Wenn die Einnahme von Antibiotika verordnet wird, sollte darauf geachtet werden, dass parallel oder gleich danach Laktobazillen (Milchsäurebakterien) dem Körper z. B. in Form von Kapseln oder Zäpfchen zugeführt werden. Bei Blasenentzündungen ist es häufig besser, auf Antibiotika zu verzichten (denn die schwächen auch eine gesunde Scheidenflora) und nach Alternativen zu fragen. Das Immunsystem ist ohnehin schon geschwächt.

Intimhygiene mit parfümierten oder chemiehaltigen Produkten vernichtet die gesunden Milchsäurebakterien. Und simples Wasser reicht zur Intimpflege.

Auch eine Ernährung mit präbiotischen Lebensmitteln trägt – indirekt – zum Aufbau einer gesunden Vaginalflora bei. Diese regen die Produktion der Milchsäurebakterien an. Dazu gehören beispielsweise Artischocken, Lauch, Knoblauch, Chicorée oder Zwiebeln. Die in Joghurt enthaltenen Milchsäurebakterien können Sie auch direkt mit einem Tampon in die Scheide einbringen. Besprechen Sie mit Ihrem Arzt, wie und in welcher Form Milchsäurebakterien zugeführt werden sollten.

In den meisten Fällen ist eine vaginale Verjüngung nicht erforderlich. Die Risiken werden häufig nicht ausreichend beachtet und besprochen. Hierüber sollten Sie unbedingt mit Ihrem Gynäkologen sprechen und seinem Rat vertrauen, genauso wie bei möglichen Problemen mit der Vagina. Für viele ist es nicht einfach, darüber zu sprechen, da es sich immer noch um ein Tabu-Thema handelt. Aber es ist wichtig! Selbst wenn die meisten OPs erfolgreich verlaufen, hält das Ergebnis nicht in allen Fällen ewig. Die Narben und Schmerzen, die als Begleiterscheinung auftreten, bleiben manchmal länger erhalten.

Ich propagiere in jedem Fall: Selbst ist die Frau. Es gibt Übungen, die jede selbst machen kann und sollte. Vor allem rate ich Frauen zur Stärkung des Beckenbodens (S. 161) durch Übungen oder durch Geräte.

Kondome schützen

Das ist nicht neu, doch unbedingt immer wieder erwähnenswert. Denn es geht nicht allein um ungewollte Schwangerschaften, sondern auch um ungewollte Krankheiten. Gerade bei neuen Partnern, einem Urlaubsflirt oder einem One-Night-Stand kann es zu unerwünschten Folgen kommen. Frisch verliebte Paare sind im Rausch und denken nicht an Krankheiten, die mit Kondomen kaum Chancen haben. Kondome schützen weitgehend vor Chlamydien, Syphilis, Hepatitis, AIDS, Gonorrhoe (Tripper) und Co.

Aus anfänglichem Sex oder einem langsamen Kennenlernen wird mit der Zeit eine ernste Beziehung oder ein festes Vertrauensverhältnis. Dann verzichten viele Paare plötzlich auf Kondome, ohne wirklich ein Gespräch über sexuell übertragbare Krankheiten zu führen. Das ist leider auch ein riesiger Fehler, wie aktuelle Statistiken über sexuell übertragbare Krankheiten zeigen. So erhöhte sich in den letzten Jahren die eigentlich längst zurückgegangene Zahl von Syphilis-Erkrankungen: Seit 2010 gab es einen kontinuierlichen Anstieg.

Unsere Lust lässt uns zuweilen lieber handeln als reden, doch ein vertrauensvolles Gespräch ist absolut wichtig und Sie sollten es nicht unnötig aufschieben! Schon einmal ungeschützter Sex kann ausreichen, um sich mit einer sexuell übertragbaren Krankheit anzustecken. Viele Frauen schämen sich auch ein bisschen für Infektionen im Intimbereich. Von diesen Gedanken sollten Sie sich gleich verabschieden und sich selbstbewusst um die Behandlung der Infektion kümmern.

Scheidenpilz (Candida-Infektionen)

Der Scheidenpilz ist eine Infektion, bei der meist äußerer Intimbereich und Vagina befallen sind. Meist ist Candida albicans die Ursache. Allerdings können auch andere Arten, wie Candida glabrata, zu einer Infektion führen. Eine Candida-Infektion äußert sich durch meist weißlichen Ausfluss, Juckreiz, Brennen oder Rötungen im Intimbereich oder Schmerzen beim Wasserlassen.

Pilze besiedeln neben anderen Mikroorganismen, wie Milchsäurebakterien, die Scheide. Gerät die gesunde Flora aus dem Gleichgewicht, können sich Pilze vermehren. Dies kann auch passieren, wenn die Abwehrkräfte geschwächt sind oder die Mikroorganismen durch Medikamente, wie z. B. Antibiotika, Hormonveränderungen oder andere Erkrankungen, wie z. B. Diabetes oder auch nur einen grippalen Infekt, zerstört wurden. Da in der Scheide normalerweise ein ausgewogenes Verhältnis zwischen Pilzen und Bakterien besteht, kann sich der Hefepilz Candida albicans bei einem Ungleichgewicht vermehren und Scheidenpilz auslösen. Inzwischen gibt es einen Selbsttest in der Apotheke. Verschwinden die Beschwerden nicht, sollten Sie unbedingt den Arzt aufsuchen.

In der Regel kann eine akute Pilzerkrankung in wenigen Tagen geheilt werden. Die Behandlung erfolgt mithilfe von Antipilzmitteln (Antimykotika) in Form von Cremes, Zäpfchen oder Tabletten. Möglich sind auch Zäpfchen oder Kapseln mit lebenden Milchsäurebakterien (Probiotika), um die Scheidenflora zu schützen und das Gleichgewicht wiederherzustellen.

Da Juckreiz und Ausfluss aber auch Folge einer bakteriellen Störung (bakterielle Vaginose) oder Trichomoniasis sein können, sollte in jedem Fall ein Frauenarzt aufgesucht werden, um die tatsächliche Ursache abzuklären. Bei wiederkehrenden Beschwerden im Vaginal-bereich sollte eine vaginale Candida-Infektion nachgewiesen werden. Mit pflanzlichen und homöopathischen Therapieansätzen habe ich beim Scheidenpilz keine wirklichen Erfolge erzielen können. Aber einfache Antipilzzäpfchen mit passender Creme helfen meist schnell und effektiv.

Bakterielle Vaginose (BV)

Die bakterielle Vaginose (BV) ist die häufigste mikrobiologische Störung des Scheidenmilieus bei Frauen im fortpflanzungsfähigen Alter. Sie entsteht durch das Verdrängen der Milchsäurebakterien (Laktobazillen), was zu einem Ungleichgewicht der Scheidenflora führt. Sie ist somit keine Infektion, sondern eine Fehlbesiedelung der Scheide. Daran sind mehrere Keime beteiligt, wobei das Bakterium Gardnerella eine wichtige Rolle spielt.

Eine bakterielle Vaginose zeigt sich typischerweise durch grauweißen homogenen Ausfluss (Fluor), der vermehrt, schaumig oder dünnflüssig sein kann und einen unangenehmen, fischähnlichen Geruch hat. Im äußeren Scheidenbereich können Juckreiz und Hautreizungen auftreten. Auch treten gelegentlich Schmerzen beim Geschlechtsverkehr oder beim Wasserlassen auf. Eine bakterielle Vaginose kann spontan ausheilen, allerdings ist die Rückfallquote relativ hoch. Und für Schwangere birgt die Erkrankung die Gefahr einer Frühgeburt und sollte daher keinesfalls unterschätzt werden. Die bakterielle Vaginose erhöht auch das Risiko für gynäkologische Infektionen, wie beispielsweise eine Entzündung der Gebärmutter oder der Eierstöcke, Entzündungen der Bartholin-Drüsen oder der äußeren Schamteile. Die Behandlung erfolgt normalerweise mit Antibiotika (als Creme, Vaginalzäpfchen oder -tabletten oder Tabletten zum Einnehmen). Manchmal hilft es auch schon, die Scheidenflora mit Döderlein-Bakterien aufzubauen.

Sexuell übertragbare Infektionen (STI)

Zu den sexuell übertragbaren Infektionen (STI) gehören Chlamydien, Feigwarzen, Gonorrhoe (besser bekannt als Tripper), Herpes genitalis, Trichomonaden oder Syphilis. Da diese Krankheiten auch bei meinen Patientinnen in unterschiedlicher Häufigkeit (rund 5 % leiden unter Herpes genitalis, 5–10 % unter Chlamydien und 0,2 % unter Trichomonaden-Infektionen) vorkommen, sollten Sie das Wichtigste darüber wissen.

Trichomonaden

Trichomonaden sind der dritthäufigste Erreger einer Scheideninfektion und kommen überall auf der Welt vor. Unter Trichomonaden versteht man Einzeller, die sich schnell fortbewegen und über Geschlechtsverkehr, durch warmes Wasser (Wellness-Pool, Whirlpool, Badewanne) oder durch die Benutzung eines gemeinsamen Handtuchs übertragen werden können. Anzeichen für Trichomonaden sind Brennen oder Wundgefühl in der Scheide, grünlich gelber und manchmal stechend riechender Ausfluss oder Schmerzen beim Wasserlassen. Männer bemerken eine Trichomonaden-Infektion meist gar nicht, sollten aber auch gleich zum Arzt gehen (Gefahr der gegenseitigen Ansteckung).

Auch hier werden zur Behandlung Antibiotika verwendet, häufig mit dem Wirkstoff Metronidazol. Aber unbedingt den Partner mitbehandeln. Trinken Sie keinen Alkohol, solange Sie Metronidazol einnehmen! Wie bei den anderen sexuell übertragbaren Infektionen, sollten Sie unbedingt auch auf Sex mit einem Partner verzichten.

Chlamydien

Diese Infektion kommt am häufigsten in der westlichen Welt vor (rund 10 Mal so oft wie Tripper). In Deutschland infizieren sich rund 100 000 Menschen pro Jahr neu. Chlamydien sind kugelförmige Bakterien, die zu einer Entzündung der Eileiter führen können. Das kann schwerwiegende Folgen wie Unfruchtbarkeit nach sich ziehen. Leider bemerkt man die Chlamydien-Infektion häufig nicht sofort. Deutliche Anzeichen sind ein dünner, gelblicher Ausfluss, Brennen und zuweilen auch Schmerzen beim Wasserlassen oder im unteren Teil des Bauchs. Gefährlich ist eine Chlamydien-Infektion während einer Schwangerschaft. Sie erhöht das Risiko einer Frühgeburt und das Neugeborene kann dazu noch eine Bindehaut- oder Lungenentzündung bekommen, die für dieses kleine Wesen extrem gefährlich ist. Kondome helfen auch hier vorzubeugen.

 Kostenloser Test

Laut Hinweis des Robert Koch-Instituts stiegen die Zahlen der Infektionen in den vergangenen Jahren an. Seit 2008 können sich in Deutschland Frauen unter 25 Jahren kostenlos auf Chlamydien untersuchen lassen.

Die Behandlung erfolgt mit einem Antibiotikum (z. B. Tetracyclin). Schwangere Frauen werden häufig mit Erythromycin behandelt. Bei dieser Infektion ist es besonders wichtig, dass sich auch Ihr Partner behandeln lässt, um so den unnötigen Ping-Pong-Effekt zu vermeiden. Zur Vorbeugung helfen Kondome.

Herpes genitalis

Lippen- und Genitalherpes werden durch Herpes-simplex-Viren hervorgerufen. Bei Herpes genitalis brennt und juckt es in der Scheide und es entstehen zahlreiche flache, mit Wasser gefüllte Bläschen. Und die tun bei Berührung sehr weh. Auch die Lymphknoten in der Leistengegend sind manchmal angeschwollen und Betroffene fühlen sich kränklich und bekommen womöglich noch Fieber. Sollten Sie einen Herpes genitalis während der Geburt Ihres Kindes haben, muss es durch einen Kaiserschnitt auf die Welt geholt werden. Sonst bekommt es eine schwere Infektion.

Zur Behandlung von Herpes genitalis haben sich antivirale Medikamente bewährt. Sie verhindert das Viruswachstum. Leider bleibt Herpes häufig ein Leben lang im Körper und kann dann jederzeit wieder aktiv werden (bei einer geschwächten Immunabwehr z. B. durch Stress oder Sonne!). Auch hier schützen Kondome weitgehend vor dem hochinfektiösen Virus.

Gonorrhoe (Tripper)

Gonorrhoe oder Tripper gehört neben Syphilis zu den klassischen Geschlechtskrankheiten und ist weltweit die häufigste. Gonorrhoe entsteht durch Bakterien, die beim Geschlechtsverkehr übertragen werden. Sie zeigt sich durch einen eitrigen Ausfluss aus der Harnröhre und Scheide (den manche Frauen als normale Scheidenabsonderung deuten). Fieber und Schmerzen im Unterbauch können hinzukommen. Bei Männern zeigt sie sich meist ebenfalls mit brennenden Schmerzen beim Wasserlassen und gelblichem Eiter aus der Harnröhre. Hier werden normalerweise zur Behandlung Antibiotika verschrieben. Solange noch Ansteckungsgefahr besteht, sollten Sie auf keinen Fall Geschlechtsverkehr haben. Vorbeugen können Sie auch hier wieder am besten mit einem Kondom.

Syphilis (Lues venerea)

Syphilis wird am häufigsten durch sexuelle Kontakte übertragen und gehört zu den weitverbreiteten chronisch-zyklischen Infektionskrankheiten. Die Krankheit wird durch das Bakterium Treponema pallidum ausgelöst, befällt den ganzen Körper und verläuft in 4 Phasen.

1. Zuerst entstehen kleine rötlich braune schmerzlose Geschwüre im Intimbereich oder an der Scheide. Diese sind äußerst infektiös (heilen aber wieder ab).

2. In der zweiten Phase schwellen die Lymphknoten an, Fieber, Kopf- und/oder Halsschmerzen kommen hinzu und man fühlt sich krank. Auf der Haut bildet sich an unterschiedlichen Stellen fleckiger Ausschlag oder Knötchen. Diese können nach einigen Monaten verschwinden, während der Erreger weiterhin im Körper schlummert.

3. Nach drei bis fünf Jahren setzt die dritte Phase ein. Es entstehen gummiartige Knoten, die jedes Organ des Körpers befallen können. Extrem gefährlich sind Entzündungen der Hirngefäße!

4. In der vierten Phase (nach 20–30 Jahren) kann es schließlich noch zu Lähmungen, körperlichem Verfall oder sogar zum Tod kommen. Das kommt bei uns nur noch sehr selten vor.

Eine schwangere Frau kann Syphilis über den Blutweg auf das ungeborene Kind übertragen. Das kann zu erheblichen Schäden beim Kind führen.

Syphilis ist meldepflichtig! Sie wird mit Antibiotika behandelt. Eine Heilung ist auch in der dritten Phase der Krankheit noch möglich. Da Syphilis eine sehr schwere Krankheit ist, sollten Sie auf jeden Fall die ersten Monate auf Sex verzichten. Grundsätzlich gilt hier, dass Sex erst im Anschluss an die Nachkontrollen nach drei, sechs und zwölf Monaten und wenn Sie wieder vollkommen gesund sind, zu empfehlen ist.

HIV (Humanes Immundefizienz-Virus)

Auch eine HIV-Infektion kann durch Körperflüssigkeiten wie Blut, Sperma, Vaginalsekret oder Muttermilch übertragen werden. Am häufigsten erfolgt die Ansteckung über Anal- oder Vaginalverkehr ohne Kondom. Das HI-Virus schädigt die körpereigenen Abwehrkräfte, unser Immunsystem, und muss behandelt werden. Sonst kann der Körper eindringende Krankheitserreger wie Bakterien, Pilze oder Viren nicht mehr bekämpfen. Im schlimmsten Fall treten dann lebensbedrohliche Erkrankungen wie z. B. schwere Lungenentzündungen auf. Dann spricht man von der Krankheit AIDS (»Acquired Immune Deficiency Syndrome« oder auf Deutsch: erworbenes Abwehrschwäche-Syndrom). Inzwischen wurden spezielle HIV-Medikamente entwickelt, die das Virus im Körper unterdrücken und damit den Ausbruch von AIDS verhindern können.

Hepatitis B und C

Nur die wenigsten wissen, dass auch Hepatitis B (und sehr selten auch Hepatitis C) durch Sex übertragen werden. Hepatitis B (Leberentzündung Typ B) ist eine Virusinfektion der Leber. Die meisten Patienten stecken sich beim Geschlechtsverkehr damit an. Übertragen wird das Virus über Sperma, Scheidensekret oder Speichel. Aber auch andere Körperflüssigkeiten wie Muttermilch, Tränenflüssigkeit oder Blut (infiziertes) können die Erreger übertragen. Sogar gemeinsam benutzte Zahnbürsten können anstecken. Oder eine Mutter kann ihr Baby während der Schwangerschaft oder beim Stillen anstecken.

Mögliche Symptome sind beispielsweise Müdigkeit, Appetitlosigkeit, Übelkeit, Muskel- und Gelenkschmerzen, Gelbsucht oder Verfärbung von Urin und Stuhl. Manchmal zeigen Infizierte auch gar keine Symptome. Hepatitis B ist meldepflichtig. In den ersten Monaten werden nur bei Bedarf vorhandene Symptome behandelt, da die Erkrankung in den meisten Fällen von selbst ausheilt. Dazu sind Bettruhe und körperliche Schonung wichtig. Ebenso fettarme, kohlenhydratreiche Nahrung und auf keinen Fall Alkohol oder leberschädigende Medikamente (Schmerzmittel oder Pille).

Eine chronisch verlaufende Hepatitis B wird in der Regel mit antiviral wirksamen Medikamenten behandelt, um die Virusmenge im Blut abzusenken. Das verringert das Risiko von Leberzirrhose und Leberkrebs als Folge der chronischen Hepatitis B. Heilbar ist die Erkrankung mit den Medikamenten in der Regel aber nicht.

♡ **Hepatitis-Impfung**

Die wirksamste Maßnahme, um Hepatitis gar nicht erst zu bekommen, ist eine Hepatitis-Impfung. Im Unterschied zur aktiven Impfung bietet die passive Hepatitis-B-Impfung einen sofortigen Schutz gegen den Erreger.

Hepatitis C ist eine Leberentzündung, die durch das Hepatitis-C-Virus (HCV) verursacht wird. Eine Neuinfektion führt nur selten zu Symptomen und kann bei etwa 20–50 % der Betroffenen in den ersten sechs Monaten von selbst ausheilen. Meistens wird die akute Infektion jedoch chronisch (50–80 %) und bleibt dann dauerhaft im Körper. Wird die Infektion nicht behandelt, kommt es nach zwei bis drei Jahrzehnten bei manchen der Betroffenen zu Spätfolgen wie Zirrhose und Leberkrebs. Durch neue Medikamente ist Hepatitis C jedoch heute heilbar. Hepatitis C wird über infiziertes Blut übertragen, wenn dieses in Blutbahn oder Schleimhäute eines Gesunden eindringt. Eine Impfung ist leider momentan noch nicht möglich.

Die Infektions- und Krankheitsgefahr wird sich in den nächsten Jahren vermutlich noch verändern. Durch Globalisierung und größere Offenheit haben sich auch die sexuellen Gewohnheiten verändert. Wir alle reisen wesentlich mehr und viele sind auf Reisen offener und auch mal für einen kurzen Flirt oder One-Night-Stand zu haben. Andere Länder, andere Sitten, andere Hygiene und mehr Keime. Die Infektionsgefahr kann dadurch ansteigen. Ein Kondom schützt in jedem Fall. Oder Sie steigen auf Safer Sex um, das heißt nur Petting und kein Eindringen. Es ist Ihre Entscheidung!

Ganz wichtig ist mir, dass alle wissen: Für eine sexuell übertragbare Infektion müssen Sie sich nicht schämen. Sie kommen häufig vor und die Erreger werden beim Sex sehr leicht übertragen. In jedem Fall aber sollten Sie schon bei leichten Symptomen zum Arzt zu gehen. Lieber zu früh oder einmal zu viel, als die Gesundheit herausfordern.

Früh erkannt und gründlich behandelt, lassen sich die meisten sexuell übertragbaren Erkrankungen jedoch vollständig heilen.

 Geschlechtskrankheiten sind zu wenig bekannt!

Trotz Warnungen, Aufklärung und vermehrten Schutzes im Sexualverkehr ging die Zahl der Neuinfektionen von sexuell übertragbaren Infektionen nicht zurück. Laut Robert Koch-Institut infizierten sich 2015 in Deutschland etwa 6 % mehr Menschen mit HIV als 2014. Andere STI treten ebenfalls vermehrt auf. Nur das Wissen über diese Krankheiten verbreitet sich nicht entsprechend. So stieg in den letzten Jahren etwa die Zahl der Syphilis-Infektionen an, bekannter wurde sie in der Allgemeinbevölkerung laut einer Umfrage der Bundeszentrale für gesundheitliche Aufklärung (BZgA) dagegen nicht.

Von den sieben häufigsten STI in Deutschland sind fünf nahezu unbekannt: Auf die Frage, welche STI ihnen außer HIV noch bekannt seien, nannten nur 14 % Hepatitis, Herpes kannten 12 %, Chlamydien 10 %. Kondylome und Trichomoniasis sind mit 7 bzw. 3 % fast gänzlich unbekannt. Dieses Unwissen birgt Gefahren. Unbehandelt können die Infektionen zu Unfruchtbarkeit, chronischen Erkrankungen oder Krebs führen, Schwangerschaftskomplikationen auslösen oder die Gesundheit von Neugeborenen beeinträchtigen.

Blasenentzündung (Zystitis)

Von einer Blasenentzündung (Zystitis) spricht man, wenn sich die Blasenschleimhaut mit Bakterien infiziert hat. Erstes Anzeichen ist zunehmender Harndrang, bei dem nur geringe Mengen Urin unter Brennen und Schmerzen kommen oder bei einsetzenden krampfartigen Schmerzen über dem Schambein. Blut kann im Urin sein und Fieber und Schmerzen in der Lendenregion hinzukommen. Dann sind womöglich die Nieren mitbetroffen und Sie sollten unbedingt einen Arzt aufsuchen.

Ursache für die Blasenentzündung ist meistens eine Infektion mit Bakterien, am häufigsten mit Escherichia coli, die aus dem Darm kommen. Das Aufsteigen der Bakterien wird durch die relativ kurze Harnröhre (ca. 4 cm) begünstigt, sodass Frauen häufiger davon betroffen sind. Auch durch Sex kann sie entstehen. Weitere Ursachen sind in seltenen Fällen eine Behinderung des Harnabflusses oder als Folge von Tumoren im Unterbauchbereich.

Vorbeugung

Viel trinken (mind. 2 Liter), um die Bakterien auszuschwemmen. Harndrang nicht unterdrücken, sondern grundsätzlich rechtzeitig zur Toilette gehen. Die Blase stets vollständig entleeren. Auskühlung und Frieren vermeiden oder vorbeugen. Von vorne nach hinten abwischen, denn so gelangen die Keime aus dem Darm nicht zur Scheide. Nach dem Sex immer zur Toilette gehen, um Bakterien aus der Scheide zu spülen. Und auch hier gilt: keine Vaginalsprays, bequeme Hosen und Slips tragen.

Unterstützende Behandlung

Vitamin C und Zink mobilisieren die Abwehrkräfte! Bei beginnender Blasenentzündung können homöopathische Mittel wie Cantharis, Pulsatilla oder Dulcamara helfen. Das richtet sich nach den Symptomen. Auch Cranberry und Angiocin können helfen. Der Zucker Mannose soll das Anheften der Bakterien verhindern und verschiedene pflanzliche Mittel wie Bärentraubenblätter oder Schachtelhalm desinfizieren. Und Wärme ist wichtig.

Steigt die Infektion von der Blase weiter auf, kann es zur Nierenbeckenentzündung kommen. Diese muss auf jeden Fall mit Antibiotika behandelt werden.

Was ist eine Reizblase?

Frauen leiden zuweilen auch unter einer sogenannten Reizblase. Das hat zumeist verschiedene Ursachen, die jedoch nicht wirklich geklärt sind. Eine Reizblase kann allein oder mit anderen Beschwerden auftreten. Gegen eine Reizblase können Blasentraining und Medikamente helfen. Andere Erkrankungen müssen ausgeschlossen werden. Obwohl die Symptome ähnlich wie bei einer Blasenentzündung sind, liegt hier kein Infekt vor. Oft treten diese Probleme bei großem emotionalem Druck auf, wie z. B. bei einer Prüfung oder einem wichtigen Meeting. Das Gehirn schickt dann eine Art Falschmeldung, die da lautet: »Blase voll.« Hier helfen Entspannungsübungen oder der Sache auf den Grund zu gehen und dagegen zu wirken. Leichter gesagt als getan, aber hilfreich!

9 Die Gebärmutter als Wiege der Menschheit

Was für ein Geschenk: die Gebärmutter. Ohne sie ist die Entstehung menschlichen Lebens nicht möglich. Sie allein dient der Reproduktion von Menschen. In der Gebärmutter (Uterus) wächst neues Leben. Sie ist der Brutraum, in dem irgendwann die Frucht des Embryos liegt. Deshalb spricht man auch von Fruchthalter. Dieses Organ bietet dem entstehenden Leben des Fötus während der Phase des Heranreifens Schutz und die perfekte Umgebung für eine gesunde Entwicklung. In der Gebärmutter nisten sich die befruchteten Eizellen in ihrem embryonalen Frühstadium ein und bleiben solange dort, bis der Fötus soweit entwickelt ist, dass er den Leib der Mutter durch die Geburt verlassen kann. Die Gebärmutter ist ein sehr muskelstarkes Organ und während der Geburtsphase maßgeblich daran beteiligt, dass die Geburt des Kindes und sein Austritt aus dem Becken hinein ins Leben gelingen können.

Unsere Gebärmutter – was für ein tolles Organ!

Sie sieht wie eine umgedrehte Birne aus, ist circa 7–10 cm groß, 50–60 g schwer und liegt mitten im Unterleib. Während der Schwangerschaft kann sie sich um das 500–1 000-Fache vergrößern! In ihrem Inneren befindet sich die spaltförmige Gebärmutterhöhle, die von Muskelwänden umschlossen wird. Die oberen zwei Drittel des Uterus bezeichnet man als Gebärmutterkörper, gekrönt von einer Kuppel, die rechts und links den Abgang jeweils eines Eileiters überragt. Der Gebärmutterhals (Zervix) befindet sich im unteren Teil und ist schmaler. Er reicht bis in die Scheide hinein und besitzt eine kleine Öffnung, den Muttermund, durch den die Samenzellen des Mannes in die Gebärmutter gelangen können. Hier befindet sich ein wichtiges sexuelles Nervenzentrum, das über unser Rückenmark mit dem Gehirn verbunden ist. Nur während der fruchtbaren Tage, wenn der Muttermund geöffnet ist, finden die Samenzellen den Weg in die Gebärmutter. Sonst wird er durch einen Schleimpfropf verschlossen.

Von der Befruchtung bis zur Geburt

Zwischen der Gebärmutter und den rechts und links liegenden Eierstöcken liegen die Eileiter. In den Eierstöcken werden die Eizellen und Hormone (wie z. B. die weiblichen Geschlechtshormone, die Östrogene, gebildet). Beim Eisprung löst sich die Eizelle aus dem Eierstock und wird von dem Eileiter in Richtung Gebärmutter transportiert. Im Eileiter findet die Befruchtung statt. Von dort wandert die befruchtete Eizelle in vier bis sechs Tagen in die Gebärmutter. Die Gebärmutterschleimhaut baut sich am Anfang des Zyklus auf, um den höchsten Stand beim Eisprung zu haben. In der zweiten Zyklushälfte baut sie sich um, damit sie das befruchtete Ei optimal aufnehmen und ernähren kann. Kommt es zu keiner Befruchtung, wird sie durch die Periode ausgestoßen, um sich im nächsten Zyklus wiederaufzubauen. Das passiert jeden Monat. Welches Wunderwerk.

Die Gebärmutter liegt eingebettet zwischen Blase und Darm. An der Gebärmutterwand befinden sich drei Schichten: außen die Bauchfellschicht, dann die Muskelschicht und innen die Gebärmutterschleimhaut. Kommt es zu keiner Befruchtung, wird die Eizelle mit der Regelblutung abgestoßen. Bei einer Schwangerschaft wird sie jedoch nicht abgestoßen, sondern dient dem befruchteten Ei, damit es sich in der Gebärmutterschleimhaut einnisten und das Kind heranwachsen kann.

Es ist etwas ganz Besonderes, das beginnende Leben zu verfolgen. Und für mich ist es eine große Freude, es zu begleiten und die Vorfreude mit der Mutter zu teilen. Ich habe schon so viele glückliche Frauen aus meiner Praxis gehen sehen, nachdem sie das wachsende Leben auf dem Ultraschallbild gesehen haben. Eine Schwangerschaft ist vermutlich eines der größten Geschenke, die wir im Leben erhalten. Trotzdem gibt es in fast jeder Schwangerschaft auch Höhen und Tiefen und bei manchen löst es Konflikte aus und Fragen können auftreten wie »Ist das jetzt der richtige Zeitpunkt?«, »Habe ich den passenden Partner schon gefunden?«, »Hatte ich nicht eigentlich noch ganz andere Pläne?«. Oder aber unbeschreibliche Glücksgefühle, wenn es (endlich) geklappt hat. Spätestens wenn Sie Ihr Kind in den Armen halten, wissen Sie es ganz genau. Die meisten Frauen und Männer können das Wunder dieses kleinen Wesens kaum fassen. Zwischen Freude und Erschöpfung, Jubel und Hilflosigkeit springen die Gefühle hin und her. Die meisten Frauen freuen sich auch auf das neue Leben und die Tage nach der Geburt. Einige überfällt aber auch der »Baby Blues« und sie werden traurig, zuweilen depressiv (S. 212).

Leider viel zu häufig entfernt

Obwohl die Gebärmutter ein so kostbares Organ ist, wird sie Jahr für Jahr bei mehr als 100 000 Frauen entfernt. Häufig ohne wirkliche Notwendigkeit! Bitte lassen Sie sich genau beraten und informieren Sie sich nachfolgend auch über die möglichen Folgen:

- Bei etwa jeder sechsten Frau im Alter von 18 bis 79 Jahren in Deutschland wurde die Gebärmutter entfernt.
- Im Jahr 2012 wurden in Deutschland rund 133 000 Uterusentfernungen durchgeführt.
- In den letzten Jahren fand bei fast der Hälfte der Frauen die Gebärmutterentfernung im Alter von 40 bis 49 Jahren statt.
- Bildung, Übergewicht und Anzahl der Geburten stehen im Zusammenhang mit der Häufigkeit (Prävalenz) der Uterusentfernung.
- Es sollte jeder betroffenen Frau aber möglich sein, nach individueller Beratung und Abwägung von Nutzen und Risiken eine informierte Entscheidung über eine Gebärmutterentfernung zu treffen.

Experten betonen immer wieder, dass jede fünfte Hysterektomie, wie diese OP fachsprachlich heißt, überflüssig ist. Ich selbst habe in meiner Praxis kaum mehr Entfernungen der Gebärmutter, da die meisten Erkrankungen so behandelt werden können. Eine konsequente Überprüfung der medizinischen Indikation ist sehr wichtig. Auch weil der Erhalt der Gebärmutter weitgehende Einflüsse für das Wohlbefinden von Frauen hat. Nach Ansicht von Psychologen ist der Uterus für viele

Frauen ein entscheidender Faktor zur Stützung ihres weiblichen Selbstverständnisses. Wird die Gebärmutter entfernt (z. B. weil Myome diagnostiziert wurden), fühlen sich danach viele Patientinnen in ihrem Frausein eingeschränkt. Durch die Narben können die Frauen danach Schmerzen haben. Und weil bei der Operation Blutgefäße durchtrennt werden, können die Eierstöcke manchmal weniger durchblutet werden und so die Wechseljahre früher einsetzen.

♥ **Nur selten ist die Entfernung zwingend notwendig**

Die Häufigkeit von Uterusentfernungen ist zwar nach Angaben des Statistischen Bundesamtes von 119 360 (2010) auf 77 561 (2017) gesunken. Nach Meinung vieler Wissenschaftler müssten Hysterektomien dennoch stärker auf ihre Notwendigkeit hin überprüft werden. Anlass zum Nachdenken liefert auch die Tatsache, dass Uterus-OPs bei Patientinnen mit höherem Bildungsniveau seltener durchgeführt werden als in anderen Bevölkerungsgruppen. Diese Diskrepanz beruht dem Anschein nach nicht ausschließlich auf einer möglicherweise gesünderen Lebensführung der entsprechenden Patientinnen. Wahrscheinlicher ist, dass Frauen mit höherer Bildung häufiger autonom über ihre medizinische Versorgung entscheiden, auf eine Hysterektomie verzichten und vermehrt alternative Behandlungsmethoden wählen.

Fast 90 % der Gebärmutterentfernungen finden ohne Indikation, sondern aufgrund von Beschwerden wie Unterleibsschmerzen oder starker Regelblutung statt. Häufig ist die OP also gar nicht nötig, sondern andere Therapiemöglichkeiten könnten die Beschwerden beseitigen. Zur Entfernung der Gebärmutter raten die meisten Ärzte nur bei sehr vielen großen und ungünstig gelegenen Myomen, die starke Beschwerden machen. Dieser Eingriff sollte gut überlegt und eventuell durch die Diagnose weiterer Ärzte fundiert sein. Fragen Sie nach Alternativen, aber auch nach der OP-Technik und ob die Eierstöcke erhalten bleiben. Wenn eine Operation unumgänglich ist, so sollte man es minimalinvasiv (also über Bauchspiegelung) oder sogar von unten (von der Scheide) machen. Ein Bauchschnitt birgt mehr Gefahren, wie Infektionen, Verwachsungen, Schmerzen, längere Erholungsphase und andere.

Der Gebärmutterhals spielt bei der sexuellen Erregung der Frau auch eine Rolle, deswegen belässt man ihn heute oft und entfernt die Gebärmutter oberhalb davon. Allerdings kann dann immer noch ein Gebärmutterhalskrebs entstehen. Deswegen muss das dann regelmäßig kontrolliert werden.

Erkrankungen der Gebärmutter

Etwa 70 % aller Frauen haben irgendwann – zumeist eine gutartige – Erkrankung ihrer Gebärmutter, vor allem sind es Myome oder Polypen.

Myome

Myome entstehen aus der Muskelmasse des Uterus und bilden sich vor allem durch ein verändertes Östrogen-Progesteron-Verhältnis; ca. 20–30 % aller Frauen sind davon betroffen. Vor dem Beginn der Pubertät bilden sich in der Regel keine Geschwulste. Myome treten häufiger bei Frauen über 30 Jahre auf. In vielen Fällen bilden sie sich mit dem Beginn der Wechseljahre zurück. Häufig bleiben die Myome unentdeckt, da sie keinerlei Beschwerden hervorrufen. Dann ist logischerweise auch keine Behandlung notwendig. Sie können ganz klein sein oder bis zu 10 cm groß werden. Sie können einzeln oder mehrfach vorkommen, direkt unter der Schleimhaut, nur in der Muskelmasse oder unter der Serosa liegen. Je nach ihrer Lage machen sie Beschwerden. Treten diese Geschwülste auf, können sie aber auch Probleme bei der Menstruation oder beim Wasserlassen verursachen. Darüber hinaus kann es zu Schmerzen im Unterbauch oder beim Geschlechtsverkehr kommen. Auch eine eingeschränkte Fruchtbarkeit (Fertilität) und ein Mangel an roten Blutkörperchen ist unter Umständen auf ein Myom zurückzuführen.

Myome können homöopathisch behandelt werden. Auch eine vollwertige Ernährung kann dem Wachstum Einhalt gebieten. Akupunktur und Frauenmantelkraut können ebenfalls helfen. Manche Myome lassen sich mittels Bauchspiegelung oder eines speziellen Ultraschalls entfernen. Nur extrem selten muss aber die Gebärmutter deswegen entfernt werden. Myome sind gutartig, nur ganz selten entarten sie zu einem sogenannten Leiomyosarkom. Deswegen muss man sie kontrollieren.

Polypen

Polypen entstehen im Gegensatz zu Myomen nicht aus der Muskelmasse, sondern aus der Schleimhaut des Uterus oder des Gebärmutterhalses. Auch in diesem Fall führen Mediziner das Wachstum auf den Einfluss von Hormonen zurück. Die meisten Polypen treten vor dem Einsetzen und während der Wechseljahre auf. Betroffen sind davon 3–16 % der Frauen. Sie machen sich durch starke Blutungen oder wehenartige Schmerzen bemerkbar. Polypen können durch eine Ausschabung entfernt werden.

Endometriose

Endometriose (Gebärmutterschleimhautentzündung oder auch Gebärmutterentzündung) gehört zu den häufig auftretenden Erkrankungen im Bereich der inneren Genitalien. Bei der Endometriose breitet sich die Schleimhaut im Muskelgewebe oder außerhalb der Gebärmutter, wie über das Bauchfell, den Darm oder die Eierstöcke, aus. Auch die Scheidenwand ist in manchen Fällen von dem unkontrollierten Wachstum der Schleimhaut betroffen. Selten werden noch andere Organe außerhalb des Bauchraumes betroffen. Das ungebremste Schleimhautwachstum kann zu Einschränkungen der Fruchtbarkeit führen.

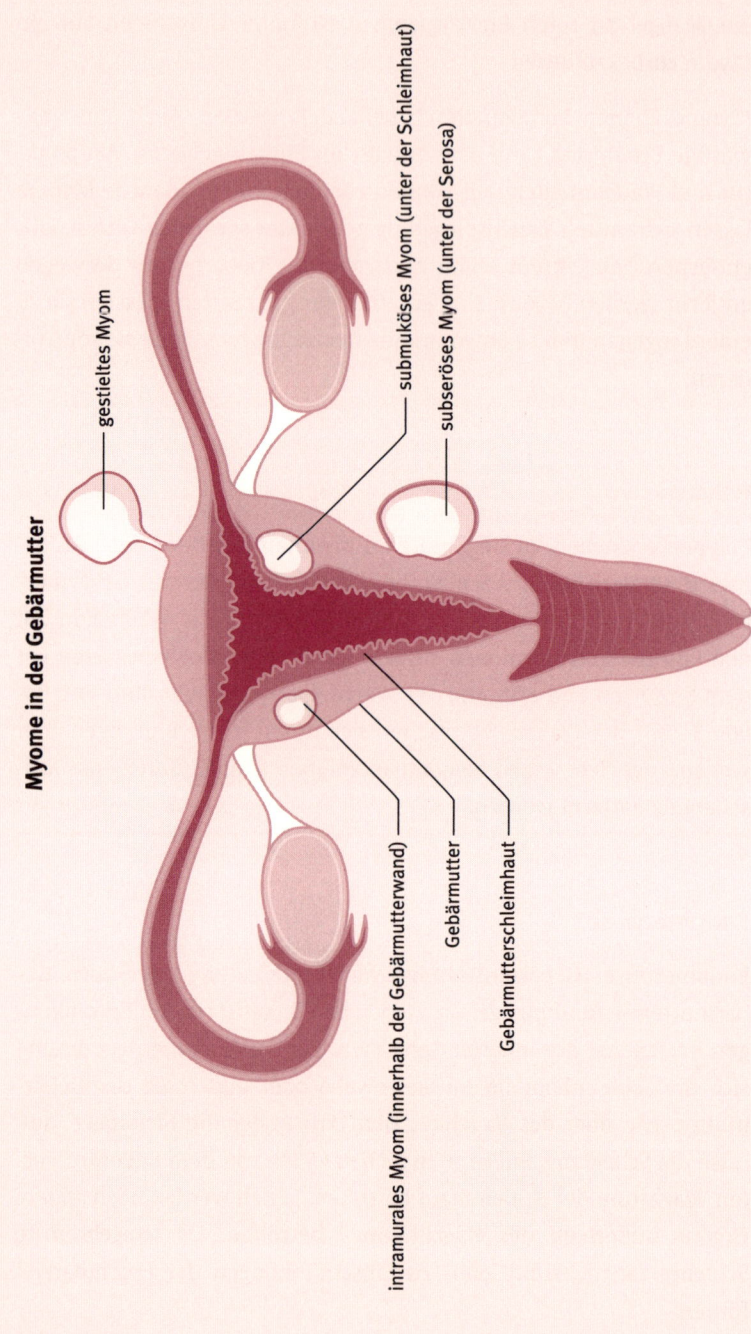

Myome in der Gebärmutter

gestieltes Myom

submuköses Myom (unter der Schleimhaut)

subseröses Myom (unter der Serosa)

intramurales Myom (innerhalb der Gebärmutterwand)

Gebärmutter

Gebärmutterschleimhaut

Oftmals verläuft eine Endometriose ohne jegliche Symptome. Treten jedoch Beschwerden auf, so sind dies meist Krämpfe und anhaltende Schmerzen im Unterbauch während der Menstruation. Rückenbeschwerden und Schmerzen beim Geschlechtsverkehr können ebenfalls Anzeichen für eine Endometriose sein. Man kann eine Therapie mit der Pille versuchen, da damit das Wachstum der Schleimhaut unterdrückt wird. Auch eine Gelbkörpertherapie kann helfen. Mit Hormonen können Frauen künstlich in die Wechseljahre versetzt werden, um das Wachstum der Schleimhaut zu unterdrücken. Das geht jedoch mit den typischen Nebenwirkungen der Wechseljahre wie Hitzewallungen, Schlafstörungen usw. einher und das empfinden viele Frauen als sehr unangenehm. Sonst bleibt die Operation, in der die Endometrioseherde über eine Bauchspiegelung entfernt werden. Eine Bauchspiegelung ist meist auch die einzige Methode, Endometriose nachzuweisen.

Bei der Adenomyose sind die Endometrioseherde innerhalb der Muskelschicht der Gebärmutter. Dadurch kommt es zu besonders schmerzhaften Menstruations- oder Zwischenblutungen. Gibt es bereits Hinweise auf das Vorliegen einer Endometriose, dann sollten Sie frühzeitig eine Bauchspiegelung (Laparoskopie) durchführen lassen.

Tumoren der Gebärmutter

Tumoren (in der Regel Karzinome) können sich am Gebärmutterhals entwickeln. Dann spricht man von Gebärmutterhalskrebs. Aber auch der obere Abschnitt der Gebärmutter kann mit dem sogenannten Gebärmutterschleimhautkrebs (Endometrium- oder Korpuskarzinom) erkranken. Je nach Stadium des Krebsgeschwürs kann sich dieses auch auf weitere Organe ausbreiten. Starke Schmerzen sind die Folge. Tumoren erfordern komplexe Behandlungen, dazu gehören operative Eingriffe, Strahlentherapie oder auch Chemotherapie. Deshalb ist die regelmäßige Teilnahme an den Vorsorgeuntersuchungen so wichtig.

Bösartige Tumoren in der Gebärmutter sind die häufigste Krebserkrankung der weiblichen Genitalorgane. Die Tumore des Gebär-

mutterkörpers haben ihren Ursprung fast immer in Gebärmutterschleimhaut (Endometrium). Deshalb wird der Krebs des Gebär-
mutterkörpers auch als Gebärmutterschleimhautkrebs oder Endo-
metriumkarzinom bezeichnet.

 Vorsorge, Impfung und Screening

Die Häufigkeit von Gebärmutterhalskrebs (Zervixkarzinom) ist durch
eine entsprechende Vorsorge (S. 76) drastisch zurückgegangen. Heute wird schon jungen Mädchen die Impfung gegen Gebärmutterhalskrebs und regelmäßige Vorsorge empfohlen. Langzeitergebnisse zu
der Impfung gibt es jedoch noch nicht. Ganz neu ist das Screening
auf humane Papillomaviren.

Wie schon erwähnt, wird der größte Teil des Gebärmutterhalskrebses
durch humane Papillomaviren verursacht. Ein ganz großer Teil der
Frauen wird im Leben damit infiziert. Doch bei den meisten schafft es
der Körper, diese Viren zu eliminieren. Nur bei einem ganz kleinen
Teil der Frauen entstehen Zellveränderungen. Diese entwickeln sich
sehr langsam. Deswegen ist ein zytologischer Abstrich so wichtig. Am
Anfang können Zellveränderungen wieder heilen. Wichtig ist es dabei,
die Scheidenflora gut aufzubauen und andere Infekte zu vermeiden,
etwa durch die Benutzung von Kondomen.

Bei schwereren Veränderungen werden die befallenen Bereiche chi-
rurgisch durch eine sogenannte Konisation entfernt. Dadurch ist die
Frau geheilt. Erst nach vielen Jahren entwickelt sich in der Regel das
Karzinom. Die Krebsvorsorge ist also sinnvoll, da damit Vorstufen erkannt werden können. Eventuell kann auch eine erweiterte Krebsvorsorge mit einer sogenannten Dünnschichtzytologie gemacht werden,
bei der man diese Zellen eventuell noch besser beurteilen kann.

Die Vorstufen einer bösartigen Zellveränderung im Gebärmutterhals
verursachen keine Beschwerden. Auch Gebärmutterhalskrebs im
Frühstadium macht sich noch nicht bemerkbar. Erst wenn er bereits

in einem fortgeschrittenen Stadium ist, können sich Beschwerden wie Blutungen nach dem Geschlechtsverkehr oder nach Belastungen einstellen. Wenn Sie diese Symptome bei sich feststellen, sollten Sie Ihre Frauenärztin bitten, die Ursache zu klären. Auch dauerhafte Rückenschmerzen sollten beim Frauenarzt zur Sprache kommen. Sie können ebenfalls Symptome einer Gebärmuttererkrankung sein.

Die Gebärmutter zählt zu den faszinierendsten Organen des weiblichen Körpers. Auch wenn die am häufigsten auftretenden Erkrankungen wie Myome keine gravierenden gesundheitlichen Probleme verursachen, sollten Sie es nicht versäumen, das Angebot einer regelmäßigen Vorsorgeuntersuchung wahrzunehmen.

10 Freuen Sie sich über Ihre Periode?!

Up and down geht es rund um die Zeit der Periode. Meist tritt sie alle 28 Tage auf, es kann auch häufiger oder seltener sein. An kaum einer Frau geht sie spurlos vorbei. Bei vielen macht sie sich eher mit Downs bemerkbar, besonders an den »Tagen vor den Tagen«. Einige Frauen sind empfindlicher, andere müder oder sogar depressiv, haben häufig Appetit auf Schokolade oder einfach nur das Gefühl, dass irgendetwas anders ist. Schuld daran sind die Hormone, die Gelbkörperhormone (Gestagene) und die Östrogene. Sie fallen in dieser Zeit stark ab und die Gebärmutterschleimhaut wird abgebaut. Das funktioniert nur durch das Wechselspiel der Hormone, und wir bemerken den hormonellen Rückgang zuweilen wie eine Vollbremsung.

Aber es gibt auch Frauen, die inzwischen ihren Zyklus ganz anders angenommen haben und sich besser fühlen. Ein sehr guter Ansatz, den ich gern an alle meine Leserinnen weitergeben möchte. Warum wir eine Periode haben, ist nicht ganz geklärt. Es könnte sein, dass es zur Reinigung der Gebärmutter von möglichen anheftenden Krankheitskeimen der Spermien dient. Eine Erneuerung könnte energetisch besser sein, als die Schleimhaut aufrechtzuerhalten. Es könnte auch ein Training für die Schwangerschaft sein, um nur ein paar Thesen zu nennen. Übrigens können sich die Zyklen bei Frauen, die zusammenwohnen, angleichen.

Inzwischen gibt es Coaches, die Workshops zur Menstruation durchführen. Anna Buzzoni beispielsweise vergleicht die Phasen der Periode mit den Jahreszeiten. Und jede Phase bietet den Frauen etwas Besonderes bzw. zeigt ihre Stärken dann noch ausgeprägter.

In jedem Fall sollten wir selbst in dieser Zeit etwas mehr reflektieren, in uns hineinhören und überlegen, was uns guttut oder wie wir mit den Höhen und Tiefen umgehen können. Positiv denken hilft immer! Wenn wir gerade unsere Periode haben, fühlen wir uns besser, wenn wir uns Zeit für uns selbst nehmen und mehr in uns hineinfühlen und nachdenken. In dieser Zeit kommen uns zuweilen die besten Ideen, wenngleich es nicht unbedingt die beste Zeit sein muss, um selbstsicher aufzutreten und einen Vortrag zu halten.

Ist es dann soweit und springt das Ei, haben wir oft Lust auf Gesellschaft und glänzen in Verhandlungen. Ja, das alles wird durch unseren Zyklus laut Anna Buzzoni beeinflusst! Und das kann ich aus meiner Praxis nur bestätigen.

Die Phasen feiern, wie sie kommen

Wie so vieles im Leben kommt es auf die Sichtweise an: Wir können die Periode als eine reinigende oder heilende Zeit ansehen und nutzen, um mal wieder zu lesen, Briefe oder Tagebuch zu schreiben, spazieren zu gehen oder einfach zu entspannen und zu entschleunigen. Dann geht es quasi zurück auf Los, und wir starten eine neue (Zyklus-) Runde. Sich einfach mal Zeit zu nehmen, fällt den meisten nicht leicht. Aber gerade in ruhigen und entspannten Zeiten kommen uns wieder neue Gedanken, Einfälle, Träume oder Wünsche und oft tauchen auch Gefühle wieder auf, die wir womöglich gern verdrängen. In jedem Fall ist diese Zeit eine nützliche Zeit und wir lernen wieder unsere Bedürfnisse kennen.

Vielen verleiht die Menstruationszeit Energie, bei manchen wirkt sie sich auf die Haut aus, andere fühlen sich selbstbewusster, motivierter und konzentrierter. Wenn Frauen Angst hatten, schwanger zu sein, ist es wie eine Befreiung.

Phase 1: follikuläre Phase

In der follikulären Phase wächst der Follikel, in dem sich die Eizelle befindet (pro Zyklus wächst in der Regel nur ein Follikel so weit, dass er dann platzt und die Eizelle am Eisprung freigibt), die Gebärmutterschleimhaut baut sich langsam wieder auf und der Östrogenspiegel steigt. In dieser Zeit sind viele Frauen energiegeladen, haben eine reinere Haut und fühlen sich selbstbewusster als gewöhnlich. Alles fällt leichter: Entscheidungen treffen, neue Projekte, Verabredungen u. v. m. Die überschüssige Energie kann man direkt bei sportlichen Aktivitäten oder einer berufliche Challenge loswerden. Also eine tolle Phase.

Phase 2: Eisprung

Erfolgt der Eisprung – meist am 12.–16. Tag vor der nächsten Periode – ist der Östrogenspiegel am höchsten (der kurz nach dem Eisprung wieder absinkt). Viele Frauen fühlen sich dann besonders wohl in der eigenen Haut. Sie sind strahlender, attraktiver, risikobereiter und haben Lust auf Sex! Und können jetzt schwanger werden. Vielleicht können Sie in dieser Zeit Ihre Ideen und Vorschläge überzeugender rüberbringen als sonst und problemorientierter arbeiten? Körperlich sind Sie zumindest absolut auf der Höhe.

Phase 3: Lutealphase – Gelbkörperhormonphase

In der Lutealphase produzieren die Gelbkörper (luteus = gelb) in den Eierstöcken Progesteron (viel mehr als Östrogen, das gleichzeitig produziert wird). Nachdem die Eizelle ausgestoßen wurde, baut sich der restliche Follikel zum Gelbkörper um. Und Progesteron sorgt dafür, dass sich die Gebärmutterschleimhaut so umbaut, dass sich gegebenenfalls ein Follikel einnisten kann. Es sorgt auch dafür, dass sich unsere Körpertemperatur ein wenig erhöht und das kurbelt den Stoffwechsel an und daher auch den Appetit.

Nachgewiesenermaßen hilft Progesteron, schneller einzuschlafen, wir haben einen besseren Tiefschlaf und schlafen länger. Die Phase eignet sich, um Gewohnheiten wie Rauchen oder Trinken aufzugeben oder Routinearbeiten (Aufräumen oder Ausmisten) durchzuführen. In dieser Phase sind viele Frauen reflektierter, emphatischer oder kreativer. Es setzen sich Mechanismen in Gang, die bereits bestehende Probleme aufdecken. Physisch und psychisch.

Phase 4: Menstruation (auch Erdbeerwoche genannt)

Die vierte Phase ist die Zeit im Monat, in der wir uns erholen sollten. Ähnlich wie im Schlaf Regenerationsprozesse ablaufen, wirkt die Menstruation reinigend und heilend. Die Menstruation ist vielleicht ein guter Ausgangspunkt, um sich endlich Zeit zu nehmen, Emotionen zu spüren und anschließend neu zu starten. In dieser Zeit sind Spaziergänge oder Yoga gut für den Körper. Wir brauchen Ruhe und viel Schlaf. Mit dem Leben in einer Leistungsgesellschaft lässt sich das nicht immer gut vereinbaren.

Bei Periodenschmerzen helfen Wärmflasche, Ruhe, Lavendel aus der Duftlampe, Bauchmassage mit Majoran, Kamillen und Frauenmanteltee (S. 145), Mönchspfeffer (S. 147) (meist am besten, er muss aber über einige Monate regelmäßig eingenommen werden), TCM und Homöopathie. Magnesium, leichte Bewegung, eine Ernährung mit vielen Mikronährstoffen können unterstützend wirken. Mit der Pille nehmen Periodenschmerzen in der Regel ab. Auch Sex kann helfen; natürlich nur, wenn Sie darauf Lust haben.

Menstrualblut

Das Blut kann verschiedene Farben haben: Hellrot, Dunkelrot oder Braun. Es kann dünnflüssig oder dickflüssig sein. Hellrot oder rosa heißt, die Periode fließt in vollem Gange, manchmal sieht man auch Schleimhaut oder geronnenes Blut. Das ist alles normal. Am Anfang oder Ende der Periode kann es auch bräunlich sein, weil es langsamer fließt und mit Sauerstoff in Berührung kommt.

Sie sollten den Arzt aufsuchen, wenn die Blutung sich ändert, wenn sie stärker oder häufiger wird. Dann können Myome oder Hormonschwankungen dahinterstecken. Auch wenn sie sehr schmerzhaft oder stark ist, könnten es Myome oder sogar eine Endometriose sein. Seelische Ursachen und bösartige Veränderungen können ebenfalls die Blutung beeinflussen. Das Blut ist natürlich nicht infektiös oder schädlich, und man kann während der Periode Sex haben. Nur ist während dieser Zeit die Ansteckungsgefahr für Frauen größer.

Monatshygiene

In der westlichen Welt gibt es Binden, Slipeinlagen, Tampons, Schwämmchen, Softcups und Menstruationstassen. In der vorindustriellen Zeit und in anderen Ländern wurden und werden Wolle und Binden aus Leinen oder Baumwolle verwendet. Oder Frauen trugen keine Unterhosen. Binden sind der Klassiker, sie haben allerdings oft Duftstoffe und synthetische Materialien, um so viel Blut aufnehmen zu können und Gerüche zu vermeiden.

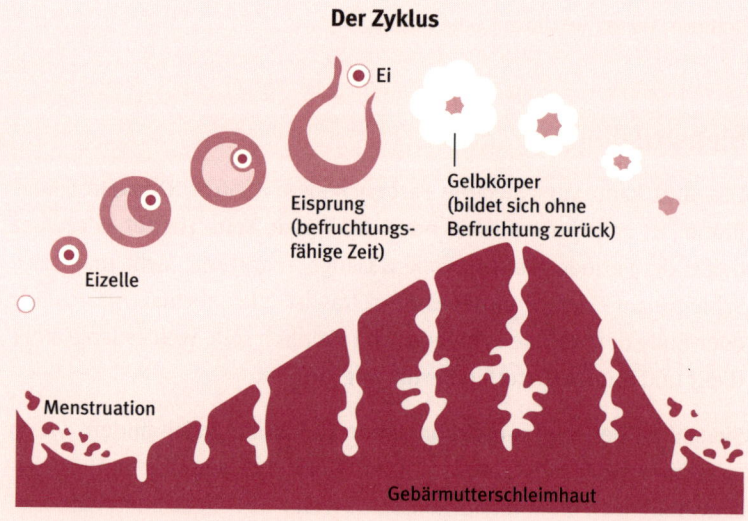

Der Zyklus

Ei

Eisprung
(befruchtungs-
fähige Zeit)

Gelbkörper
(bildet sich ohne
Befruchtung zurück)

Eizelle

Menstruation

Gebärmutterschleimhaut

Tampons

Tampons sind einfach, klein, diskret, es treten keine Gerüche auf, und sie können sehr gut beim Sport verwendet werden. Man muss sie häufiger wechseln, um mögliche Infektionen zu vermeiden. Leider haben auch viele Tampons Bleichstoffe, die nicht optimal sind. Zudem können sie auch die Scheide etwas austrocknen. Also möglichst Biotampons verwenden. Sowohl Binden als auch Tampons sind für die Umwelt nicht optimal.

Menstruationstasse

Momentan sind die Menstruationstassen sehr en vogue, die eigentlich schon in den 1940er Jahren entwickelt wurden. Sie bestehen aus Silikon, werden in die Scheide eingeführt und fangen das Blut dort auf. Bei einer mittelstarken Blutung können sie etliche Stunden verbleiben und werden dann geleert, gespült und wieder eingesetzt. Es ist eine nachhaltige Alternative, mit der die Scheide auch nicht austrocknet. Auch Schwämmchen sind eine Alternative. Sie müssen allerdings häufiger gewechselt werden.

Gerade viele junge Frauen in meiner Praxis nutzen sehr gern die Menstruationstasse. Bei der freien Menstruation benutzt die Frau keine Auffanghilfe, sondern hält das Blut bis zur Toilette. Bei manchen Frauen klappt das sehr gut. Sie lernen das.

Jede Phase des Zyklus ist anders. Um ihn besser anzunehmen, sollten wir ihn als Geschenk ansehen, das von jedem anders genutzt wird und einige Überraschungen bereithält. Er zeigt uns die Vielfalt unserer Persönlichkeit mit ihren jeweiligen Stärken und Emotionen.

Mysterium Weiblichkeit

Die Menstruation ist etwas vollkommen Natürliches und gehört zum weiblichen Körper. Dennoch ist es noch immer etwas, worüber man häufig nicht spricht. Die meisten Frauen wurden so erzogen, und das hängt eng mit der historischen Entwicklung und den unterschiedlichen Kulturen zusammen. Bis heute ist die Periode leider in vielen Kulturen immer noch ein Tabu. Dabei ist sie Ausdruck purer Weiblichkeit, des Lebens und der Fruchtbarkeit. Manche Völker haben das bereits früh erkannt, in anderen führte es zu den abstrusesten Annahmen. So galten menstruierende Frauen als abnorm bis (geistes-)krank, aber auch als glückbringend oder verderbend.

Vielfach galt und gilt die Blutung als unrein

Nachfolgend einige Beispiele, mit denen ich Ihnen die unterschiedliche Bedeutung der Menstruation verdeutlichen möchte:

- In vielen Kulturen gilt eine Frau während der Menstruation als unrein. Dann darf sie nicht baden oder keinen Geschlechtsverkehr haben.

- In Afrika oder Indien gibt es Gegenden, in denen Mädchen oder Frauen während ihrer Periode nicht das Haus verlassen dürfen oder auch nicht können (es gibt dort kaum oder gar keine Hygieneartikel).

- Die Tabuisierung der Menstruation hat auch Folgen für die Bildung. So gehen in Indien (nach Angaben der indischen Regierung) mehr als die Hälfte der 16-jährigen Mädchen nicht mehr zur Schule. Viele brechen die Schule oder eine Ausbildung ab, sobald sie ihre Tage bekommen, sagt Suneela Garg, Chefin der Sozialmedizin am Maulana Azad Medical College in Neu-Delhi. An vielen Schulen gebe es – trotz anderslautender Gesetze – auch keine Toiletten, wo Mädchen ihre Binden wechseln könnten.

- In Westbengalen (Indien) nehmen mehr als 70 % der befragten Frauen nicht an religiösen Veranstaltungen teil. Dies ergab eine Umfrage der Organisation Water Aid. Bis heute steht dort auf manchen Schildern vor Tempeln: »Keine Kameras, keine Schuhe, keine menstruierenden Frauen.«

- Auch nach Mekka dürfen Frauen während ihrer Periode nur mit Einschränkungen pilgern.

In den 1970er- und 1980er-Jahren begannen Feministinnen zum Glück das Tabu zu brechen. Judy Chicago wurde 1971 als eine der ersten Menstruationskünstlerinnen bekannt. Auf ihrer Fotolithografie »Red Flag« zieht eine Frau einen blutigen Tampon aus der Scheide. 2015 lief die Amerikanerin Kiran Gandhi den London Marathon mit Periode. Blut lief ihr die Beine hinunter, da sie keine Zeit zum Tamponwechsel hatte. Und sie wollte damit auch ein Zeichen setzen: Die Periode existiert, und wir leben jeden Tag mit ihr.

Es gibt aber auch Rituale und Feiern

Vielfach wird der Übergang vom Mädchen zur Frau mit einem besonderen Ritual bedacht. In einigen Kulturen findet beim erstmaligen Auftreten der Menstruation bei einem Mädchen eine Feier statt.

- Im Kaukasus gibt es eine ethnische Gruppe, bei der ein junges Mädchen bei der ersten Menstruation zusammen mit seinen Freundinnen für eine Woche im Haus der Mutter eingeschlossen wird. Dort fastet und betet es und malt sich das Gesicht rot an. Auch die Familie fastet mit. Nach fünf Tagen wird ein Fest gefeiert, an dem das ganze Dorf teilnimmt, ausgiebig isst und trinkt.
- Wenn ein Mädchen auf den Adamanen-Inseln im Indischen Ozean seine erste Regel bekommt, badet es im Meer und wird für drei Tage in Blätter gehüllt. Sie darf 24 Stunden weder schlafen noch reden. Anschließend bekommt sie einen neuen Namen, den sie so lange trägt, bis sie ihr erstes Kind bekommt.
- Die Yurok-Indianer in Kalifornien sehen die Menstruation als größte Kraft der Frau an. Während ihrer Periode konzentriert sich die Frau auf Meditation und ihre spirituelle Entwicklung. Früher gab es in jedem Dorf eine kleine Menstruationshütte, in die sich die menstruierende Frau zurückzog.
- Bei nordamerikanischen Indianern lädt die Mutter, 1–2 Monate nachdem ihre Tochter ihre erste Menstruation hatte, Großmutter, Patin, Tante, Freundinnen und Verwandte zu einem Fest ein, bei dem die Mutter oder Patin dem Mädchen einen Ring mit einem roten Stein übergibt.

- In Japan wird die erste Menstruation eines Mädchens mit Glückwünschen und Geschenken bedacht und zu Ehren der jungen Frau ein besonderes Reisgericht gekocht. Hier ist die Menstruation ein heiliges Zeichen.

Unterdrückung der Frau

In manchen Gesellschaftsformen und Religionen wurden und werden menstruierende Frauen als unrein angesehen:

- Im Judentum und im Hinduismus gelten alle Frauen an diesen Tagen als unrein und sie dürfen nicht das Gotteshaus betreten oder Sex haben. Obwohl die Hindus glauben, dass die »Große Mutter« mit ihrem Menstruationsblut den ganzen Kosmos und seine Materie erschuf.
- Im Islam gelten die Frauen zwar nicht als unrein, doch auch sie dürfen keinen Geschlechtsverkehr haben, während es erlaubt ist, sich zu umarmen, zu küssen oder zusammen essen zu gehen. Das Beten ist nicht erlaubt und nach dem Ende ihrer Menstruation muss die Frau eine besondere Waschung vornehmen. Auch den Koran darf sie nicht berühren und wenn doch – dann nur mit Handschuhen.
- Blut ist in den Religionen auf der einen Seite der Saft des Lebens, auf der anderen ist Menstrualblut schon körpertopografisch in der Nähe der »unreinen Ausscheidungen«. Diese Ambivalenz macht vielen Angst und wird somit als Bedrohung der Ordnung wahrgenommen. Ist das nicht furchtbar? Unsere Fruchtbarkeit soll unrein sein?

Menstruation als Ausdruck des Bösen

Beim Blick in die Geschichte kann einem angst und bange werden:

- Schon in der Antike gab es Theorien, wie die des römischen Gelehrten Plinius des Älteren. Er machte menstruierende Frauen für verdorbene Speisen, matte Spiegel, verdorbene Ernten, stumpfe Messer oder das Bienensterben verantwortlich.

- Frauen mit Menstruation galten über Jahrhunderte als magisch, gefährlich, aber auch unrein oder giftig. So ging man davon aus, dass mit Menstruationsblut beschmierte Hauseingänge Hexen und böse Geister fernhielten.

- Auch sollten menstruierende Frauen über einen besonders starken bösen Blick verfügen, der Getreide noch an den Ähren verfaulen ließ, Milch und Wein sauer machte und Krankheit und Tod brachte.

- Der Arzt und Philosoph Paracelsus (1493–1541) behauptete: »Es gibt kein Gift in der Welt, das schädlicher ist als das Menstruum [Menstruationsblut].«

- Die Aufklärung veränderte nichts am minderwertigen Status der Frau. Sie stand auf einer Stufe mit Kindern, und ohne die starke männliche Hand und Kontrolle traute man ihr nichts zu, vor allem nicht, eine vernunftgesteuerte Entscheidung zu treffen.

- Der Pädagoge und Philosoph Jean-Jacques Rousseau, der Frauen (und deren Rechte) verachtete, sah in der Menstruation eine Krankheit, die durch Faulheit hervorgerufen wurde.

- Hartnäckig hielt sich auch die Theorie, dass Frauen im Grunde unausgereifte Männer seien, die erst im Zuge der Aufklärung einen gewissen Wandel erfuhr: Nun galt die Frau nicht mehr als unvollkommener Mann, sondern als sein komplettes, minderwertiges Gegenteil.

- Und wieder war es Jean-Jacques Rousseau, der die Geschlechtertheorie unterstützte. Er sah die Frau als »von Natur aus [...] passiv, geduldig, anschmiegsam, verfügbar, unterwürfig und emotional« an. Männer hingegen seien Denker und Wissenschaftler, während Frauen möglichst wenig denken sollten: »Das Denken schadet den reproduktiven Organen der Frauen und ihrer psychischen Disposition zur Erfüllung der Gattungspflichten.«

- Das Problem einer denkenden Frau, die womöglich noch arbeiten wollte, war vor allem, dass sie ihren bisherigen Pflichten als Hausfrau und Mutter nicht nachkommen würde und damit sich wider ihre Natur verhielte, was sogar zu Organschäden führen könne.

- Im 18. Jahrhundert kam die Idee auf, dass die Monatsblutung kein natürlicher Vorgang, sondern eine Abnormität sei, die davon ausgelöst werde, dass Frauen ihrem natürlichen Bedürfnis nach Schwangerschaft nicht nachkämen.

- Seit der Antike ging man davon aus, dass die Gebärmutter die Quelle von Krankheit und Irrsinn sei, woraus sich der Begriff »Hysterie« (von griech. hystera, »Gebärmutter«) entwickelte. Später wurde sie als Nervenkrankheit betrachtet, die von dem weiblichen Geschlechtsapparat, genauer gesagt den Eierstöcken, ausgehe. Als Symptome dieser Nervenkrankheit wurden jedoch fast alle Verhaltensweisen gewertet, die als unweiblich und unschicklich galten. Alle Frauen, die nicht ihrer natürlichen Bestimmung von Mutterschaft, Unterwürfigkeit und Verfügbarkeit nachkamen, wurden als hysterisch angesehen. Um dieses Leiden zu bekämpfen, wurden Frauen die Eierstöcke oder gleich auch die Gebärmutter entfernt. Auch die Entfernung (Klitoridektomie) oder Verätzung der Klitoris waren gängige Behandlungsmethoden, denn die weibliche Lust und insbesondere Onanie galten ebenfalls als krankhafte Störungen und Teil der Hysterie.

- Richard von Krafft-Ebing, ein deutsch-österreichischer Nervenarzt, nannte die Menstruation 1902 eine »akute Geisteskrankheit«. In der Menstruationszeit seien Frauen eine Gefahr für ihre Umgebung, insbesondere für ihren Gatten und die Kinder. Das traf seiner Meinung nach selbst für »normalerweise« angenehme und umgängliche Frauen zu, die sich plötzlich in reiz- und streitbare Furien verwandelten und dadurch tatsächlich als unzurechnungsfähig galten. Einen Vorteil hatte es, denn diese Gründe führten zu milderndem Umstand vor Gericht und somit zu milderen Strafen.

- Menotoxin lautete die Bezeichnung des Menstrualgifts, das der Wiener Arzt Béla Schick 1919 in Blut und Schweiß bei menstruierenden Frauen nachgewiesen haben wollte. Daraus zog er die Schlussfolgerung, dass dieses Gift in den roten Blutkörperchen sitze und sowohl die Frau als auch alles, was sie berühre, schädige.

- Auch in Deutschland ging man früher davon aus, dass menstruierende Frauen Blumen im Garten zum Verwelken bringen oder einzukochendes Obst verderben würden. Die Ungiftigkeit des Menstruationsblutes wurde erst 1958 von dem Würzburger Frauenheilkundler Johann Burger bewiesen.

- In dieser Zeit wurde der Tampon erfunden. 1929 entwickelt der Amerikaner Earle Haas den ersten Tampon, weil seine Frau Binden hasste. 1947 kam die Idee nach Deutschland: Carl Hahn übertrug die Technik des Tabakrollens auf die Herstellung von Tampons.

- Noch bis in die 70er Jahre sollten Frauen während der Menstruation kein Blut spenden, sich von Foto- und Röntgenlabors fernhalten und nicht beim Einkochen von Lebensmitteln mithelfen.

Höchste Zeit für eine positive Sichtweise

Positive Gefühle und Einstellungen der Frauen zur Monatsblutung wie z. B. Stolz auf das Frausein wurden hingegen selten beschrieben. Alle diese Mythen rund um die Menstruation haben sich über Jahrhunderte halten können und sind auch heute noch in einigen Teilen der Welt verbreitet. Unabhängig von Religionen und Kultur empfinden Frauen die Menstruation sehr unterschiedlich: Einige sind voller Elan, andere haben gar keine Energie und sind extrem empfindlich, manche sind lustvoll, andere möchten während dieser Zeit keinen Geschlechtsverkehr. Schon längst wird aber nicht mehr verschämt von der »Erdbeerwoche« oder der »Tante aus Amerika« gesprochen, sondern das Thema Menstruation wird zunehmend enttabuisiert.

Und ich rate meinen Patientinnen, sie als Ausdruck ihrer Weiblichkeit anzunehmen. Nicht zuletzt, weil ich in meiner Praxis bemerke, dass Frauen, die ihre Periode positiv sehen, viel weniger Probleme und Schmerzen damit haben.

11 Auf und ab, hin und her – der weibliche Zyklus

Die große Frage, die nie beantwortet worden ist und die ich trotz dreißig Jahre langem Forschen in der weiblichen Seele nicht habe beantworten können, ist die: »*Was will das Weib?*«

Sigmund Freud

Jede Frau hat im Schnitt 450–500 Zyklen in ihrem ganzen Leben. Das entspricht 3500 Blutungstagen. Umgerechnet sind das ziemlich genau zehn Jahre. In dieser Zeit setzen die Eierstöcke ungefähr 500 ausgereifte Eizellen frei. Beeindruckende Zahlen, oder? Genauso hält der Zyklus einige Besonderheiten für uns Frauen bereit.

Der weibliche Zyklus dauert normalerweise 28 Tage. Auch wenn wir zwei Eierstöcke haben, kommt es gewöhnlich pro Zyklus nur zum Eisprung eines Follikels. Über ein komplexes hormonelles Regelsystem wird im Zwischenhirn (Hypothalamus) das Hormon Gonadoliberin ausgeschüttet, welches in der Hirnanhangsdrüse (Hypophyse) die Produktion des follikelstimulierenden Hormons (FSH) und des luteinisierenden Hormons (LH) verstärkt. FSH bewirkt eine Reifung der Follikel (Eibläschen), die im Eierstock heranwachsen, und regt die Produktion von Östrogenen im Follikel an. LH bewirkt die endgültige Reifung des Eibläschens. Es platzt schließlich auf und die Eizelle wird freigesetzt. In dieser Gelbkörperhormonphase (S. 116) bereitet sich die Gebärmutter darauf vor, möglicherweise eine Eizelle zu empfangen, die von dem männlichen Spermium befruchtet wurde. Ist die Eizelle reif, wird sie von einem der beiden Eierstöcke ausgestoßen. Eizellen haben nur eine Lebensdauer von wenigen Tagen, sodass sie auch nur in dieser Zeit befruchtet werden können. Die Befruchtung findet im Eileiter statt. Im Falle einer Schwangerschaft nistet sich das Ei dann in der Gebärmutter ein. Dieser Vorgang wird als Eisprung (Ovulation) bezeichnet. Der Eisprung kann ganz einfach errechnet werden, indem man von der Länge des Zyklus 14 Tage abzieht, da die zweite Phase, die Lutealphase, meist eine konstante Länge von 14 Tage hat. Man kann den Eisprung aber auch über eine Temperaturerhöhung und Veränderung des Zervixschleims bestimmen. Oder mit einem Ovulationstest, mit dem die im Urin befindliche LH-Konzentration ermittelt wird.

Pubertät

Bei Mädchen in Deutschland findet die erste Regelblutung zwischen dem 10. und 16. Lebensjahr statt. Die zugrunde liegenden hormonellen Veränderungen beginnen jedoch schon im Alter von 8–9 Jahren. Wachstums- und Schilddrüsenhormone führen zu einem verstärkten Wachstum. Der Beginn und der Verlauf der Pubertät sind in erster Linie genetisch gesteuert, wobei bestimmte Pubertätsgene eine Rolle spielen. Schließlich gibt die Hirnanhangsdrüse ein Signal und Östrogene werden produziert. Schon lange vor der ersten Periode fangen die Brüste an zu wachsen, die Gebärmutter und die Scheide verändern sich, und die Schambehaarung entsteht.

Am Anfang sind die Zyklen noch unregelmäßig, nicht immer findet ein Eisprung statt, die Periode tritt noch nicht regelmäßig auf, manchmal liegen Monate dazwischen. Es dauert einige Jahre, bis sich alles einspielt. Trotzdem besteht die Möglichkeit einer Schwangerschaft. Deshalb ist es gut, den Frauenarzt nach den ersten Blutungen einmal aufzusuchen. Ich bespreche mit den jungen Frauen alles und mache einen Ultraschall. Eine vaginale Untersuchung ist (außer bei Beschwerden) meist nicht nötig, solange das Mädchen noch Jungfrau ist. Die erste Hemmschwelle ist damit überwunden, falls dann der Wunsch nach der Pille aufkommt. Sie kennen mich dann und kommen leichter wieder. Die Pille ist immer noch die Nummer 1 der Verhütung bei Jugendlichen. Ich kläre ganz besonders über sexuell übertragbare Erkrankungen auf und rate zusätzlich zu Kondomen, solange eine Partnerschaft noch nicht fest ist.

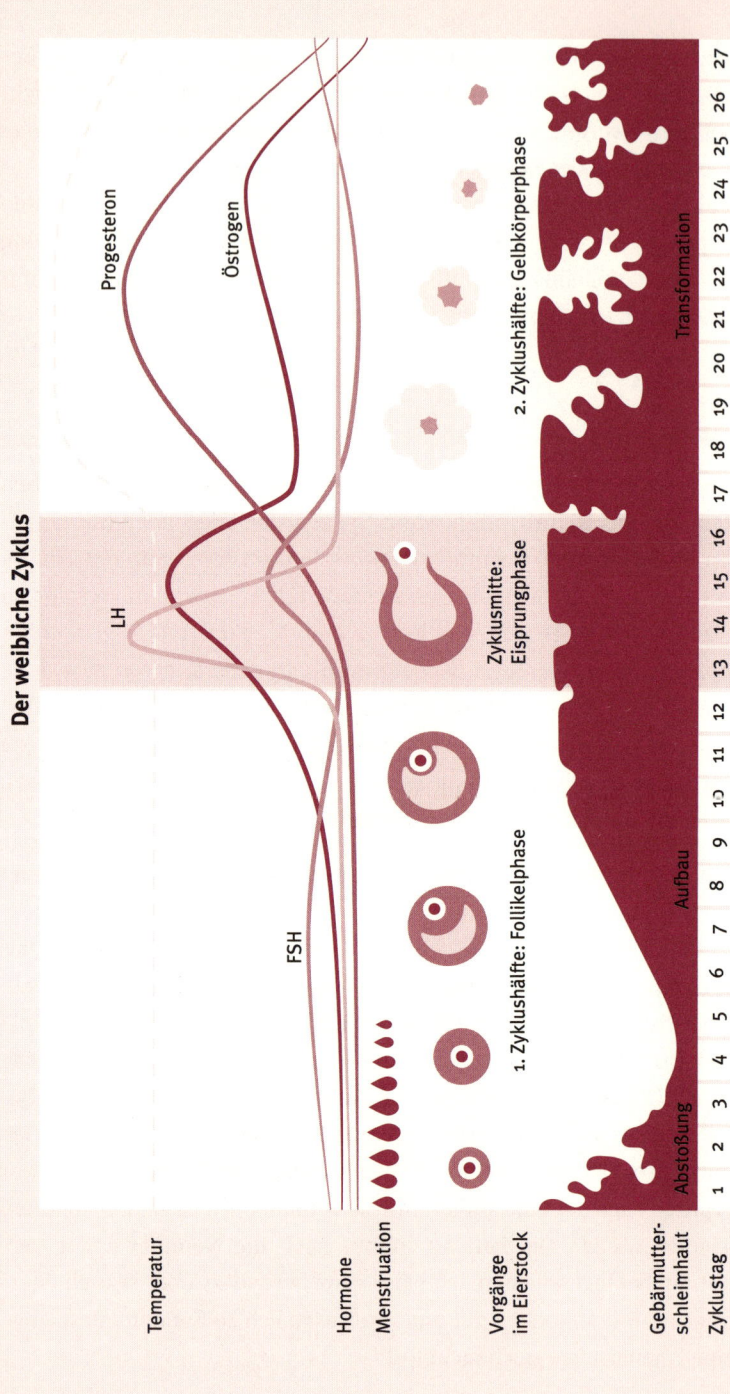

Der weibliche Zyklus

Temperatur

Hormone

Progesteron

Östrogen

LH

FSH

Menstruation

Vorgänge im Eierstock

1. Zyklushälfte: Follikelphase

Zyklusmitte: Eisprungphase

2. Zyklushälfte: Gelbkörperphase

Gebärmutter-schleimhaut

Abstoßung

Aufbau

Transformation

Zyklustag

1 2 3 4 5 6 7 8 9 10 11 12 13 14 15 16 17 18 19 20 21 22 23 24 25 26 27

Das erste Mal

»Das erste Mal« wird den meisten Frauen immer in Erinnerung bleiben. Deswegen ist es für das ganze Leben und die Sexualität so wichtig. Das bespreche ich mit meinen jungen Patientinnen auch. Es sollte möglichst in einer festen Liebesbeziehung stattfinden. Vor allem aber erst dann, wenn sich das Mädchen selbst bereit dafür fühlt. Sie sollte sich keinen Druck von ihrem Freund machen lassen. Alles andere wirkt sich negativ aus. Auch die Verhütung sollte stimmen. Angst vor einer Schwangerschaft oder ein geplatztes Kondom mit Pille danach ist nicht das, was man sich für das erste Mal wünscht.

»Noch Jungfrau sein« als Makel

Ein 16-jähriges Mädchen kam zu mir in die Praxis, um sich die Pille verschreiben zu lassen. Nicht etwa, weil sie einen Freund hatte, sondern weil alle ihre Freundinnen angeblich schon das erste Mal hinter sich hatten, und sie sich nicht vollwertig fühlte. Selbst meine Einwände »Das ist doch nicht wie Eisessen, sondern hat Folgen« halfen nicht. Und mit 16 durfte sie es entscheiden.

Dabei soll doch gerade der erste Sex etwas Besonderes sein. Wenn er nicht schön ist und auch nichts mit Liebe zu tun hat, kann dieses Erlebnis das weitere Leben negativ beeinflussen. Von der Gefahr, sich AIDS, eine Hepatitis, eine Chlamydien-Infektion oder humane Papillomaviren einzufangen, ganz abgesehen.

Ihr Vorhaben setzte sie dennoch in die Tat um: Sie verliebte sich in einen jungen Mann, hatte Sex mit ihm und blieb schließlich mit Liebeskummer zurück. Denn er wollte gar keine Beziehung, sondern nur Sex. Sie hatte lange damit zu kämpfen und wollte erst einmal nichts mehr von Männern wissen. Ich hätte ihr gewünscht, dass es anders verlaufen wäre. Denn gerade die erste Liebe, mit all den Gefühlen, Verwirrungen, Zärtlichkeiten und den Schmetterlingen im Bauch, kann ein großes Glücksempfinden auslösen, das vielleicht ganz lange im Kopf bleibt. Dass es so kommt, wünsche ich meinen Patientinnen so sehr!

Seelisches Durcheinander gehört dazu

Hormongesteuerte Prozesse können zusätzlich durch seelischen Stress jeder Art in Gang gesetzt werden. Ist der Stress zu groß oder hält er lange an, gerät der Zyklus aus dem Takt. Das wirkt sich auf die Hormonimpulse aus und bringt die Tätigkeit der Eierstöcke aus dem Rhythmus. Die Follikelreifung kann sich verzögern und die Bildung von Östrogenen und Progesteron ist nicht mehr im Einklang. In der Folge verändert sich der Aufbau der Gebärmutterschleimhaut und die Blutung kann öfter, seltener, stärker oder schwächer vorkommen.

Durch Hormonschwankungen kann es aber auch zu Stimmungsschwankungen von himmelhochjauchzend bis zu Tode betrübt kommen. Der Schlaf-wach-Rhythmus kann sich ändern, der Herzschlag unregelmäßig werden oder die Temperaturregelung nicht mehr funktionieren. Jede Frau erlebt die Auswirkungen der hormonellen Schwankungen anders – manche intensiv, andere kaum. Häufig werden die Tage vor der Regel als außergewöhnlich anstrengend und empfindlich wahrgenommen, die Brust kann anschwellen, es kann zu Wassereinlagerungen kommen, der Appetit oder auch die sexuelle Lust verändern sich möglicherweise.

Das zyklische Auf und Ab der Hormone wiederholt sich während der gesamten fruchtbaren Zeit einer Frau. Schließlich reifen keine Eizellen mehr heran, und dadurch werden weniger Geschlechtshormone produziert.

Die stetige Verringerung der Anzahl der Eizellen ist ein natürlicher Prozess, der unabhängig von der Verwendung der Antibabypille oder von Nahrungsergänzungsmitteln, von Schwangerschaften und sogar von der Gesundheit und der Lebensführung ist. Die Fruchtbarkeit ist zwischen dem 20. und 30. Lebensjahr am höchsten und lässt bis zur Menopause nach. Mit Beginn der Menopause ist es auch im Normalfall nicht mehr möglich, auf natürliche Weise schwanger zu werden.

Gereizt vor der Periode

Ich hatte schon einige Frauen in meiner Praxis, denen die Zeit vor der Menstruation gehörig zu schaffen machte. Eine Patientin war während dieser Zeit so gereizt, dass sie jede Fliege an der Wand nervte, sie ständig Streit mit ihrem Freund hatte, sie kaum klare Gedanken fassen konnte und wesentlich aufbrausender reagierte. Schon tagsüber aß sie Schokolade und am Abend plünderte sie dann noch den Kühlschrank.

Ich empfahl ihr Mönchspfeffer (S. 147) zum Ausgleich ihres Hormonspiegels. Denn alle Anzeichen, die sie schilderte, hörten sich nach dem prämenstruellen Syndrom an. Nach meiner Erfahrung wirkt nichts besser.

Ebenfalls hilfreich sind regelmäßiger Sport, ausgewogene Ernährung, Vitamin B und Magnesium. Aber auch die Tage zulassen und sich darüber freuen, dass man Frau ist. Und empfindlich sein ist doch auch etwas ganz Besonderes! Das ist Leben! Und nicht einfach nur funktionieren. Vielleicht sollten Frauen es einfach mal so betrachten.

Prämenstruelles Syndrom

Viele Frauen leiden unter seelischen und körperlichen Beschwerden vor der Periode, was als prämenstruelles Syndrom (PMS) bezeichnet wird. Häufig zeigt sich PMS mit schlechter Laune, Wassereinlagerungen und Brustschmerzen, aber auch mit Müdigkeit, Traurigkeit, Gereiztheit oder Energiemangel. Zudem sind viele Frauen in dieser Zeit krankheitsanfälliger. Das zeigt sich in Migräneanfällen, Herpes oder Hautausschlag, Rückenschmerzen usw. All diese Symptome werden durch die seelische Verfassung womöglich noch verstärkt (sei es durch Stress, Ärger, Unzufriedenheit, Beziehungsprobleme usw.). Aber auch ungesunde Ernährung, Übergewicht, Absetzen der Pille, Schwangerschaftsabbruch oder Geburt können PMS-Syndrome auslösen. Bei einigen wird es nach der Schwangerschaft besser.

Was hilft bei PMS?

Sollten PMS-Syndrome auftrete, kann es helfen, auch mal den eigenen Bedürfnissen zu folgen. Zum Beispiel alles liegen lassen, nicht alles perfekt machen wollen, sich ausruhen oder Stresssituationen vermeiden. Die eigenen Bedürfnisse sollten dann in den Vordergrund gestellt werden. Denn das wirkt sich auf das persönliche Wohlbefinden aus, auf die Stimmung in der Familie und in der Umgebung. Yoga, autogenes Training, Meditation und Entspannungstechniken sind hilfreich, ebenso ausgewogene Ernährung, Bewegung und Licht. Aber auch homöopathische Mittel, Hormonbehandlung oder Phytotherapie. Wer regelmäßig Sport macht, hat weniger Probleme. Mönchspfeffer (S. 147) kann Frauen helfen, denn dieses pflanzliche Präparat wirkt ausgleichend und ist nach meiner Erfahrung bei PMS am effektivsten. Kombinieren Sie ihn eventuell mit anderen Methoden und vielleicht mit Magnesium und B-Vitaminen. Probieren Sie aus, was bei Ihnen gut wirkt. Auch Johanniskraut (S. 146) oder Melisse (S. 146) helfen bei Stimmungsschwankungen, Ängsten oder Zweifeln. Kombinationsmittel wie Feminon und Mastodynon können unterstützen, Chamomilla D 6 bei depressiver und gereizter Stimmung, Cimifuga D 6 bei Kopfschmerzen. Auch Frauenmantel (S. 145) kann helfen. Er ist einfach unglaublich gut, und wie der Name schon sagt: die Pflanze der Frauen.

Leider gibt es bisher keine wissenschaftlich fundierte Erklärung für das PMS. Selbst die Hormonwerte der betroffenen Frauen sind zumeist normal. Psychologen vermuten dahinter eine negative Einstellung zur Periode, zum Frausein und den Erwartungen daran. Frauen mit starkem Kinderwunsch leiden auch sehr darunter.

Aber auch unerklärliche Dinge lassen sich mildern: so z. B. durch salzarme Kost mit vielen Ballaststoffen. Das lindert zumindest mögliche Wassereinlagerungen oder Verstopfung. Vitamin B$_6$, das beispielsweise in Lachs, Huhn, Avocados, Bananen oder Kartoffeln enthalten ist, und Vitamin E (in Nüssen, Getreiden, Fenchel, Erbsen, Sellerie, Spinat oder guten pflanzlichen Ölen enthalten) helfen ebenfalls. Magnesium und Gammalinolensäuren können substituiert werden, um innere Spannungen auszugleichen. Und körperliche Bewegung ist in dieser Zeit sehr wichtig!

Ein Allroundmittel gibt es aber nicht. Am meisten hilft, wie erwähnt, nach meiner Erfahrung der Mönchspfeffer (S. 147). Und wenn die Schmerzen den Alltag zu stark belasten, sollten sie nach Rücksprache mit Ihrem Arzt Medikamente verwenden. Mit der Einnahme der Pille endet normalerweise das PMS.

Selbst wenn Sie, wie viele andere Frauen auch, Ihre Periode als Last oder als Störfaktor empfinden, sollten Sie immer daran denken, was sich dahinter verbirgt: das Wunder des Lebens, der Ursprung des Lebens. Darüber hinaus gibt es noch einen wundersamen Fakt über die Menstruation. Stammzellen gelten als Alleskönner, als flexibel einsetzbare Ersatzteile für den menschlichen Körper. Bisher wurden sie meist aus Nabelschnurblut gewonnen, doch jetzt haben Forscher – zur Freude einer geschäftstüchtigen US-Firma – eine neue Quelle entdeckt: Menstruationsblut.

Wechseljahre – neuer Abschnitt des Frauseins

Da die Menge der Eizellen einer Frau stetig abnimmt, kann sie auch nur in einem bestimmten Zeitraum ihres Lebens Kinder bekommen. Mit der Menopause, also der letzten Blutung, geht schließlich der gebärfähige Lebensabschnitt zu Ende. Im Alter von etwa 45–60 Jahren endet der regelmäßige Zyklus und die Wechseljahre beginnen. Diese werden auch als Klimakterium bezeichnet. Bei manchen Frauen beginnen die Wechseljahr schon ab dem 40. Lebensjahr. Diese Frauen brauchen auf jeden Fall eine Hormontherapie, um der Osteoporose vorzubeugen. Wann genau die Menopause eintritt, ist genetisch festgelegt, meist in einem Durchschnittsalter von 51–53 Jahren. Ab dem 40.–45. Lebensjahr beginnt die Prämenopause. Das bedeutet, dass der Progesteronspiegel sinkt und der Zyklus beginnt, unregelmäßiger zu werden.

Dann werden auch nicht mehr so viele Östrogene aus den Eierstöcken ausgeschüttet und schließlich bleibt die Blutung aus. Der Körper und der Stoffwechsel verändern sich und daher auch die Psyche. Ob und wie stark oder störend eine Frau das wahrnimmt, ist unterschiedlich. Die Haut und die Schleimhäute können trockener werden, der Schlaf und die Stimmung schlechter, es können Hitzewallungen auftreten, manche Frauen nehmen auch an Gewicht zu. Etwa ein Drittel der Frauen hat keine, ein Drittel hat leichte und ein Drittel schwere Beschwerden, die behandelt werden müssen. Heute gibt es glücklicherweise viele Möglichkeiten, die unterschiedlichen Probleme der Wechseljahre wie Scheidentrockenheit und Schweißausbrüche zu reduzieren. In meiner Praxis konnte ich bisher jeder Frau helfen.

Menopause bedeutet keinesfalls, dass eine Frau nicht mehr weiblich und erotisch ist, keinen Sex mehr haben kann und ihr Lustempfinden verliert. Die Sexualität kann sich allerdings verändern. Doch heute wirken Frauen viel jünger als noch in der letzten Generation. Ich sehe immer wieder Frauen, die weit über 70 Jahre sind, aber immer noch sehr attraktiv und jung wirken. Manchmal wirken sie fraulicher und lebendiger als eine 30-Jährige. Zum Teil liegt es an den Genen, aber zum großen Teil haben wir es selbst in der Hand, wir uns fühlen und wie wir wirken.

Also keine Angst: Das Klimakterium ist heute nicht mehr das Ende der Weiblichkeit, nur ein neuer Abschnitt, der sehr schön sein kann. Erstaunlicherweise gibt es in Japan wesentlich weniger Probleme mit den Wechseljahren als bei uns. Das hat mit der Einstellung zum Alter zu tun. In Kulturen, in denen ältere Frauen ein hohes Ansehen haben, gibt es weniger Schwierigkeiten damit. Also alles eine Frage der Einstellung und vermutlich auch des Ansehens.

Frauen in den Wechseljahren haben zuweilen mit einer chronischen Blasenentzündung zu kämpfen. Diese Blasenentzündung kommt von der nachlassenden Östrogenproduktion, die auch die Schleimhäute weniger resistent und dünner machen. Doch auch das kann man mit verschiedenen Mitteln, wie lokalen Östrogenen, Phytotherapie und manchmal auch Antibiotika, ganz gut behandeln.

Hormone gegen Depression

Die Wechseljahre machen einigen Frauen zu schaffen. Sie fühlen sich nicht mehr attraktiv, sehen ihre Weiblichkeit dahinschwinden und spüren den beginnenden Alterungsprozess. Häufig helfen Hormone, doch dagegen sträuben sich einige Patientinnen. So kam auch eine 52-jährige Frau mit ausgeprägten Depressionen seit den Wechseljahren in meine Praxis. Sie setzte auf die Kraft der Kräuter, doch leider war dies in ihrem Fall nicht ausreichend. Ich riet ihr zu Hormonen:»Und wenn ich Ihnen sage, dass fast alle Frauen, die berufstätig sind und im Leben stehen, Hormone nehmen, weil sie ein sehr gutes Mittel gegen Wechseljahresbeschwerden und Alterungsprozesse sind?« Sie willigte schließlich ein und bekam eine Östrogen-Progesteron-Kombination von mir verschrieben. Drei Monate später kam sie fröhlich wieder in meine Praxis. Sie fühlte sich wie ein neuer Mensch und hatte wieder Kraft und Freude am Leben. Sogar die Antidepressiva, die sie genommen hatte, konnte sie absetzen. So viel können Hormone bewirken! Ihr Frausein hatte sie nicht eingebüßt. Ganz im Gegenteil: Erfahrung, Gelassenheit, mehr Ruhe und Kenntnis über sich selbst und die eigenen Kräfte zeichnen sie aus.

Mögliche Beschwerden in den Wechseljahren

Viele Frauen erleben die Wechseljahre ohne jegliche Beschwerden, sind gut gelaunt und leistungsfähig, sportlich aktiv und auch mental auf der Höhe. Aber es gibt typische klimakterische Beschwerden und Beschwerden in der Zeit danach, die in unterschiedlicher Form und Stärke auftreten können.

Hitzewallungen

Bis zu 85 % der Frauen in den Wechseljahren berichten von Hitzewallungen – 55 % bereits schon vor dem Beginn der Menstruationsstörungen, die den Eintritt in die Perimenopause, also die Zeit vor dem endgültigen Ausbleiben der Periode ankündigen. Später gehen diese Beschwerden normalerweise allmählich zurück, jedoch bei manchen Frauen nie. Die durchschnittliche Dauer des Zeitraums, in dem Hitzewallungen auftreten, beträgt ca. 5,2 Jahre. Ihre Ursachen sind noch nicht vollständig geklärt.

Scheidentrockenheit und Blasenschwäche

Bedingt durch den Östrogenmangel, wird die Schleimhaut der Scheide, Harnröhre und Blase – aber auch des Mundes und der Augen nicht mehr so hoch aufgebaut. Dadurch kann sich die Scheide trockener anfühlen und ist leichter verletzlich. Es kann zu Juckreiz oder Brennen kommen und sie kann sich beim Geschlechtsverkehr bemerkbar machen. Hier helfen viele freiverkäufliche Gleitmittel. Die Scheidenflora kann durch den veränderten Aufbau der Haut aus dem Gleichgewicht geraten. Häufig kommt es zu Störungen der pH-Wertes in der Scheide durch fehlende schützende Milchsäurebakterien, was die Scheide dann anfälliger für bakterielle Infektionen machen kann.

Da der Aufbau der Haut der Scheide auch ein Polster für die Harnröhre ist, kann es bei geringerer Dicke der Haut auch zur Blasenschwäche (Inkontinenz) kommen, weil die Verschlussmechanismen von Harnröhre und Blase beeinträchtigt sind. Auch die Beckenbodenmuskulatur kann in höherem Alter erschlaffen. Dadurch können Entzündungen der Harnwege sowie vermehrter Harndrang oder Harninkontinenz verstärkt werden. Hormonhaltige Vaginalcreme oder Vaginaltabletten können den Hormonmangel im Genitalbereich ausgleichen. Die Haut wird stärker aufgebaut und besser durchblutet und damit elastischer, feuchter und tragfähiger.

Zwischenblutungen

Eine Folge der Hormonverschiebungen im höheren Alter ist die Verkleinerung der Gebärmutter und damit häufig auch der eventuell vorhandenen Myome. Die Gebärmutterschleimhaut wird weniger stark aufgebaut, ist dünner und die Wände der Blutgefäße sind labiler. Manchmal macht sich das durch leichte Zwischenblutungen bemerkbar, die in jedem Fall durch die Frauenärztin abgeklärt werden sollten.

Müdigkeit und Schlafstörungen

Abnehmende Östrogenaktivität in den Wechseljahren kann die Tiefschlafphase auf vier Stunden verkürzen. Viele Frauen werden gegen 3–4 Uhr morgens teilweise durch Schweißausbrüche wach und können nicht wieder einschlafen. Einschlafstörungen sind dagegen nicht hormonell bedingt. Zumeist sind es Sorgen und Gedanken, die das Einschlafen verhindern. Ein verkürzter Schlaf kann sich auf die Konzentration und Leistungsfähigkeit des nächsten Tages auswirken.

Weitere Beschwerden, die mit den Wechseljahren in Verbindung gebracht werden:

Psychische Beschwerden

Im Allgemeinen haben Östrogene eine stimmungsaufhellende Wirkung und aktivieren das zentrale Nervensystem. In Folge der hormonellen Umstellung der Wechseljahre kann bei wenigen Frauen das seelische Gleichgewicht zuweilen ins Wanken geraten. Stimmungsschwankungen, Niedergeschlagenheit und Antriebslosigkeit können die Folgen sein, in sehr wenigen Fällen sind Weinerlichkeit und Ängstlichkeit bis hin zu ausgeprägten, unbedingt behandlungsbedürftigen Angstzuständen möglich. Nervosität und schnelle Reizbarkeit sowie Aggressivität sind ebenfalls zu beobachten.

Hormone können eine Rolle bei der Entwicklung psychischer Probleme spielen, wichtiger sind dabei die äußeren Lebensumstände oder andere Einflussfaktoren. Private und berufliche Umbrüche vollziehen sich oft gerade während der Wechseljahre und sind dann von den Beschwerden durch hormonelle Veränderungen schlecht zu trennen. Bei längerfristigen psychischen Beschwerden, die den Alltag belasten, sollten Sie professionelle Hilfe in Anspruch nehmen.

Verschlechterte Konzentration

60 % der Frauen in den Wechseljahren klagen über Gedächtniseinbußen. Dabei scheint der Östrogenmangel Einwirkung auf bestimmte Hirnregionen zu haben. Die kognitiven Beeinträchtigungen (Störungen in der Konzentration und Merkfähigkeit) können belastend sein. Demenz ist jedoch etwas anderes, denn diese Krankheit wird auf die Veränderung des Gehirns zurückgeführt. (Obwohl die Zusammenhänge noch nicht vollständig geklärt sind, hat man festgestellt, dass sich der Verlauf einer Alzheimer-Erkrankung nach der Menopause beschleunigen kann. Offensichtlich wird das Fortschreiten der Demenz durch einen Östrogenmangel begünstigt.)

Gelenk- und Muskelschmerzen

Schon ab dem 35. Lebensjahr nimmt die Muskelmasse bei Frauen ab, wenn sie nicht durch sportliche Aktivitäten dagegen angehen. Mit zunehmendem Alter verstärkt sich dieser Prozess und ist die Hauptursache für Gelenkbeschwerden im ganzen Körper, vor allem Rückenschmerzen. Außerdem bewirkt der Östrogenmangel eine verminderte Durchblutung der Muskeln und Gelenke sowie eine Abnahme der Kollagenproduktion, mit einem »Dünnerwerden« des Gelenkknorpels und einer Abnahme der Gelenkflüssigkeit, was sich durch Schmerzen bei der Bewegung bemerkbar macht.

Mit dem Abfall der Östrogene werden auch weniger Endorphine freigesetzt, die wichtig für die Schmerzregulierung sind. Dies kann zu einer erhöhten Schmerzempfindlichkeit führen.

Veränderung des Körpers in den Wechseljahren

Durch die nachlassende Östrogenproduktion, aber gleichbleibende und damit meist relativ erhöhte Testosteronkonzentration kann in und nach den Wechseljahren bei Frauen vermehrt Fettgewebe am Bauch eingelagert werden und das Risiko von Herz-Kreislauf-Erkrankungen kann sich erhöhen. Viele Frauen klagen über eine Gewichtszunahme – von ca. 5 kg – während der Wechseljahre. Diese Gewichtszunahme hängt mit dem altersbedingten sinkenden Grundumsatz zusammen: Da der Energieumsatz überwiegend in den Muskeln stattfindet, die Muskelmasse aber im Alter abnimmt, verbraucht der Körper auch weniger Energie. Wenn Sie also Ihre Ernährungsgewohnheiten nicht ändern und sich nicht genug bewegen, führt dies zum höheren Körpergewicht.

Auch die Haut kann dünner, trockener und weniger elastisch werden, da sie nicht mehr so viel Wasser speichert. Nicht selten ist die Haut am Körper rot und juckt. Durch verstärkte Pigmenteinlagerung entsteht eine Neigung zu Altersflecken. Auch die Fähigkeit zur Wundheilung lässt nach. Die Wechseljahre können außerdem durch den Östrogenmangel Anzeichen von Vermännlichung mit sich bringen. Durch den relativen Überschuss an männlichen Hormonen wie beispielsweise Testosteron kann sich die Gesichtsbehaarung verstärken und die Kopfbehaarung dünner werden.

Osteoporose

Eine schwerwiegende Erscheinung, deren Risiko sich nach den Wechseljahren erhöht, ist die Osteoporose. Aufgrund des Östrogenmangels kann der tägliche Knochenauf- und -umbau beeinträchtigt werden. Dadurch werden die Knochen instabiler und können leichter brechen. Zur Diagnose Osteoporose gehört immer eine Vorgeschichte durch familiäre Belastung, Medikamente (wie langjährige Cortisoneinnahme) oder bestimmte Erkrankungen. Durch Sport, gezielte isometrische Übungen und eine medikamentöse Therapie kann das Knochensystem stabilisiert werden. Etwa 30 % aller Frauen in der Postmenopause leiden an einer Osteoporose.

Auch jetzt ist für alle Frauen Eigeninitiative wichtig: viel Freude und Spaß im Leben, eine erfüllende Aufgabe, soziale Kontakte, Bewegung, ausgewogene, vollwertige und vitaminreiche Ernährung (wenig Salz, Schokolade, Koffein und Alkohol und kein Nikotin), Vermeidung von zu viel UV-Licht, ausreichend Schlaf, regelmäßige Vorsorgeuntersuchung, einen ausreichenden Vitamin-D-Spiegel und viel gute Laune. Zum Abbau von Stress sind Yoga, autogenes Training und progressive Muskelrelaxation zu empfehlen. Fühlen Sie in sich hinein, was Ihnen guttut und was Sie brauchen. Ihr Körper sagt es Ihnen meistens.

Mönchspfeffer, Traubensilberkerze & Co.

Vielen Frauen helfen pflanzliche Mittel: Melisse wirkt wohltuend auf das Nervensystem. Soja oder Rotklee enthalten sogenannte Isoflavone, die ähnlich wie Östrogene wirken und deshalb auch Phytoöstrogene heißen. Am Anfang der Perimenopause, also der Phase vor der Menopause, kann man auch Mönchspfeffer (S. 147) nehmen, später dann die Traubensilberkerze (S. 147). Auch Ginseng, Nachtkerzenöl oder sibirischer Rhabarber können helfen. Am Ende dieses Kapitels stelle ich Ihnen die besten Frauenkräuter (S. 143) – nicht nur gegen Wechseljahresbeschwerden – vor. Es gibt dazu Präparate in der Apotheke. Auch Homöopathie und TCM, sogar Osteopathie können helfen. Es gibt auch einzelne Tees, die Sie fertig kaufen oder selbst zubereiten können.

Und folgende Kräuter können Sie ausprobieren: Frauenmantel (S. 145), Salbei, Hirtentäschel, Rotklee, Melisse (S. 146), Rosmarin und eventuell Johanniskraut (S. 146). Frauenmantel ist, wie der Name schon sagt, einer der besten Kräuter für Frauen und hilft gerade in den Wechseljahren bei unregelmäßiger, starker oder schmerzhafter Blutung. Hirtentäschel lindert die Wechseljahresbeschwerden, Rotklee hilft bei Hitzewallungen und Stimmungsschwankungen, Melisse wirkt wohltuend auf das Nervensystem, Salbei wirkt gegen das Schwitzen und Johanniskraut antidepressiv. Johanniskraut hat allerdings etliche Nebenwirkungen, sodass die Einnahme mit dem Arzt besprochen werden sollte.

Sie können auch einige Substanzen zur Aromatherapie einsetzen. Zum Beispiel hilft Lavendel bei Unruhe und Schlafstörungen. Manche Frauen brauchen aber Hormone. Hormone sind manchmal wahre Freunde, wenn wir richtig mit ihnen umgehen.

Hormonersatztherapie

Das Thema Hormonersatztherapie wurde einige Jahre diskutiert und die Ergebnisse sind noch nicht eindeutig. Deshalb gilt vorerst der Grundsatz: So viel wie nötig und so wenig wie möglich. Außerdem müssen immer Nutzen und Risiko abgeklärt werden und die Frauen genau über die möglicherweise angewandten Hormone aufgeklärt werden. Wenn man sich für eine Hormontherapie entscheidet, sollte man möglichst früh nach der Menopause damit beginnen. Dann kann sie z. B. unseren Blutgefäßen nützen und Arterienverkalkung vorbeugen. Fängt man zu spät damit an, schadet sie. Aus diesem Grund war sie auch lange in Verruf geraten. Die Frauen waren schon älter und hatten viele Risikofaktoren (wie Übergewicht und Rauchen), sodass Nebenwirkungen (wie Infarkte) auftraten.

Wirksam sind die Hormone bei Hitzewallungen, bei depressiven Verstimmungen infolge eines Hormonmangels, Schlafstörungen, Konzentrations- und Gedächtnisstörungen, Knochen- und Gelenkbeschwerden, Beschwerden rund um Blase und Scheide. Vermutlich schützen sie so auch Gefäße und Knochen und reduzieren Diabeteserkrankungen und die Alzheimersterblichkeit. Die Darmkrebsrate ist nach neueren Studien ebenfalls vermindert. Sogar Rückenschmerzen und grünem Star scheinen Hormone vorzubeugen.

Das Thromboserisiko wird durch eine Hormonersatztherapie leicht erhöht. Werden aber Östrogene über die Haut gegeben, ist es nicht so stark erhöht. Auch die Brustkrebsrate ist leicht erhöht, jedoch viel leichter als früher angenommen. Nach fünf Jahren Hormonersatztherapie wird bei 2 von 1 000 Frauen zusätzlich Brustkrebs entdeckt.

Hormone machen nach heutigem Stand der Wissenschaft keinen Brustkrebs, können aber das Krebswachstum fördern.

 Hormonstörungen sind weit verbreitet
Millionen von Menschen leiden unter Hormonstörungen. Dies war eines der Ergebnisse des Ersten Deutschen Hormontages im Jahr 2016. Und viele Betroffene bringen Erkrankungen gar nicht mit Hormonen in Verbindung. Dabei steuern Hormone unter anderem Funktionen von Drüsen und anderen Organen und sind an Atmung, Stoffwechsel, Kreislauf, Ernährung, Körpertemperatur, Fortpflanzung oder Wachstum und Reaktionen auf Stress beteiligt. Ein weitreichendes Thema also, das viele Menschen angeht.

Jeder Verordnung von Hormonen geht eine genaue internistische Untersuchung voraus und die Einnahme wird dann auch regelmäßig (möglichst alle 6 Monate) vom Frauenarzt begleitet. Es gibt weder ein Patentrezept noch ein Präparat, das bei allen wirkt. Art und Dosierung unterscheiden sich genauso wie die Darreichungsform. Es gibt sie als Tabletten, Spray, Gel, Spritze oder Pflaster. Ich selbst arbeite mit bioidentischen Hormonen. Eine Östrogentherapie reicht, wenn keine Gebärmutter mehr vorhanden ist, ansonsten braucht man zusätzlich Gelbkörperhormone. Die Östrogene sollte man über die Haut geben, weil sich damit Nebenwirkungen wie Thrombosen deutlich senken lassen. Auch das Brustkrebsrisiko ist dann nicht ganz so hoch. Die Gelbkörperhormone gibt man als Tablette. Wenn Frauen diese abends nehmen, schlafen sie auch sehr gut.

Insgesamt tragen Hormone nach dem heutigen Stand der Wissenschaft dazu bei, die Alterungsprozesse teilweise zu verlangsamen und damit die Sterblichkeit hinauszuzögern. Aber auch hierbei gilt: Verlassen Sie sich auf Ihr Körpergefühl. Hören Sie in sich hinein. Keiner weiß, was die Forschung uns noch zeigen wird. Oft weiß unsere Körperintelligenz mehr.

Die besten Heilpflanzen für Frauen

Wie in kaum einem anderen Bereich der Medizin helfen Kräuter in der Frauenheilkunde unglaublich oft, gut und effektiv. Oftmals kann ich in meiner Praxis die Schulmedizin durch Phytotherapie ersetzen. Man muss nur erkennen, wo die Grenzen sind und beides sinnvoll einsetzen. Die Medikamente, die in der Phytotherapie eingesetzt werden, sind pflanzlichen Ursprungs und werden in unterschiedlichen Darreichungsformen wie Kapseln, Tabletten, Tees, Säften oder Tinkturen verabreicht. Die Naturmittel funktionieren völlig unkompliziert, sie lindern Schmerzen und Symptome und arbeiten gegen die Krankheitsursache.

Baldrian

Der Baldrian ist ein Klassiker unter den Schlaf- und Beruhigungsmitteln und lindert überreizte Nerven, hilft bei Ein- und Durchschlafproblemen. Er unterstützt Frauen bei ihren Wechseljahresbeschwerden und in den Tagen vor den Tagen beim PMS mit seiner beruhigenden Wirkung. Am besten wirken die Extrakte des Baldrians in einer Dosis von 400–600 mg.

Brennnessel

Die Brennnessel kennt man eigentlich von unschönen Berührungen und Gefühlen, doch sie hat eine Vielzahl von speziellen positiven Wirkungen auf Frauen. Der Grund dafür ist wahrscheinlich die Vielfalt ihrer Inhaltsstoffe wie Kalzium, Kieselerde, Eisen und Magnesium. Die Extrakte aus dieser Pflanze regen Niere und Blase an und stimulieren den Stoffwechsel. Die Brennnessel hat auch eine stärkende Wirkung auf den Körper, was man sich schon seit langer Zeit z. B. bei einem starken Blutverlust wie bei der Periode oder der Geburt zunutze macht. Sie bringt dem Körper neue Kraft und neues Blut kann sich bilden. Das enthaltene Eisen hilft auch bei Blutarmut oder Eisenmangel, der durch die Einnahme von hormonellen Verhütungsmitteln verursacht worden sein kann. Brennnesselsaft wirkt blutreinigend und hilft beispielsweise bei unreiner Haut.

Auch bei Menstruationsbeschwerden und PMS mildert Brennnessel die Beschwerden, denn die enthaltenen Minerale haben eine ausschwemmende und entschlackende Wirkung und helfen so, Ödeme bzw. Wassereinlagerungen abzubauen. Brennnesseltee und -saft gibt es fertig in Apotheken und Reformhäusern. Möglichst 3–4 Tassen Tee täglich trinken bzw. den Saft nach Angaben einnehmen.

Echinacea (Sonnenhut)

Der Saft des roten Sonnenhuts wirkt gegen Erkältungen und stärkt das Immunsystem. Er ist eine beliebte Heilpflanze bei Neigung zu Infekten. Echinacea regt das Immunsystem an, indem die sogenannten Fresszellen im Blut aktiviert werden. Diese sind darauf spezialisiert, Krankheitserreger zu erkennen und zu vernichten. Der Extrakt des Sonnenhuts wirkt antibakteriell und mobilisiert die Selbstheilungskräfte des Körpers gegen Viren. Trotz aller Vorteile warnen Pharmakologen vor der Dauereinnahme von Echinacea. Denn diese kräftigt die Vermehrung und Aktivität von Zellen, sodass nicht ausgeschlossen ist, dass dadurch ein bösartiges Zellwachstum ausgelöst wird, welches schlimmstenfalls zu Krebs führen kann. Deshalb Echinacin am besten nur 3–4 Wochen einnehmen und anschließend mehrere Monate pausieren. Es verträgt auch nicht jeder Echinacin. Sollten Sie allergisch auf Kamille und Arnika reagieren, könnte es auch bei dieser Heilpflanze der Fall sein. Echinacin gibt es als Saft, Lutschtablette oder Lösung in Apotheken. Beachten Sie aber die Anwendungsempfehlung.

Eiche und Eichenrinde

Die Eiche hilft bei heftigen Regelblutungen und kräftigt zudem das Bindegewebe. Eichenrinde hilft bei Ekzemen und Scheideninfektionen. Sie enthält Gerbstoffe, die an der Hautoberfläche vorhandene Eiweiße auf wunden Körperstellen gerinnen lassen, sodass sich Schorf bildet. So ziehen sich Haut und Schleimhäute zusammen und Bakterien und Pilzen wird der Nährboden entzogen. Eichenrindenbäder helfen bei Ekzemen, Scheideninfektionen, Wundheilungen und lindern die Schmerzen. Sie wirken aber nicht gegen die Pilze, sondern werden begleitend eingesetzt. In Pulverform oder flüssig eignet sich Eichenrinde für ein Voll- oder Teilbad, von denen Sie bei einer Infektion 2–3 machen sollten. Allerdings auf keinen Fall zu lange, denn sonst wird die Haut gegerbt und gefärbt.

Frauenmantel

Frauenmantel ist eines der meistgenutzten Frauenkräuter überhaupt und hat diverse Anwendungsgebiete. In erster Linie werden die Extrakte bei traditionellen Frauenbeschwerden wie Krämpfen oder Stimmungsschwankungen währen der Periode oder unregelmäßigen Blutungen eingesetzt. Zudem hat Frauenmantel eine regulierende Wirkung auf den weiblichen Hormonspiegel, soll auch die Gebärmutter stärken, den Eisprung und die Einnistung des Eis fördern, bei Wechseljahresbeschwerden, PMS und in der Stillzeit helfen.

Hopfen

Hopfen beruhigt die Nerven und fördert den Schlaf. Er enthält östrogenartige Pflanzenhormone, die sich in der Zeit des Klimakteriums und beim PMS positiv auf typische Beschwerden auswirken. Hopfen wird außerdem gegen Schwangerschaftserbrechen eingesetzt. Dieses Frauenkraut gibt es als Kapseln, Tee oder Tinktur. Es steckt aber auch in Kombinationspräparaten (zusammen mit Baldrian, Melisse oder Passionsblume) gegen Schlaflosigkeit.

Johanniskraut

In den letzten Jahren wurde Johanniskraut als Glückskraut gefeiert. Es gehört zu den besonders wirksamen Kräutern im Bereich der Phytotherapie vor allem bei depressiven Verstimmungen dank der Hauptinhaltsstoffe Hypericin und Hyperforin. Hypericin galt als Glücksbote, Hyperforin steigert die Bildung von stimmungsaufhellenden Stoffen im Gehirn. Beide zusammen sind unschlagbar und erreichen eine ähnliche Wirkung wie Psychopharmaka, jedoch ohne deren Nebenwirkungen. Auch als Mittel gegen Migräne kann Johanniskraut eingesetzt werden. Johanniskraut gibt es als Tee (würde ich nicht empfehlen), Presssaft, Öl, Kapsel oder Tablette. Johanniskraut kann schwere Nebenwirkungen und Wechselwirkungen mit anderen Medikamenten eingehen. Deswegen nur nach Rücksprache mit dem Arzt einnehmen.

Melisse

Citronellol, Linanol und Citral gehören unter anderem zu den ätherischen Ölen, die in Melisse enthalten sind. Damit wirkt sie entspannend und krampflösend und tut besonders gestressten Frauen, die nie zur Ruhe kommen, gut. Außerdem enthält Melisse Gerbstoffe, die sogar eine antivirale Wirkung auf Lippenherpes haben. Melisse hilft zudem bei der Behandlung von Menstruationsbeschwerden, bei Kreislaufschwäche oder bei Magen-Darm-Beschwerden und während der Wechseljahre. Melisse wird als Tee, Tinktur oder ätherisches Öl angeboten. Ich empfehle einen Badezusatz mit Melisse kurz vor dem Schlafengehen (10 Minuten bei 37–39 °C). Die Öle werden vom Körper aufgenommen und führen zu einem tiefen und erholsamen Schlaf.

Mönchspfeffer

Ein weiterer Klassiker zur Behandlung gynäkologischer Beschwerden ist der Mönchspfeffer (Agnus castus). Er kann bei PMS, Blutungsstörungen, Periodenschmerzen und -unregelmäßigkeiten, Beschwerden der Wechseljahre oder zyklusbedingen Brustschmerzen helfen und soll außerdem bei Potenzstörungen und der Erfüllung des Kinderwunsches wirksam sein. Er hat eine hormonmodulierende Wirkung und hilft dem Körper, Prolaktin zu regulieren. Dieses Hormon ist vor allem für das Wachstum der Brustdrüse während der Schwangerschaft verantwortlich. Mönchspfeffer gibt es als Tee, als alkoholhaltige Tropfen und als Kapseln.

Passionsblume

Maracuja ist die Frucht der Passionsblume. Hauptwirkstoff der Blume sind jedoch die Pflanzenfarbstoffe Apigenin und Luteolin, die eine beruhigende, entspannende und krampflösende Wirkung haben. Deshalb helfen sie bei nervöser Unruhe, Einschlafstörungen, Konzentrationsschwierigkeiten, PMS- oder Wechseljahresbeschwerden sowie Kreislaufschwäche und nervösen Magen-Darm-Beschwerden. Die Passionsblume wird als Tee oder Tinktur eingenommen, vielfach auch als Trockenextrakt, meist in Kombinationspräparaten, am besten vor dem Schlafengehen.

Traubensilberkerze

Die Traubensilberkerze haben schon indianische Medizinmänner zur Behandlung von Rheuma und Wechseljahresbeschwerden verwendet. Heute weiß man, dass sie eine hormonartige Wirkung hat. Sie enthält Phytoöstrogene, die ähnlich wie richtige Hormone ausgleichend wirken, aber mit weniger Risiken. Das Extrakt aus der Wurzel der Traubensilberkerze wird vor allem bei den typischen Beschwerden der

Wechseljahre wie Hitzewallungen, Schweißausbrüchen, Nervosität, Schlafstörungen oder depressiven Stimmungen verwendet. Es wird als Tinktur oder Fertigpräparat angeboten.

Die Homöopathie ist eine natürliche Heilmethode und nicht dasselbe wie Pflanzenheilkunde (Phytotherapie). Auch die Homöopathie habe ich in mein ärztliches Spektrum einbezogen.

Wann Ihnen Homöopathie helfen kann

In der Homöopathie werden sowohl Arzneimittel aus dem pflanzlichen (z. B. Kamille) als auch aus dem mineralischen (z. B. Kalzium) und tierstofflichen Bereich (z. B. Schlangengifte) verwendet. Die Wirkungsweise der Homöopathie gründet auf »dynamischen (energetischen) Informationen«, die den Organismus zu einer Heilreaktion anregen. Vor rund 200 Jahren beobachtete ein Arzt, dass ein Mittel, das bei gesunden Menschen bestimmte Symptome und Beschwerden erzeugt, diese im Krankheitsfall auch zu heilen vermag (Similia similibus curantur = Ähnliches möge durch Ähnliches geheilt werden!).

Es handelt sich um eine ganzheitliche Heilmethode, da sie den natürlichen Gesetzmäßigkeiten folgt und eine ursächliche Therapie anstrebt, die den Menschen mit seinen individuellen Reaktionsmustern betrachtet. Krankheit darf nicht getrennt vom gesamten Organismus verstanden werden. Homöopathie sieht den Menschen als Ganzes und ist weitaus mehr als das bloße Bekämpfen von Symptomen. Bei der Herstellung homöopathischer Arzneimittel werden Ausgangsstoffe (Ursubstanzen) in wiederholten Prozessen verdünnt und gleichzeitig verschüttelt bzw. verrieben, sodass ein wirkungsvolles Medikament auf einer energetischen Basis entsteht. Durch diese Methode ist es sogar möglich, giftige Substanzen, wie z. B. Tollkirsche oder Arsen, gefahrlos zu verabreichen. So macht man sich die heilende Wirkung dieser Stoffe zu nutzen, ohne die schädlichen Eigenschaften des Giftes in Kauf nehmen zu müssen. Homöopathie ist eine sanfte Heilweise, bei der es nicht zu unerwünschten Nebenwirkungen kommt. Homöopathika können helfen, Blockaden bei Menschen (oder auch Tieren) zu lösen, die Lebenskraft zu stimulieren und Selbstheilungskräfte zu aktivieren. So können die normalen Funktionen wiederhergestellt werden.

Aus Sicht der Homöopathie ist Krankheit eine Schwäche bzw. Ermüdung der Lebenskraft. Der Organismus ist nicht mehr in der Lage, den störenden Einflüssen standzuhalten. Eine Beeinträchtigung der Gesundheit findet zuerst auf der energetischen Ebene statt. Ist das energetische Gleichgewicht gestört, zeigen sich Krankheitssymptome auf der physischen und psychischen Ebene. Bakterien und Viren können uns also erst schaden, wenn bereits eine dynamische Störung vorliegt. Beispiel: Nicht jeder bekommt eine Erkältung, nur weil er jemanden getroffen hat, der eine hatte. Es gibt viele Gründe, aus denen sich unsere Abwehrkräfte erschöpfen und wir anfälliger werden für Krankheiten. Permanenter Stress, Unausgeglichenheit von Ruhe- und Aktivitätsphasen, ungesunde Ernährung, Bewegungsmangel, Alkoholkonsum usw. gehören dazu.

Ähnlich ist es bei der Traditionellen Chinesischen Medizin oder der Kinesiologie. Auch hier geht es um Verbesserung der Energieflüsse im menschlichen Körper. So wird dem Körper zur Selbstheilung verholfen. Aber auch bei der Schulmedizin muss der Körper letztendlich selbst gesund werden und heilen. Die Medizin unterstützt ihn dabei.

12 Eins, zwei, drei – wann springt das Ei?

Eine Frau hat zwei Ovarien, die sogenannten Eierstöcke. Für ihre Entstehung sind die beiden für die Weiblichkeit entscheidenden X-Chromosomen verantwortlich. Unsere Eierstöcke sind die weiblichen Keimdrüsen und der Hauptproduktionsort für die weiblichen Geschlechtshormone Östrogen und Progesteron, die für die monatliche Blutung sorgen. Sie sind aber nicht nur für die Fortpflanzung notwendig, sondern steuern auch physische und psychische Funktionen des Körpers. Auch männliche Hormone (Androgene) werden in kleinen Mengen dort hergestellt. Die Geschlechtshormonproduktion wird durch verschiedene Steuerhormone reguliert:

- Das follikelstimulierende Hormon (FSH) bewirkt eine Reifung der Follikel (Eibläschen), die im Eierstock heranwachsen, und regt die Produktion von Östrogenen im Follikel an.
- Das luteinisierende Hormon (LH) bewirkt die endgültige Reifung des Eibläschens.

Die Eierstöcke liegen rechts und links von der Gebärmutter, sind länglich oval und in etwa so große wie eine Pflaume. Sie tragen die vielen Eizellen, die in den Follikeln liegen, von denen jeden Monat in der Regel eine freigesetzt wird. Ein Follikel besteht aus mehreren Zellschichten und ernährt die Eizelle. Follikel produzieren auch Hormone und geben durch die Verbindung mit der Eizellenreifung und dem Eisprung Östrogene und Progesteron in die Blutbahn ein. Das Ei wächst in dem Eibläschen, dem sogenannten Follikel, heran. Reift eine Eizelle in unserem Körper, bildet sich eine Erhebung auf dem Eierstock, die so lange wächst, bis das Ei (das in einer ca. 2 cm großen Zyste wächst) ausgestoßen und vom Eileiter aufgenommen wird. Die leere Eihöhle wandelt sich und bildet dann Progesteron (Corpus luteum). Wenn das Ei nicht befruchtet wird, löst es sich auf.

Der Vorrat an Eizellen nimmt mit der Zeit ab

Jede Frau besitzt nur eine begrenzte Menge Eizellen. Sind diese Eizellen aufgebraucht, gibt es keinen Nachschub. Ungefähr 1–2 Millionen sind es bei der eigenen Geburt. Bis zur ersten Menstruation besitzt eine gesunde Frau normalerweise über 400 000 unreife Eizellen. Während der fruchtbaren Jahre reifen nur bis zu etwa 400 davon heran (also nur etwa 0,1 %) und können befruchtet werden. Monatlich nimmt die Zahl der Eizellen um ungefähr 1 000 ab.

 Auch Frauen bilden Androgene

Androgene sind Hormone, die für die Entwicklung und Ausprägung männlicher Geschlechtsmerkmale verantwortlich sind. Beim Mann werden sie überwiegend in den Hoden gebildet, bei der Frau in den Eierstöcken, der Nebennierenrinde und im Fettgewebe. Das wirksamste Androgen ist Dihydrotestosteron, gefolgt von Testosteron. Auch Dehydroepiandrosteron (DHEA) wirkt hauptsächlich als Androgen. Es wird überwiegend in den Nebennieren gebildet und gilt als Anti-Aging-Hormon. Biochemisch gesehen sind die Androgene der Frau exakt die gleichen wie beim Mann, jedoch ist die Konzentration wesentlich geringer (ca. ein Zehntel im Vergleich zum Mann).

Bei der Frau spielen die Androgene wichtige Rollen: Zum einen dienen sie als Vorstufen für die Östrogenproduktion, zum anderen tragen sie zur körperlichen und seelischen Ausbildung der Geschlechtsrolle und zur Entwicklung der Körperbehaarung bei, fördern die sexuelle Lust, beeinflussen Haut, Haarwurzeln und Talgdrüsen, kräftigen die Muskulatur und stärken das Knochengerüst. Vor allem junge Frauen können auch darunter leiden, dass ihr Androgenspiegel zu hoch ist. Die Folge sind dann eine fettige Haut (Seborrhö) und vor allem die verhasste Akne.

Unsere Eileiter sind filigran und empfindlich

Die Hauptfunktion der Eileiter (Tubae uterinae) ist der Transport der reifen Eizelle vom Eierstock zur Gebärmutter. Wenn der Eisprung (die Ovulation) erfolgt, löst sich eine reife Eizelle vom Eierstock und wird von den sogenannten Fimbrien, das sind 1–2 cm lange Fransen, des Eileiters aufgenommen. Die Fimbrien legen sich über den Follikel und fangen so die aus dem Eierstock austretende Eizelle auf (Eisprung). Im Eileiter findet die Befruchtung statt. Hier versuchen die Spermien, durch die Hülle der Eizelle zu gelangen. Schafft es ein Spermium, bis zum Zellkern vorzudringen, erfolgt die Befruchtung und Ei- und Samenzelle verschmelzen miteinander. Anschließend teilt sich die Eizelle alle paar Stunden und die befruchtete Eizelle wandert schließlich in die Gebärmutter. Der Transport wird durch die Wandmuskelschicht der Eileiter unterstützt. Durch Kontraktionen bewegt sie die Eizelle. Nach Aufnahme der Eizelle in den Eileiter dauert es 4–5 Tage, bis diese den Uterus erreicht.

Eileiterzündung

Weil unsere Eileiter zart und empfindlich sind, haben Keime es nicht schwer, einzudringen. Häufig sind es Chlamydien oder Gonokokken, seltener Streptokokken, Staphylokokken oder andere Keime aus dem Darm. Die meisten Eileiterentzündungen entstehen durch eine Infektion der Scheide oder der Gebärmutter: 10–13 von 1 000 Frauen erkranken jährlich daran. Erste Anzeichen für die Entzündung sind Ziehen oder Schmerzen im Unterbauch, die meistens von Ausfluss begleitet werden. Bei Bewegungen oder Sex können stechende Schmerzen auftreten, wenn der Penis in die Scheide eindringt und dabei die geschwollenen Eileiter indirekt berührt. Später folgen hohes Fieber und starke Schmerzen, die möglicherweise bis in die Oberschenkel, den Rücken oder die Knie ausstrahlen. Der Bauch ist hart und sehr druckempfindlich. Gehen Sie also schnellstens zum Arzt, sobald Sie Schmerzen im Unterbauch haben. Das könnte ein erstes Warnsignal sein. Eine Eileiterentzündung (Salpingitis) muss unbe-

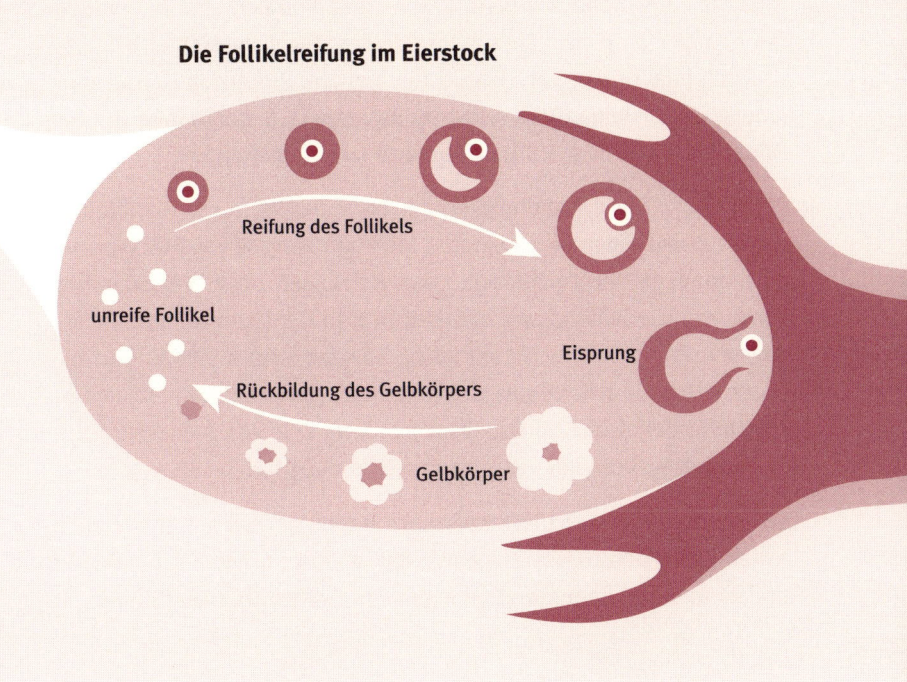

Die Follikelreifung im Eierstock

Reifung des Follikels

unreife Follikel

Eisprung

Rückbildung des Gelbkörpers

Gelbkörper

dingt behandelt werden, denn sie kann im schlimmsten Fall zu Unfruchtbarkeit oder zu einer Bauchfellentzündung führen. Da die Eileiter so zart sind, können nach einer Entzündung winzige Narben oder Verklebungen zurückbleiben, wodurch der schmale Durchgang zum Eierstock verengt oder sogar komplett verschlossen wird, sodass keine Befruchtung mehr stattfinden kann. Möglich ist es auch, dass sich ein befruchtetes Ei in den Narben verfängt. Das führt zu einer gefährlichen Eileiterschwangerschaft (s. u.).

Die Entzündung kann sich von den Eileitern zusätzlich auf das umgebende Gewebe ausbreiten. Im weiteren Verlauf kann die Entzündung dann noch auf die umliegenden Organe übergreifen, etwa auf den Eierstock. Dann spricht man von Adnexitis (Entzündung von Eileiter und Eierstock).

Vorbeugung Zur Vorbeugung gegen Eileiterentzündungen ist die Benutzung eines Kondoms beim Sex wichtig. Spiralen sind bei Frauen, die häufiger an dieser Entzündung leiden, nicht zu empfehlen, weil dadurch Infektionen noch begünstigt werden. Prophylaktisch können Frauen ihre Scheidenflora selbst stabilisieren (z. B. durch Joghurt oder Döderlein-Bakterien (S. 85) in Zäpfchen oder Tablettenform).

Behandlung Die Behandlung erfolgt normalerweise mit Antibiotika, da das Risiko einer verschleppten Infektion zu groß ist. Mit Wärmeanwendungen wie Fangopackungen, Heizkissen oder Wärmflaschen kann man die Behandlung unterstützen. In der akuten Phase helfen dagegen Eis-Packs. Auch zusätzliche Enzyme sind hilfreich. Und die Naturheilkunde hält ebenfalls Hilfe bereit: Apis mellifaca D 4 lindert gerade in der Anfangsphase, Medorrhinum D 30 als Zwischenmittel. Wichtig ist während der ganzen Zeit: Schonung und Ruhe!

Bei wechselnden Geschlechtspartnern lassen Sie sich auf Chlamydien testen. Diese sexuell übertragbaren Bakterien kommen oft unbemerkt und können zu Eileiterentzündungen und Unfruchtbarkeit führen.

 Eileiterschwangerschaft

Eine Eileiter- oder Tubenschwangerschaft (Tubargravidität) entwickelt sich, wenn ein befruchtetes Ei nicht bis in die Gebärmutter gelangt, sondern sich bereits vorher im Eileiter einnistet. Innerhalb weniger Wochen führt dies zu einer Fehlgeburt. Es kann auch zu einer Perforation des Eileiters in die Bauchhöhle kommen. Dadurch entstehen Blutungen, die lebensgefährlich sein können.

Eierstockzysten

Zysten sind Hohlräume im Gewebe, die sich verkapseln. Im Inneren dieser Zysten können sich Gewebeflüssigkeit, Eiter oder Blut befinden. Solange die Zysten nicht platzen, verursachen sie in den meisten Fällen keine gesundheitlichen Beschwerden. Wenn sich die Zysten aber an den Eierstöcken oder anderen sensiblen Stellen gebildet haben, führt dies in der Regel zu Problemen. Bei Eierstockzysten kann es auch zu einer Stieldrehung kommen (das bedeutet, dass sich eine gestielte Geschwulst um die eigene Achse dreht), was mit heftigen Bauchschmerzen verbunden sein kann. Hier ist ebenso wie bei einer Zystenruptur (Aufplatzen der Zyste) eine kurzfristige Bauchspiegelung (Laparoskopie) erforderlich.

Auslöser für die Entstehung von Zysten ist häufig eine Störung im hormonellen Zyklus, z. B. wenn der Eisprung ausbleibt. Dann bleibt das Eibläschen, das nichts anderes als ein mit Flüssigkeit gefüllter Hohlraum ist, bestehen und es bildet sich eine sogenannte funktionelle Zyste, da sie unter Hormoneinfluss gebildet wird. Man unterscheidet verschiedene funktionelle Zysten: Follikelzysten, Gelbkörperzysten, Schokoladenzysten und polyzystische Ovarien.

Von einer persistierenden Zyste spricht man, wenn aufgrund des fehlenden Eisprungs anstelle von Gelbkörperhormonen weiterhin Östrogene produziert werden und sich die Gebärmutterschleimhaut verdickt. Die Periode kann ausbleiben und Zwischenblutungen entstehen. Bei der persistierenden Gelbkörperzyste werden weiter Gelbkörperhormone produziert und die Periode kann ausbleiben. Bei den persistierenden Follikelzysten kann sich so viel Flüssigkeit bilden, dass sie einen Durchmesser von mehreren Zentimetern erreichen. Da diese funktionellen Zysten hormonabhängig sind, verschwinden die meisten, sobald sich das hormonelle Gleichgewicht wiedereingestellt hat, von selbst. Sie können als Nebenwirkung einer Hormontherapie, besonders nach einer künstlichen Befruchtung, entstehen und dann sehr schmerzhaft sein.

Dennoch sollte bei Anzeichen für eine Zyste wie Unterleibsschmerzen, Zwischenblutungen oder andere Veränderungen im Zyklus der frauenärztliche Rat gesucht werden. In der gynäkologischen Praxis kann eine Zyste ertastet oder mit dem Ultraschall untersucht werden.

Schokoladen- oder Teerzysten bezeichnen mit ihrem Namen die Verfärbung ihres Inhalts (Blut). Sie entstehen durch die Versprengung von Gebärmutterschleimhaut in die Eierstöcke (Endometriose).

Polyzystische Ovarien

Man spricht auch vom polyzystischen Ovarialsyndrom. Das ist eine häufige Stoffwechselstörung der geschlechtsreifen Frau mit Zyklusstörungen, erhöhten männlichen Hormonen und reduzierter Fruchtbarkeit. 4–12 % aller gebärfähigen Frauen sind betroffen, es ist die häufigste hormonelle Störung und die häufigste Ursache für Unfruchtbarkeit. Adipöse Frauen sind öfter davon betroffen. Es können Schilddrüsenerkrankungen damit verbunden sein, ferner kann es zu Diabetes Typ 2, Herz-Kreislauf-Erkrankungen, einer Fettleber und psychischen Problemen kommen. Die wichtigste Therapie ist die Gewichtsabnahme und das Antidiabetikum Metformin kann helfen. Vermehrte körperliche Aktivität und auch eine Laserbehandlung der Eierstöcke kann einen Erfolg bringen. Es gibt noch einige andere Methoden, deren Erfolg noch nicht ganz klar ist.

Außerdem gibt es angeborene Zysten, die durch embryonale Fehldifferenzierungen entstehen. Zysten können auch psychosomatisch Trauer widerspiegeln. Mit homöopathischer Therapie habe ich gute Erfahrungen gemacht.

Zysten als Zeichen für Trauer

Ich hatte eine Patientin, die wiederholt in meine Praxis kam. Sie war immer sehr verschlossen und wirkte fast traurig. Sie kam regelmäßig wegen ihrer Zysten. Normalerweise treten diese kleinen Gewebehohlräume plötzlich auf und verschwinden auch ebenso spontan wieder. Bei ihr aber leider nicht, sodass sie alle 3 Monate zur Kontrolluntersuchung kam. Schließlich prüften wir auch den Tumormarker, um ein Karzinom auszuschließen. Glücklicherweise war das Ergebnis negativ. Dennoch behandelte ich sie noch Monate weiter – mit allem, was mir zur Bekämpfung der Zysten einfiel: homöopathische Mitteln, Tees, pflanzlichen Mitteln etc., und riet ihr schließlich zu einer Operation. Beim nächsten Besuch in meiner Praxis brachen alle Sorgen aus ihr heraus. Nichts funktionierte mehr und dann hatte auch noch der Sohn einen Unfall, sodass er wegen einer gebrochenen Schulter auf ihre Hilfe angewiesen war. Doch als ich sie fragte, ob nicht ihr Mann sie unterstützen könnte, füllten sich ihre Augen mit Tränen. Er kümmerte sich wohl gar nicht um die Familie und sah sie kaum. Sie konnte es kaum noch ertragen, wusste aber nicht, was sie tun sollte. Auf meine vorsichtige Frage, ob sie schon an Trennung gedacht hätte (aus Angst um die Gesundheit meiner Patientin), konnte sie es nicht verneinen, hatte aber nicht den Mut dazu.

Ein halbes Jahr später gelang ihr dieser Schritt. Schon bald wirkte sie lebendiger und tatsächlich gingen auch die Zysten allmählich zurück. Sie fühlte sich seelisch besser und die Zysten verkleinerten sich. Denn so wie Myome häufig für eine verdrängte Weiblichkeit stehen, können Zysten ein Zeichen von Trauer sein.

Eileiter- und Eierstockkrebs

In sehr seltenen Fällen kann sich im Eileiter ein bösartiger Tumor (Karzinom) bilden. Schätzungen zufolge erkranken in Deutschland nur 0,3 von 100000 Frauen an dem aggressiven Tubenkarzinom (Eileiterkrebs). Es ist die seltenste aller gynäkologischen Krebserkrankungen. Der Eierstockkrebs (Ovarialkarzinom) ist häufiger und hat oft eine schlechte Prognose, da er leider häufig spät entdeckt wird und sich dann oft schon weit ausgebreitet hat. Das mittlere Erkrankungsalter liegt im höheren Lebensalter. Das durchschnittliche Alter in Deutschland ist 69, aber auch jüngere Frauen können daran erkranken. Das Risiko beträgt bei Frauen 1,5 %, aber die Anzahl der Erkrankungen hat in den letzten 20 Jahren deutlich abgenommen.

Die Pille, langes Stillen und viele Schwangerschaften reduzieren das Risiko für Eierstockkrebs, da diese dadurch ruhiggestellt werden. Eierstockkrebs bemerkt man erst spät, da er zunächst keine Beschwerden macht. Oft ist es nur eine Zufallsdiagnose im Ultraschall oder er ist schon so weit fortgeschritten, dass Frauen Symptome wie Müdigkeit oder Magendarmbeschwerden haben. Zur Therapie gehören Operation, Chemotherapie und eventuell Bestrahlung.

Manche Fachärzte empfehlen eine vorsorgliche Entfernung der Eierstöcke, obwohl dies zu Wechseljahrsymptomen oder weniger sexueller Lust führen kann. Außerdem erhöht sich durch die Entfernung der Eierstöcke das Risiko von Herzkrankheiten und die Gefahr, an Osteoporose zu erkranken.

13 Unser Halt – der Beckenboden

Wer nicht jeden Tag etwas für seine Gesundheit aufbringt, muss eines Tages sehr viel Zeit für die Krankheit opfern.

Sebastian Kneipp

Der Beckenboden stützt und hält die inneren Organe wie die Gebärmutter und die Blase. Er besteht aus Muskeln, Bindegewebe und Nervenbahnen und liegt zwischen dem Schambein, dem Steißbein und den beiden Sitzknochen. Unser Beckenboden sollte viel mehr Beachtung bekommen, denn er ist ein echtes Powerpaket und muss trainiert werden, um uns gute Dienste leisten zu können. Die Beckenbodenmuskulatur ist der Muskelboden am unteren Ende des Rumpfes, der aus mindestens drei Schichten besteht. Sie verlaufen von einem Hüftgelenk zum anderen und axial vom oberen Rand des Schambeins bis nach hinten zum Ansatz des Kreuzbandes. Der Beckenboden besteht aus:

- dem Diaphragma pelvis, dem hinteren Beckenbodenteil, Musculus coccygeus und Musculus levator ani: mit seinen drei Anteilen Musculus puborectalis, Musculus pubococcygeus (= PC-Muskel) und Musculus iliococcygeus,
- dem Diaphragma urogenitale, dem vorderen Beckenbodenteil und
- der Schwellkörper- und Schließmuskelschicht.

Der Beckenboden trägt und schützt die Organe (Blase und Gebärmutter) des Bauches und schließt nach unten das Becken im Schritt ab. Damit schützt er uns vor Harninkontinenz oder einem Vorfall von Gebärmutter und Darm. Aber auch für unser Liebesleben ist der Becken-

Der Beckenboden

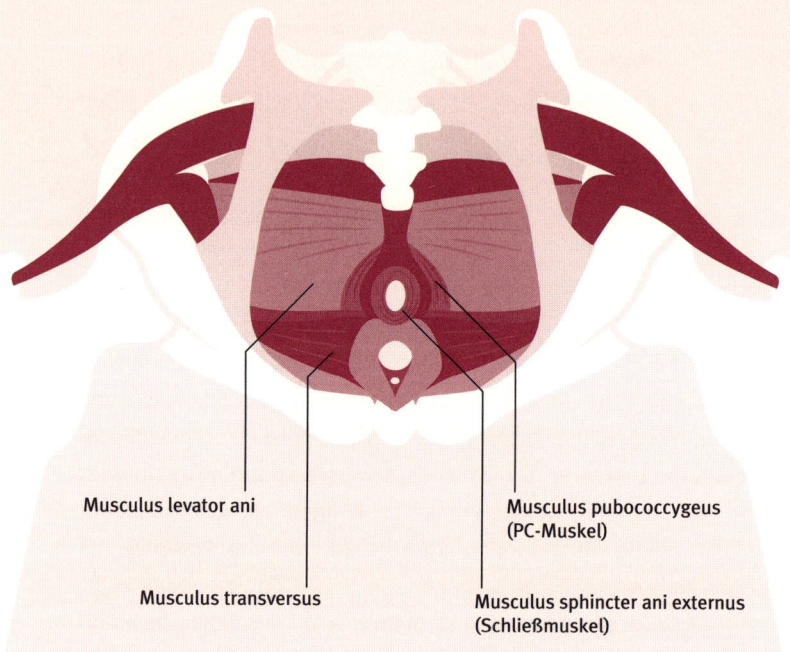

Musculus levator ani

Musculus transversus

Musculus pubococcygeus
(PC-Muskel)

Musculus sphincter ani externus
(Schließmuskel)

boden mitverantwortlich. Er steigert die Orgasmusfähigkeit und Sexualität bei der Frau und auch beim Mann. Gerade der untere Teil des Beckens spielt hierbei eine wichtige Rolle. Wenn hier die Muskeln gut durchblutet sind, spüren wir mehr, denn es fördert die Sensibilität. Wir spannen an oder entspannen und das kann zu schnelleren Orgasmen führen. Ist der Beckenboden trainiert, können Männer besser ihre Erektion halten. Dafür ist vor allem der Musculus levator ani und hier insbesondere der PC-Muskel verantwortlich. Viele Frauen nehmen den Muskel im Normalfall gar nicht wahr. Sondern erst dann, wenn er durch Schwangerschaft und Geburt geschwächt ist. Den PC-Muskel können Sie finden, wenn Sie mit voller Blase auf die Toilette gehen und ganz bewusst den Harnstrahl anhalten und dann wieder fließen lassen. Der Muskel, der das bewirkt, ist der PC-Muskel.

So trainieren Sie Ihren Beckenboden

Ich stelle Ihnen hier einige einfache Übungen vor, um Ihren Beckenboden besser zu spüren und zu kräftigen. Beckenbodentraining vernetzt und kräftigt nicht nur die Beckenbodenmuskulatur und wir bekommen wieder Spannkraft, sondern es vermehren sich auch die Muskelzellen, die Sehnen, Bänder oder Organwände erneuern sich, unsere Haltung wird besser und das Training hat auch noch einen figurstraffenden Effekt. Der Po hebt sich an, die Muskulatur an den Schenkeln wird straffgezogen, Bauch und Rücken gedehnt und gestrafft und die Figur wird schmaler. Was für ein schönes Ergebnis. Allerdings müssen wir dazu die Übungen regelmäßig machen, in den Alltag integrieren, durchhalten und nicht damit aufhören.

Wenn wir den Beckenboden nicht stärken, dünnen die Muskelfasern aus, er erschlafft und beginnt zu hängen. Die untere Öffnung vergrößert sich und die obere wird schmaler. Dadurch sinken die Unterleibsorgane ab und das kann unliebsame Folgen haben. Es entsteht Druck auf Blase, Gebärmutter und Darm. Das merken Sie dann beim Husten oder Lachen. Der Druck ist spürbar und die Blase kann überlaufen.

Liebeskugeln

Die Muskeln des Beckenbodens können mit Liebeskugeln ohne jeglichen Schweiß oder Anstrengung trainiert werden. Das Gewicht der kleinen Kugeln, die man in die Vagina einführt, erzeugt leichte Schwingungen, die durch die rotierenden Gewichte im Inneren erzeugt werden, sodass sich der Beckenboden immer wieder reflexartig zusammenzieht. So kann man die Muskeln allein durch das Tragen der Kugeln trainieren. Und das Training hat einen extrem guten Zweck, denn es macht letztlich vor allem eins schöner: den Sex!

Übung 1: Beckenboden im Stehen anspannen

Stellen Sie sich entspannt hin, die Füße hüftbreit, die Knie leicht gebeugt. Ziehen Sie beim Einatmen den Beckenbodenmuskel zusammen und halten Sie die Spannung für 3 Sekunden. Beim Ausatmen entspannen Sie den Muskel dann wieder. Wiederholen Sie die Übung und schon bald werden Sie merken, dass die Scheide warm wird (weil durch die Kontraktion die Durchblutung des Gewebes gesteigert wird). Diese Übung wiederholen Sie regelmäßig (am besten täglich) und steigern die Anzahl der Kontraktionen.

Übung 2: tiefe Bauchatmung im Liegen

Legen Sie sich auf den Rücken, und stellen Sie die leicht gegrätschten Beine auf und halten Sie die Fußsohlen auf dem Boden. So entspannt sich die Bauchdecke. Dann die Hände auf den Bauch legen und ruhig ein- und ausatmen. Wenn sich die Bauchdecke hebt und beim Ausatmen senkt, ist es richtig. Wir atmen jetzt tief ein und »pumpen« so unseren Bauchraum auf. Dabei bewegt sich der Beckenboden nach unten. Beim Ausatmen lassen wir die Luft aus dem Bauchraum, die Bauchdecke zieht sich ein, und der Beckenboden rückt an seinen alten Platz.

Übung 3: Po-Lift

Bei der nächsten Übung stehen Sie aufrecht und legen die Hände auf den Po. Dann versuchen Sie, die Muskeln im unteren Teil des Beckens nach oben und zugleich nach innen zu ziehen. Wiederholen Sie die Übung mehrere Male.

Übung 4: Stuhlübung

Bei dieser Stuhlübung stehen die Füße zunächst fest auf dem Boden. Sie heben dann die Beine so an, dass die Füße etwas über dem Boden schweben (die Beine aber nicht ausstrecken) und halten die Knie dabei geschlossen und den Rücken gerade. Dann spannen Sie zusätzlich die Muskeln an Bauch und Gesäß an und atmen aus. Wenn Sie wieder einatmen, stellen Sie die Füße wieder auf den Boden. Mehrmals wiederholen.

Wenn die Blase nicht mehr dichthält

Blasenschwäche und Depressionen sind die Spitzenreiter der weiblichen Tabuthemen. Wenn wir unkontrolliert Urin verlieren und spezielle Binden benötigen, ist uns das peinlich und wird mit »alt sein« assoziiert. Viele Menschen leiden unter Harninkontinenz oder Blasenschwäche. Gerade in den Wechseljahren ist es ein häufiges Problem von Frauen. Schuld daran sind vor allem ein schwacher, überlasteter oder untrainierter Beckenboden, insbesondere der Musculus levator ani und das Diaphragma urogenitale, und eine Rückbildung der Harnröhrenschleimhaut durch Hormonmangel. Bei Frauen unterscheidet man zwischen zwei Arten der Inkontinenz:

Stressinkontinenz

Sie entsteht durch Druck im Bauchraum. Der Harn geht tröpfchenweise ab, wenn wir niesen, husten, lachen oder pressen und dadurch Druck entsteht. Später kann es auch beim Treppensteigen, Heben von Lasten oder Springen oder sogar in Ruhe zu einem unwillkürlichen Abgang von Harn kommen. Ursache hierfür ist der Schließmuskel der Harnblase, der durch das fehlende Östrogen erschlafft und die Druckzunahme nicht abfangen kann.

Für die Stressinkontinenz ist die Hauptursache ein geschwächter Beckenboden. Frauen sind davon mehr betroffen, da ihr Beckenboden durch Schwangerschaften und Geburten stark beansprucht wird. Aber auch Übergewicht, starker Husten und Verstopfung können Risiken darstellen. Zudem kann die Stärke des Beckenbodens nach den Wechseljahren durch die nachlassende Hormonproduktion nicht mehr so stark sein. Deswegen ist es so wichtig, den Beckenboden aktiv so früh wie möglich zu kräftigen. Das sollte zur täglichen Routine gehören wie Zähneputzen.

Zusätzlich kann man ihn noch homöopathisch oder mit Schüßler-Salzen unterstützen. Da müssen Sie schauen, welche Mittel am besten zu Ihnen passen. Auch Osteopathie und TCM können helfen. Nach meiner Erfahrung sind Beckenbodenübungen sehr wichtig. Es gibt auch Geräte, die über Biofeedback und Elektrostimulation den Beckenboden stärken und verordnet werden können. Fragen Sie Ihre Ärztin. Und auch Östrogensalbe oder -Zäpfchen können bei Hormonmangel helfen.

Dranginkontinenz

Sie ist auf einen Fehler in der Steuerungszentrale des Körpers zurückzuführen. Schon bei schwach gefüllter Blase haben Sie das Gefühl, auf die Toilette gehen zu müssen, und es kommt zu Kontraktionen der Blasenmuskulatur (Musculus detrusor vesicae). Vermutlich leiden Sie dann unter einer überaktiven Blase oder der Dranginkontinenz (stärkere Form der überaktiven Blase), die eben durch eine mangelnde Steuerung erfolgt. Der Schließmuskel ist jedoch völlig intakt.

Sie ist die häufigste Form der Inkontinenz und tritt in vielen Fällen zusammen mit der Stressinkontinenz auf. Es gibt viele Erkrankungen, die zu einer Dranginkontinenz führen können (neurologische Erkrankungen, Entzündungen, Tumore, aber auch Wechseljahre mit nachlassender Hormonproduktion). Häufig wird aber gar keine Ursache gefunden. Zunächst muss die Grunderkrankung therapiert werden. Dann kann ein Blasentraining helfen. In den Wechseljahren helfen oft Östrogene als Salbe, Zäpfchen oder Tabletten.

Auch eine sogenannte Elektrostimulation, bei der elektrische Impulse an die Blase abgegeben werden, kann helfen. Und zusätzlich Beckenbodentraining, das bei beiden Inkontinenzformen oder auch bei Mischformen hilft. Selten werden Mittel gegeben, die auch die Reizübertragung der Nerven verändern, wie Spasmolytika, Parasympathikolytika oder andere. Diese haben etliche Nebenwirkungen und bringen häufig auch nicht den gewünschten Erfolg. Eine Botoxinjektion in die Blasenmuskulatur kann bei Dranginkontinenz die Blase für 6–8 Monate beruhigen. Diese Behandlung wird über eine Blasenspiegelung beim Arzt durchgeführt.

Bei ausgeprägter Harninkontinenz empfiehlt sich eine sogenannte urodynamische Untersuchung, bei der die Druckverhältnisse im Bauch und der Blase genau bestimmt werden. So ist eine bessere Diagnostik der Art und der Schwere möglich.

Sollten die Krankengymnastik oder Beckenbodenübungen nicht ausreichen, wird Frauen derzeit in aller Regel eine Operation angeboten. Am erprobtesten und häufigsten durchgeführt wird TVT (Tension-free Vaginal Tape). Dabei handelt es sich um ein kleines Kunststoffband, das in einer minimalinvasiven Operation um die Harnröhre (unterhalb der Blase) gelegt wird. Diese Schlinge stützt die Harnröhre, wenn sich der Druck beim Heben von Lasten oder beim Lachen und Niesen erhöht.

Nur ganz selten kommt es zu einer Stuhlkontinenz, bei denen Frauen den Stuhl nicht mehr halten können. Darunter leiden sie besonders und es muss meist operativ behandelt werden.

Schwangerschaften, Geburten, Verstopfung, aber auch Übergewicht oder permanentes Husten (durch Rauchen) können den Beckenboden schwächen. Die Beckenbodenschwäche kann so stark sein, dass die ganze Gebärmutter sich nach außen stülpt. In diesem Fall muss die Gebärmutter entfernt werden. Aber bevor Sie es so weit kommen lassen, sollten Sie dieses Powerpaket unbedingt trainieren und in Form halten. Damit können Sie schon ganz früh beginnen – und es quasi wie das Zähneputzen in den Tagesablauf integrieren. Den Beckenboden immer wieder zwischendurch spüren durch Anspannen oder das Schambein zum Nabel ziehen und fühlen, anziehen und spüren.

 Hilfreiche Vorstellungen zum Beckenbodentraining

Probieren Sie doch einmal aus, Ihren Beckenboden zu erspüren! Diese Bilder können Ihnen beim Training helfen, die Beckenbodenmuskel anzuspannen:

- Schambein in Richtung Bauchnabel ziehen.
- Sitzbeinhöcker zueinanderziehen.
- Eine Aprikose oder Ähnliches drehen wollen.
- Blüte auf den Beckenboden setzen und aufgehen lassen.
- Scheide anheben und hochschnüren, eng machen oder ansaugen.
- Luftbläschen in der Harnröhre nach oben transportieren wollen.
- Gedanklich mit der Scheide Kirschkerne nach oben transportieren.
- Damm nach innen hinaufziehen.

Man sollte immer verschiedene Vorstellungsbilder kombinieren, da dann unterschiedliche Teile des Beckenbodens trainiert werden.

Zu viel Druck auf den Beckenboden vermeiden

Auch im Alltag können kleine Maßnahmen helfen, den Beckenboden nicht übermäßig zu beanspruchen. Dabei geht es vor allem darum, Druck auf den Beckenboden zu vermeiden:

- Beim direkten Aufsetzen mit geradem Oberkörper aus liegender Position drückt die angespannte Bauchmuskulatur den Beckenboden nach unten. Der Druck lässt sich reduzieren, indem man zuerst auf die Seite rollt, sich aufstützt und erst dann den Oberkörper nach oben bringt.
- Ein krummer Rücken vermindert die Spannung der Beckenbodenmuskulatur und staucht die Bauchorgane zusammen, sodass sie nach unten auf den Beckenboden drücken. Wer sich beim Sitzen und Gehen aufrecht hält, verhindert dies.
- Beim Heben ist es weniger belastend, in die Knie zu gehen und Gegenstände mit geradem Oberkörper aus den Beinmuskeln heraus zu heben, als die Knie durchzustrecken und den Rücken zu beugen.
- Auch Gegenstände möglichst nahe am Körper zu halten und dabei zusätzlich den Beckenboden anzuspannen, kann hilfreich sein.
- Wer beim Heben schwerer Lasten die Luft anhält, verhindert dadurch, dass die Rücken-, Bauch- und Beckenbodenmuskeln optimal zusammenarbeiten können. Das Zusammenspiel funktioniert besser, wenn man bei Belastung weiteratmet.
- Beim Husten oder Niesen erhöht sich plötzlich der Druck im Bauch. Der Druck ist nicht so hoch, wenn man beim Husten oder Niesen nach oben oder über die Schulter schaut.
- Durch Bauchmuskel-Übungen wie Sit-ups wird ein hoher Druck im Bauchraum erzeugt. Dies kann problematisch sein für Menschen mit einer schwachen Blase, schwangere Frauen und für Frauen, die erst vor wenigen Monaten ein Kind bekommen haben.
- Auch Yoga und Pilates haben sehr gute Übungen für den Beckenboden.
- Am besten schon in der Pubertät mit Übungen für die Beckenbodenmuskulatur beginnen.

Es ist wichtig, immer wieder verschiedene Übungen zu machen, damit alle Anteile des Beckenbodens trainiert werden. Am besten bauen Sie die Übungen in den Alltag ein, ob beim Zähneputzen, im Supermarkt, an der Kasse oder wo auch immer. Es sieht ja keiner. Beckenbodenkugeln, die man in die Scheide einführt, nützen sehr. Damit können Sie den Beckenboden trainieren, Inkontinenz vorbeugen, mehr Lust am Sex bekommen und intensivere Orgasmen erleben. Auch Geräte mit einem sogenannten Biofeedback oder Elektrostimulation bringen sehr guten Erfolg. Sie finden inzwischen auch viele Übungen im Internet, auf Youtube oder anderen Kanälen. Wenn alles nicht funktioniert, gibt es noch einen kleinen Trost: Es ist sehr gut, dass es heute so gute Hygieneeinlagen gibt. Das sollte aber erst die letzte Möglichkeit sein.

14 Brüste – der Inbegriff der Weiblichkeit

Vor allem Männer haben unsere Brüste im wahrsten Sinne des Wortes gern im Blick, wir Frauen sind meist kritischer und oft unzufrieden mit ihrem Aussehen. Brüste sind vielseitig, empfindsam, schön, geben Nahrung und stellen die Bindung zu unseren Säuglingen her. Kurz und gut: ein geniales Organ. Da sie nicht direkt an der Fortpflanzung beteiligt sind, gehören sie zu den sogenannten sekundären Geschlechtsmerkmalen. Bestandteile der weiblichen Brust sind die Brustdrüse und -warze, der Warzenhof und die Milchgänge. Die Brustdrüse selbst ist von Fettgewebe und Haut umschlossen, wobei der Anteil des Fettgewebes die Größe und Form der Brust bestimmen. Daher sind auch die Brüste von Frauen so verschieden. Doch egal, ob groß oder klein: Jede Brust ist so individuell wie die Frau, zu der sie gehört. Zumindest von außen betrachtet ist das so. Der innere Aufbau der Brust ist prinzipiell bei allen Frauen gleich. Sie besteht aus Drüsen- und Fettgewebe. Die vielen kleinen traubenförmigen Drüsenläppchen (Lobuli) sind verantwortlich für die Milchbildung nach der Geburt. Die Milch gelangt durch die Milchgänge zur Brustwarze (Mamille). Kleine Ausbuchtungen an den Enden der Milchgänge, die Milchsäckchen (Sinus lactiferi), übernehmen eine Pumpfunktion beim Stillen.

Im Laufe des Lebens verändert sich die Brust

Faktoren wie Alter, Hormonstatus, Ernährung oder Schwangerschaften beeinflussen dies. In der Pubertät wachsen die Milchgänge heran. Bis zum 20. Lebensjahr existiert schon ein Teil der Drüsenläppchen und die Brust besteht überwiegend aus Bindegewebe. Bei 30-jährigen Frauen ist der Drüsenkörper dann komplett entwickelt und ein Teil des Bindegewebes durch Fettgewebe ersetzt. Wenn die Wechseljahre beginnen, bilden sich die Drüsenläppchen, aber auch das Binde- und

Fettgewebe zurück. Die natürlichste Form ist die Brust-Tropfenform, die auch bei Implantaten am häufigsten verwendet wird.

Außerdem verändern sich die Größe und Empfindlichkeit der Brust unter hormonellem Einfluss. Vor der monatlichen Periode oder in der Schwangerschaft kann die Brust größer werden, spannen und empfindsamer sein. Die Brustwarzen (Mamillen) werden meist dunkler und größer. Unsere Brust ist von Blutgefäßen, Nerven und Lymphgefäßen durchzogen. Von besonderer Bedeutung ist der Lymphabfluss, der vor allem in Richtung Achselhöhle, aber auch in Richtung Brustbein und Schlüsselbein erfolgt. Dies ist der Weg bei Metastasierungen von bösartigen Tumoren, bei dem die Krebszellen über die Lymphbahnen aus der Mamma in andere Körperregionen gelangen.

Das Innenleben der Brustwarze

Die Brustwarze (Mamille) hat in erster Linie die Funktion, dem Neugeborenen und Säugling das Saugen und damit die Nahrungsaufnahme zu ermöglichen. In der Mitte des kreisförmigen und dunklen Warzenhofs erhebt sich die Brustwarze (Mamille). Die 12–15 Milchgänge, die sich unter der Mamille und dem Warzenhof zu Milchsäckchen erweitern und dann senkrecht in der Brustwarze aufsteigen, münden in den Buchten der Mamillenspitze nach außen. In der Brustwarze und im Warzenhof gibt es glatte Muskelzellen, die sich durch mechanische Reizung (wie z. B. durch den Mund eines Säuglings) zusammenziehen. Es gibt aber auch Nervenfasern, die uns Lustgefühle bis hin zum Orgasmus bereiten. Dann erhärten sich die Brustknospen und richten sich auf. Das feine Muskelgewebe zieht sich bei Kälte, sexueller Erregung oder beim Stillen zusammen. Diese Erektion erleichtert dem Säugling auch das Saugen. Beim Stillen schüttet der Hypothalamus im Gehirn die Hormone Oxytocin und Prolaktin aus. Prolaktin stimuliert die Milchproduktion. Durch Oxytocin kontrahieren die Milchgänge und die Milch tritt aus der Brustwarze. Zudem begünstigt es Kontraktionen der Gebärmutter, die gerade nach der Geburt wichtig für die Rückbildung sind.

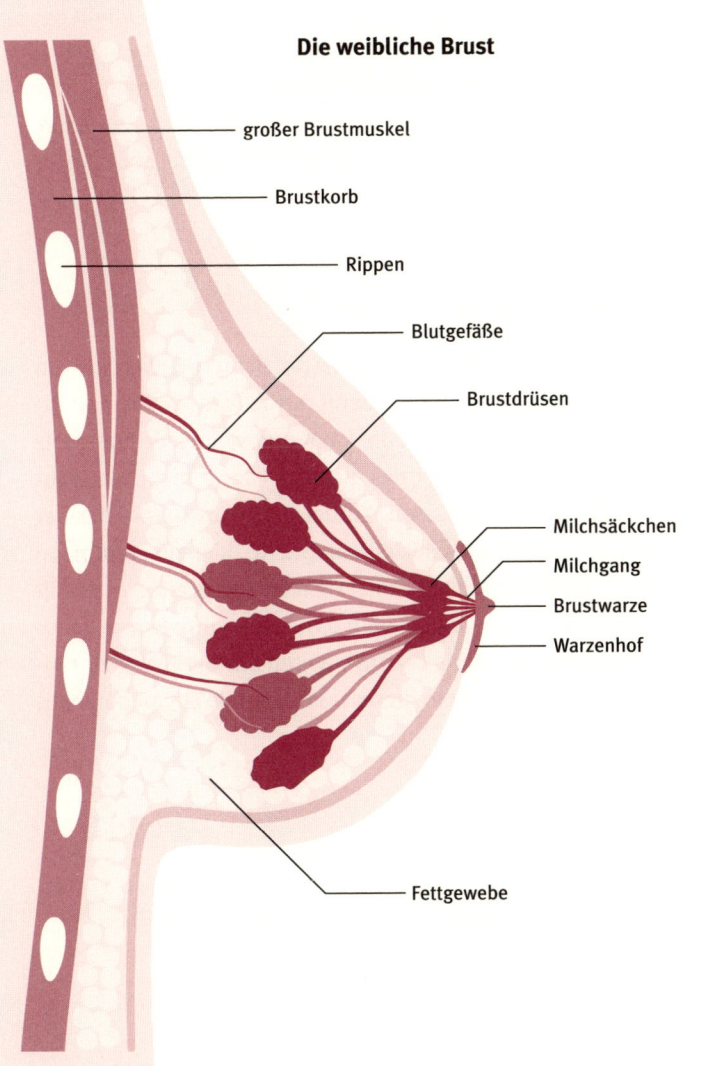

Die weibliche Brust

großer Brustmuskel

Brustkorb

Rippen

Blutgefäße

Brustdrüsen

Milchsäckchen

Milchgang

Brustwarze

Warzenhof

Fettgewebe

Den Warzenhof umgeben kreisförmig angeordnete Höckerchen. Das sind kleine Talgdrüsen (Montgomery-Drüsen), mit deren Sekret die Haut des Warzenhofs befeuchtet und damit die zarte Haut geschmeidig bleibt. Es gibt verschiedene Brustwarzenformen: Nach innen gerichteten Mamillen werden als Schlupf- oder Hohlwarzen bezeichnet. Sie sind medizinisch problemlos, können aber das Stillen erschweren, wenn der Säugling die Brustwarze nicht mit dem Mund fassen kann. Das Gleiche gilt für Flachwarzen, die in einer Ebene mit dem umgebenden Gewebe liegen.

Lieben Sie Ihre Brüste?!

Das Besondere und Unvergleichliche unserer Brust ist, dass sie ein Symbol weiblicher Überlegenheit ist, denn nur Frauen können mit ihrer Brust nähren. Schon allein deshalb, kann und sollte jede Frau stolz auf ihre Brust sein. Aber leider ist das nicht so. Längst nicht alle Frauen sind glücklich mit ihrem Busen. Zumeist liegt es daran, dass er nicht den gängigen Schönheitsidealen entspricht, oder sie empfinden ihn als lästig (zu groß und schwer), mickrig oder etwas anderes gefällt ihnen nicht. Manche Frauen haben auch das Gefühl, ihre Brüste gehören eher dem Partner. Um diese Unsicherheiten aus dem Weg zu räumen, ist etwas mehr Wissen über dieses faszinierende Organ durchaus hilfreich.

Was Sie für sich – und Ihre Brüste – tun können

Jede Frau kann ohne viel Aufwand selbst etwas für ihre Brüste tun:

- Aufrecht gehen und gerade sitzen.
- Passende BHs, am besten ohne Bügel.
- Keine Jo-Jo-Diäten, denn Crash-Diäten schaden dem Bindegewebe.
- Vermeiden Sie extreme Sonne.
- Nicht in zu heißem Wasser baden.
- Atmen durch die Nase tief in den Bauchraum. Dann schwingt das Zwerchfell und der Lymphfluss wird gefördert.
- Stillen regt den Lymphfluss an.
- Regelmäßig eine sanfte Massage (S. 183) machen, um die Lymphe zu bewegen.
- Akzeptieren Sie Ihre Brüste!

Unsere Brüste sind doch so vielseitig, die größte Drüse des weiblichen Körpers, aber auch eine erogene Zone, ein Symbol für Weiblichkeit und Fruchtbarkeit, für Attraktivität, Erotik, Mütterlichkeit oder Geborgenheit. Für die meisten Frauen sind ihre Brüste ein Schönheitsideal. Wenigen ist bekannt, dass höchsten die Hälfte aller Frauen gleich große Brüste haben. Eine unterschiedliche Form und Größe dagegen sind normal. Frauen gefallen ihre Brüste nicht, weil sie denken, dass sie zu klein oder zu groß sind, nicht fest genug oder dem Partner nicht gefallen oder irgendetwas anderes sie daran stört. Das nagt am Selbstwertgefühl und erschüttert womöglich das Selbstbewusstsein. Es gibt aber auch Frauen, die wissen, dass ihre Brüste für den Partner eine immense Bedeutung haben. Das macht sie einerseits stolz, kann aber auch mit der Angst verbunden sein, dass dies ausschlaggebend für die Liebe ist. Oder der Busen verdrängt quasi andere Aspekte des Aussehens, des Charakters oder Fähigkeiten und Besonderheiten einer Frau.

Die Brust bereitet Frauen immer wieder solche Sorgen, dass sie über eine Brustoperation nachdenken. Sofern aber keine zwingende Notwendigkeit für eine OP besteht, sollten Sie mit Ihrem Arzt alle Vor- und Nachteile besprechen. Brustoperationen verlaufen nicht immer ohne Komplikationen und auch nicht immer zur Zufriedenheit der Patientin. Und wer weiß, ob Ihre Unzufriedenheit mit der Brust nicht vielleicht auch einen ganz anderen Grund hat? Entscheidend ist, dass Sie Ihre Brüste rundum so akzeptieren und lieben lernen, wie sie sind.

Brustvergrößerung

Einige Frauen leiden unter ihren Brüsten. Trotz Push-up-BHs sind sie mit ihrer Oberweite nicht zufrieden. Bei manchen haben sie sich seit der Pubertät kaum weiterentwickelt. Möglicherweise haben abwertende,»dumme« Bemerkungen von Mitschülern, Freunden, Partnern oder Bekannten Komplexe hervorgerufen und das Selbstwertgefühl leidet darunter. Eine operative Brustvergrößerung, die mit Silikonimplantaten oder Eigenfett durchgeführt wird, wäre dann möglich. Es gibt aber auch medizinische Indikationen für eine Brustvergrößerung: angeborene Deformitäten (z. B. Rüsselbrust, tubuläre Brustdeformität), angeborene oder erworbene Asymmetrien und Volumenunterschiede, Mammaaplasie (Brustdrüse ist nicht angelegt), Mammahypoplasie (angeborene oder z. B. nach Schwangerschaft erworbene sehr kleine Brustgröße), Poland-Syndrom (es besteht eine Fehlanlage einer Brustkorbhälfte) oder der Verlust einer oder beider Brüste nach einer Brustkrebserkrankung.

Was auch immer der Grund ist: Ganz allein entscheidend ist Ihre Einstellung und dass es Ihr eigener Wunsch ist. Immer wieder kommen Patientinnen auf Wunsch oder Druck ihres Partners in die Praxis und wollen eine Brust-OP durchführen lassen. Entscheiden müssen aber Sie, denn es ist ganz allein Ihr Körper! Wenn Sie es tatsächlich in Erwägung ziehen, sollte die Brustvergrößerung auf jeden Fall in einem vernünftigen Verhältnis zu den Körperproportionen stehen. Sie dürfen bei einer Brust-OP auch nicht schwanger sein oder unter einer Krankheit leiden oder aber sie müssen dies unbedingt mit dem Arzt und Chirurgen besprechen!

Mein Partner möchte es

Ich hatte eine Patientin, die ihre Brust vergrößern lassen wollte. Für mich sah diese ziemlich perfekt aus und die Proportionen stimmten, doch sie ließ sich nicht davon abbringen und ließ schließlich die OP über sich ergehen. Die OP lief sehr gut und das Ziel hatte sie erreicht. Jedoch stellte sich später heraus, dass sie ganz unglücklich mit ihren größeren Brüsten war. Ihr Mann hatte sich diese gewünscht, sie eigentlich gar nicht.

Brustverkleinerung

Eine Brustverkleinerung wird meist aufgrund kosmetischer und medizinischer Gründe in Erwägung gezogen: Große Brüste können Frauen belasten und Beschwerden wie Rückenschmerzen, Verspannungen oder Hautinfekte bereiten und zudem ihre körperlichen Betätigungen einschränken. Bei der Operation wird Drüsen- und Fettgewebe sowie überschüssige Haut entfernt, woraus ein Straffungseffekt resultiert. Die Brustwarze und der Warzenhof werden an eine neue Stelle versetzt. Die Schnittführung verläuft am Rand des Warzenhofs und von dort senkrecht herab in die Brustumschlagfalte. Bei mittelgroßen und großen Brüsten wird ein weiterer quer in der Umschlagfalte liegender Schnitt benötigt.

Je größer das Gewicht ist, das bei der Operation entfernt wird, desto größer ist der gesundheitliche Nutzen der Patientin. Zielgrößen B-Cup oder C-Cup können in der Regel unabhängig von der Ausgangsgröße erreicht werden. Die Patientinnen sind in der Regel sehr dankbar, da sie eine deutliche Erleichterung ihrer Beschwerden erfahren.

Die häufigste Komplikation besteht in Wundheilungsstörungen, vor allem bei sehr großen Brüsten und bei Patientinnen mit entsprechenden Risikofaktoren (z. B. Diabetes). Die Patientinnen müssen sich über den möglichen, aber sehr seltenen, Verlust der Brustwarze, im Klaren sein. Hierdurch sind auch Gefühlsstörungen der Brustwarze und eine Einschränkung der Stillfähigkeit bedingt. Die Narben sind nach der Operation sichtbar und werden gelegentlich durch den Zug der Brust auch breiter.

Bruststraffung (Mastopexie)

Wenn die Haut im Laufe der Jahre an Spannkraft und Elastizität verliert, macht sich dies nicht nur im Gesicht, sondern auch im Brustbereich bemerkbar. Gerade nach Schwangerschaften, Stillzeiten oder großem Gewichtsverlust sind hängende, schlaffe Brüste eine mögliche Folge. Körperliche Probleme entstehen dadurch nicht, eher gefallen sie nicht mehr und werden für viele Frauen zur psychischen Belastung. Sollten Sie unter Ihren Brüsten leiden oder sich bei körperlichen und sexuellen Aktivitäten gehemmt fühlen, wäre eine Bruststraffung eine denkbare Alternative. Wichtige Voraussetzung ist allerdings, dass Ihr Körperwachstum abgeschlossen und Ihre Brüste voll entwickelt sind.

Eine festere, straffere Brust wird dadurch erreicht, dass überflüssige Haut entfernt und die Brustwarze nach oben verlagert wird. Die Brustwarzen werden normalerweise zusammen mit Nerven und Blutgefäßen versetzt. Dadurch bleibt die Sensibilität der Brustwarze und die Stillfähigkeit häufiger erhalten, als wenn man die Brustwarze ohne Durchblutung versetzen muss (»freie Transplantation«).

Bevor Sie sich zu einer Bruststraffung entschließen, sollten Sie dies ausführlich mit Ihrem Chirurgen besprechen. Entscheidend ist, dass Sie sich anschließend zufriedener fühlen. Mit einer Bruststraffung wird die Form Ihrer Brüste dauerhaft verändert. Dennoch werden sich der natürliche Alterungsprozess oder Gewichtsveränderungen bemerkbar machen. Außerdem hinterlässt der Eingriff deutliche Narben, die je nach Schnittführung und Heilungsverlauf mehr oder weniger stark sichtbar sein werden.

Die Schönheitsideale der Brust wandeln sich

- In den 1950er-Jahren waren Superbusen besonders beliebt. Superstars mit weiblichen Kurven à la Marilyn Monroe waren damals Vorbild für die ideale weibliche Brust.
- In den 1960er-Jahren setzte sich ein gegenteiliger Trend durch. Die kindliche Brust des mega-mageren Models Twiggy wurde berühmt und nachgeahmt.
- In den 1970er-Jahren wurde es dann wieder etwas runder. Die am liebsten BH-lose Apfelform prägte den Stil.
- Jane Fonda eroberte in den 1980-er Jahren nicht nur mit Aerobic die Fitness-Studios, sondern etablierte auch einen durchtrainierten Brustkorb als Idealbild.
- Die 1990er-Jahre waren durchmischter – manche liebten eine flache Brust, andere einen vollen Busen.

So setzten sich in den vergangenen Jahrzehnten immer wieder neue Ideale durch. Mit der Zunahme der medialen Nutzung sind heute überall perfekte Brüste zu sehen. Unabhängig von Form und Größe ist es eigentlich klar, dass sich kaum jemand diesen Bildern entziehen kann. Aber sind Menschen mit einem perfekten Busen glücklicher als andere? Wohl kaum. Aussehen ist nicht alles. Der Mensch und seine Gesundheit brauchen weit mehr.

♡ **Viele Frauen haben kein gutes Verhältnis zu ihren Brüsten**
Diese gefallen ihnen häufig nicht. Damit steht und fällt oft das weibliche Selbstwertgefühl. Deshalb müssen viele Frauen lernen, ihre Brüste zu akzeptieren. Das liegt vielleicht auch daran, dass sie eigentlich zeitlebens unter Beobachtung stehen. Es sind auch die einzigen Organe, deren Wachstum jedes Mädchen bewusst verfolgt und kritisch beobachtet: Wird mein Busen rund oder zu spitz, flach, üppig, apfel- oder birnenförmig? Und die Umgebung verhält sich auch nicht kommentarlos: Gleichaltrige stellen Vergleiche an, Jungen und Männer werfen begehrliche oder abschätzige Blicke auf die Brüste. Unser Busen ist häufig Blicken ausgesetzt und dadurch nicht mehr nur unser ganz eigenes Organ. Kein Wunder also, dass wir unsere Brüste mehr als andere Körperteile betrachten, infrage stellen und vergleichen. Das kann unser Selbstwertgefühl beeinträchtigen. Anstatt dass wir stolz auf das sind, was wir haben!

Brustschmerzen und andere -beschwerden

Irgendwann spüren die meisten Frauen den Einfluss von Hormonen auf ihre Brüste. Manche leiden schon in jungen Jahren unter dem An- und Abschwellen oder sie bemerken es nach der Einnahme der Antibabypille. Auch später können Brustspannungen auftreten oder die Brüste anschwellen und sich verändern. Ebenso wirkt sich körperlicher oder psychischer Stress aus. Entsprechend sind auch die Behandlungsmöglichkeiten vielfältig. Brustschmerzen können im Rahmen des prämenstruellen Syndroms (S. 131) auftreten. Da können die erwähnten Mittel helfen, besonders Mönchspfeffer (Agnus castus) (S. 147), bestimmte homöopathische Komplexmittel oder eine gelbkörperhormonhaltige Salbe.

Brustzysten können klein, rund oder hart sein, einzeln oder in Gruppen auftreten, aber sie sind nicht gefährlich und auch keine Krankheit. Selten müssen sie operiert oder punktiert werden. Wesentlich häufiger verschwinden sie einfach wieder, kommen vielleicht wieder oder bleiben, wo sie sind. Sie sollten sie aber auf jeden Fall regelmäßig kontrollieren lassen.

Mastopathie bezeichnet eine etwas knotige Brust. Darunter leiden viele Frauen und es kann unangenehm sein und Sie sollten unbedingt den Arzt aufsuchen. Hier helfen homöopathische Mittel, wie Bryonia alba, Arnica, Conium maculatum oder andere oder Progesteron, unser Gelbkörperhormon. Ferner helfen das Tragen eines gut sitzenden BHs, die Brust zu kühlen, Hibiscus oder Salbeitee, Massage der Brust mit Bingelkraut, Akupunktur oder Sauna. Bei der Ernährung auf Kaffee, Schwarztee oder Schokolade möglichst verzichten.

Wenn Sie Knoten im Brustbereich finden oder vermuten, suchen Sie unbedingt den Rat der Ärztin – selbst wenn es eine Zyste oder ein Fibrom (gutartiger Knoten) ist. Jeder Knoten in der Brust muss abgeklärt werden! Das ist sehr wichtig.

Mastodynie bedeutet, dass die Brust schmerzhaft ist. Das kann besonders in der zweiten Zyklushälfte vorkommen und durch eine Hormonverschiebung mit viel Östrogenen und einem Gelbkörperhormonmangel entstehen. Hier können Mönchspfeffer (S. 147), Schwarzkümmelöl oder homöopathische Mittel helfen, die man gezielt aussuchen muss. Nur selten braucht man eine Progesteronsalbe. Oft hilft auch die Pille. Mastodynie kann auch bei allen anderen Erkrankungen der Brust, wie Zysten oder einem Tumor auftreten. Deswegen muss man sie auf jeden Fall abklären. Die eigenen Brüste und ihre Reaktionen zu kennen, erspart allen Frauen unnötige Sorgen.

Brustentzündung Eine Brustentzündung außerhalb des Wochenbetts ist selten, muss aber abgeklärt werden. Eventuell muss man sie antibiotisch behandeln. In seltenen Fällen kann auch eine bösartige Erkrankung dahinterstecken. Milchfluss aus der Brust außerhalb des Stillens muss ebenfalls untersucht werden. Medikamente können die Ursache sein oder auch Tumoren der Hirnanhangsdrüse (Prolaktinom), manchmal ist es nur Stress.

Brustkrebs

Brustkrebs kann von den Zellen der Drüsenläppchen ausgehen (lobuläres Karzinom) oder von den Zellen, die die Milchgänge bilden (duktales Karzinom). Das duktale Karzinom ist der häufigste Typ. In der Brust gibt es außerdem Blutgefäße, Nerven und Lymphgefäße. Sie gehören zusammen mit den Lymphknoten gleichzeitig zum Immunsystem des Körpers. Über die Lymphbahnen fließt überschüssige Gewebeflüssigkeit ab. Wenn Brustkrebs nicht mehr auf die Brust allein begrenzt ist, finden sich deshalb Tumorzellen in den Lymphknotenstationen, durch die die Lymphe abfließt. Je nach Lage des Krebses in der Brust sind das am häufigsten die Lymphknoten in der Achselhöhle oder – seltener – die Lymphknoten hinter und neben dem Brustbein.

Die Brustkrebsvorsorge (S. 73) zielt darauf ab, einen bösartigen Tumor in der Brust möglichst frühzeitig zu entdecken. Im Rahmen der gesetzlichen Brustkrebsvorsorge übernehmen die Krankenkassen die Kosten verschiedener Früherkennungsmaßnahmen. Manche davon eignen sich besser für jüngere Frauen, andere besser für ältere. Es hängt auch von der Beschaffenheit der Brust ab. Frauen zwischen 20 und 29 Jahren erkranken selten daran, sollten sich aber dennoch untersuchen lassen.

 Die meisten Tumoren werden von der Frau selbst entdeckt
Deswegen sind ein regelmäßiges Kontrollieren und Abtasten der Brust (S. 182) so wichtig. Je früher ein Mammakarzinom diagnostiziert und behandelt wird, desto besser sind die Heilungschancen.
In den verschiedenen Altersstufen werden zum Teil unterschiedliche Maßnahmen der Brustkrebs-Früherkennung wie Betrachten und Abtasten der Brust, Brust-Ultraschalluntersuchung oder Mammografie angeboten. In seltenen Fällen kommt auch die Kernspintomografie zum Einsatz (Magnetresonanztomografie, MRT).

Behandlung von Brustkrebs

Das Mammakarzinom ist der häufigste Krebs bei Frauen. In den letzten Jahren haben sich die Heilungschancen und die Überlebenszeit aber deutlich verbessert. Einerseits durch die bessere Vorsorge und frühere Entdeckung des Brustkrebses, andererseits durch die intensive Forschung zur Krankheit. Da sich die Biologie von Brustkrebs unterscheidet, wirken auch Medikamente unterschiedlich.

Basierend auf diesen Erkenntnissen, hat die Behandlung von Brustkrebs enorme Fortschritte bei den drei gängigen Therapieverfahren gemacht, die bei Brustkrebs oft kombiniert werden. Das sind Operation, Strahlentherapie und Medikamente. Heute sind die Operationen bei Brustkrebs weniger radikal und Eingriffe wie Mastektomie (Amputation) und Entfernung der Lymphknoten in der Achsel versuchen Ärzte möglichst zu vermeiden. Derzeit wird nur noch bei 20 % der Krebspatientinnen die betroffene Brust entfernt (früher bei mehr als der Hälfte der erkrankten Frauen).

Auch die Bestrahlungstherapien werden effektiver und kürzer. Und nicht immer ist eine Chemotherapie nötig. In vielen Fällen kann auf die Behandlung sogar verzichtet werden, etwa, wenn der Krebs sich in einem sehr frühen Stadium befindet – oder wenn er bestimmte biologische Merkmale aufweist, die ihn durch andere Medikamente angreifbar machen. Das sind z. B. antihormonelle Medikamente. Auch gibt es neue Therapien mit anderen Wirkstoffen als bisher, die zum Teil auch weniger Nebenwirkungen auslösen als die Chemotherapie.

Zur ergänzenden Selbstbehandlung sind Massage, Vitamine, Ernährungsumstellung, Haltungsänderung, Entspannungstechniken und auch Homöopathie und Phytotherapie möglich.

Abtasten der Brust

Jede Frau sollte unbedingt einmal im Monat die Brust abtasten. Am besten nach der Periode, da die Brust da am gleichmäßigsten ist. Man kann mit einer Hand die Brust halten, mit der anderen alle Teile der Brust im Uhrzeiger- oder Gegenuhrzeigersinn systematisch abtasten. Viele tun es gern unter der Dusche, Seife oder Duschlotion kann es erleichtern. Wie schon erwähnt, wird Brustkrebs in den meisten Fällen von der Frau selbst entdeckt. Deswegen ist das regelmäßige Abtasten so wichtig!

Wichtig zu wissen: Jede Frau hat ein individuelles, leicht selbst ertastbares eigenes Brustmuster. Das Gewebe kann feinkörnig oder klumpig – unter den Achselhöhlen oder im oberen Bereich nicht selten knotig – sein.

Auch sanfte Brustmassagen sind empfehlenswert. Sie verhelfen zu einem freien Lymphfluss in den Brüsten und das führt zum Abtransport von schädlichen Stoffen. Brustmassagen können in der Schwangerschaft wohltuend sein, ferner können sie den Milchfluss anregen.

♡ **Sanfte Streichungen zum Anregen des Lymphflusses**

Beginnen Sie mit der rechten Hand und massieren Sie damit die linke Seite (anschließend umgekehrt).

- Schlüsselbein: Ertasten Sie mit 3 Fingern der rechten Hand die Höhlung über dem linken Schlüsselbein und verschieben Sie die Haut sanft von der Schulter in Richtung Hals.
- Achselhöhle: Heben Sie den linken Arm an und legen Sie die rechte Handfläche auf den behaarten Teil der Achselhöhle und streichen Sie nun von der Achselhöhle nach oben Richtung Arm aus.
- Brust: Legen Sie die flache Hand auf das Brustbein und streichen Sie sanft zur Achselhöhle oberhalb, über und unterhalb der Brust.
- Taille: Streichen Sie mit der flachen Hand von der Taille zur Achselhöhle.

Führen Sie jede Streicheinheit mehrmals (5–10-mal) aus. Führen Sie diese sanft und leicht aus, es geht nicht darum, Muskelgewebe zu kneten. Vielmehr bewegen und streicheln Sie die Haut. Damit unterstützen Sie die feinen Lymphgefäße in ihrer Funktion, Gifte und Stoffwechselprodukte aus dem Gewebe zu entfernen. Ferner beschleunigt die Streichmassage den Transport der Schlackenstoffe zur Entsorgung in den Lymphknoten.

Brust und Lust

Selten steht bei Frauen das eigene Brusterlebnis im Mittelpunkt – das gilt in der Medizin sowie im Bereich der Sexualität. Laut Sexualstudien erreichen etwa 5 von 100 Frauen allein durch Stimulierung ihrer Brüste den Orgasmus. Andere klagen, ihre Partner seien zu stark auf den Busen fixiert.

Entscheidend für die Gesundheit ist auch hier die Selbstliebe. Schon immer galten Brüste als Symbol des Lebens und der Fülle. Und es war immer gleichgültig, welche äußere Form sie besaßen. Also kann doch eigentlich gar nichts falsch daran sein. Es tut gut, wenn wir ein positives Bild von unserer Brust (und dem Körper) haben. Psychosomatische Mediziner gehen davon aus, dass ein liebevoll bedachter Körperteil besser durchblutet ist, besser mit Vitalstoffen versorgt wird als innerlich abgelehnte und ungeliebte Teile, besser funktioniert und mehr Abwehrkräfte hat und dadurch seltener krank wird. Genügend Gründe dafür, unsere Brust, aber auch alle anderen Körperteile noch mehr zu lieben.

Man kann sich bei der eigenen Brust auch »bedanken«. Das kann man beim ganzen Körper tun. Denn er arbeitet rund um die Uhr für uns. Dankbarkeit ist ein positives Gefühl, das immer guttut.

15 Das Wunder der Schwangerschaft

Was für ein Geschenk, ob gewollt oder ungewollt: Die Entstehung eines Kindes im eigenen Leib ist unglaublich. Das große Abenteuer beginnt mit einem positiven Schwangerschaftstest und hält danach ein Leben lang an. Allerdings stellen die neuen Umstände den Alltag einer Frau völlig auf den Kopf. Jede werdende Mutter hat in dieser Zeit mit Unsicherheiten zu kämpfen. Das Heranwachsen des Kindes scheint unkontrollierbar und der eigene Körper macht 9 Monate lang, was er will. Es ist deshalb völlig normal, dass viele Frauen in dieser Zeit ambivalente Gefühle haben. Nur trauen sie es sich manchmal kaum auszusprechen, weil alle immer nur sagen, wie toll es ist und wie glücklich man darüber sein sollte. Es ist fast wie ein Tabuthema, diese Gefühle in der Schwangerschaft und auch nach der Geburt zu haben. Aber es ist eben auch eine Zeit mit Höhen und Tiefen. Auch die anderen Gefühle sind normal und dürfen da sein. Je mehr wir sie tabuisieren, desto schlimmer werden sie. Durch eine Schwangerschaft ändert sich schließlich das ganze Leben. Aus meiner Praxis weiß ich, wie hilfreich und nützlich es für Frauen ist, darüber zu reden. Meist verschwinden die Bedenken und Ängste von selbst, wenn Frauen bereit sind, sie zuzulassen, anzusprechen und anzunehmen. Schon das Wissen, dass es anderen auch so geht, hilft. Also bitte sprechen Sie mit Ihrem Arzt und Ihrer Hebamme darüber. Sie können Ihnen dabei helfen. Und Sie können die Schwangerschaft dann wieder und noch viel mehr genießen. Vielleicht gelingt es Ihnen ja auch mit dem Kind im Bauch, eine Beziehung aufzubauen. Das tut gut und hilft. Reden Sie mit dem Kind, erklären Sie, was Sie fühlen, wie sich die Gefühlsschwankungen anfühlen, wie es Ihnen geht, und sagen Sie dem kleinen Wesen immer wieder, dass es willkommen ist.

Ambivalente Gefühle gehören dazu

Eine meiner Patientinnen hatte sich jahrelang Kinder gewünscht. Sie hatte ihren anstrengenden und erfolgreichen Job aufgegeben, um endlich in Ruhe schwanger werden zu können. Als auch das nicht half, bewarb sie sich mit ihrem Mann für eine Adoption und hatte nach einiger Zeit tatsächlich Glück. Ein sieben Monate alter Junge kam zu ihnen und dann wurde die Frau direkt schwanger. Ihr jahrelanger Wunsch hatte sich gleich doppelt erfüllt. Und dennoch hatte sie gerade nach der relativ anstrengenden Geburt zuweilen ambivalente Gefühle. Vor allem, weil sie keine Zeit mehr für sich hatte und dazu immer fremdbestimmt wurde. Das muss auch gelernt werden. Doch sie schaffte es mit der Zeit und war eine glückliche Mutter.

Frauen verschieben ihren Kinderwunsch oft

Viele Paare möchten erst noch berufliche Karriere machen und dies und das erleben. Sie verschieben den Kinderwunsch auf später, was ja auch okay ist. Doch immer wieder habe ich erlebt, dass es dann nicht mehr klappte oder das Paar sich trennte und die Frau dann kinderlos blieb. Die Fruchtbarkeit ändert sich leider mit den Jahren. Aber auch die Ernährung hat in den letzten Jahren einiges verändert.

Als Frauen müssen wir dies bedenken. Wir haben keine so lange Phase wie Männer, um ein Kind zu bekommen. Die Frauen sind jung, wenn sie Beziehungen eingehen. Aber sie studieren, machen Ausbildungen, verdienen ihr erstes Geld, werden unabhängig, leben und genießen. Das ist wunderbar. Ich habe auch Frauen, die als Vierzigjährige noch ein gesundes Kind zur Welt brachten, doch die Fruchtbarkeit nimmt ab vierzig deutlich ab. Also überlegen Sie sich ganz allein in Ihrem eigenen Interesse, ob Sie ein Kind möchten und ob Sie schon den idealen Partner gefunden haben.

Die Befruchtung

Vereinigung der Vorkerne

Zygotenbildung

Befruchtung

Eileiter

Beginn der Zellteilung

Eizelle

1. Tag

2. Tag

Eierstock

Zweizellstadium

Vierzellstadium

3. – 4. Tag

Achtzellstadium

5. Tag

6. – 7. Tag

8. – 12. Tag

Blastozyste

„Schlüpfen" der Blastozyste

Einnistung

Ich habe auch immer wieder Patientinnen, die auf ihren eigenen Kinderwunsch verzichten, weil sie einen Mann haben, der schon Kinder hat. Häufig ging dann die Partnerschaft in die Brüche, als die Frauen schon über vierzig waren. Sie fanden dann nicht so schnell einen neuen Partner, um doch noch schwanger zu werden. Der Ex-Partner dagegen hatte meist schnell wieder eine neue Freundin und sie bekamen auch nochmal ein Kind. Das ist schmerzlich und womöglich die Ironie des Schicksals.

Also denken Sie bitte an sich und Ihre Wünsche. Falls es keinen Partner gibt, gibt es heute ja auch noch andere Möglichkeiten, schwanger zu werden (oder ein Kind zu bekommen). Auch das muss mit allen Konsequenzen überdacht werden. Hören Sie in sich und folgen Sie Ihrer Intuition, die wird Sie gut leiten.

Was tun bei unerfülltem Kinderwunsch?

Ein unerfüllter Kinderwunsch ist für viele Paare eine große emotionale Belastung. Die Zahl der Paare, die lange auf ein Kind warten müssen, hat sich in den letzten Jahren leider erhöht. Dies kann z. B. an der Ernährung, am Alter, der steigenden Umweltbelastung, Stress oder auch mangelnder Bewegung liegen. Es gibt aber auch die unterschiedlichsten anderen Ursachen, die man herausfinden muss, damit man darauf aufbauend Lösungsansätze entwickeln kann. Hierzu zählen Hormonwertuntersuchungen zur Ermittlung des Hormonstatus, ein Spermiogramm zur Ermittlung der Zahl und der Aktivität der Samenzellen des Mannes, Zyklusmonitoring, Ultraschall zur Eisprungmessung, Bauch- und Gebärmutterspiegelung zur detaillierten Untersuchung der Eileiter und möglicherweise die Weiterleitung an Spezialisten oder Kinderwunschpraxen. Aus meiner Erfahrung weiß ich, dass es oft am besten klappt, wenn die Paare loslassen. Ich hatte eine Patientin, die erst schwanger wurde, als sie es aufgab, zur künstlichen Befruchtung zu gehen. Sie bekam dann noch drei Kinder.

♡ **Neue Erkenntnisse zur Schwangerschaft**

Ich will Ihnen hier einige neue Forschungserkenntnisse zum Thema Schwangerschaft auflisten:

- Die Erhöhung des Krebsrisikos durch künstliche Befruchtung wurde nicht belegt. Aber bei der Verwendung von gefrorenen Embryonen erhöhte sich das Risiko für Krebs im Kindesalter leicht, was die Forscher auch auf das Alter der Frauen zurückführten. Auch hier gilt: je jünger, desto besser.
- Inzwischen gilt fast jedes 10. Paar als ungewollt kinderlos. Forscher gehen davon aus, dass Sport die Chance, schwanger zu werden, verbessert.
- Bei Frauen mit wenigen Stammzellen kann eine vorzeitige Alterung der Gebärmutterschleimhaut hervorgerufen werden. Dadurch sinkt die Wahrscheinlichkeit einer Schwangerschaft.
- Lakritze sollte in der Schwangerschaft lieber nicht gegessen werden. Untersuchungen zeigten, dass Kinder dadurch in ihrer Entwicklung verzögert waren: Der Wortschatz war geringer, das erzählerische Gedächtnis schlechter, das räumliche Vorstellungsvermögen und die Konzentrationsfähigkeit vermindert. Und die Entwicklungen setzten sich im Alter fort.
- Beim Känguruhen (Kangarooing) legen sich die Eltern das nackte Frühchen (mit Windel) auf die nackte Brust. Das erhöht offenbar die Intelligenz und Bindung sowie psychosoziale und emotionale Entwicklung werden gestärkt.
- Paracetamol ist nicht gut für Schwangere. Es mehren sich die Hinweise, dass es das Asthmarisiko bei Neugeborenen erhöht.
- Stress kann zu Fehlgeburten führen.
- Auch Männer leisten ihren Beitrag. Ihre Spermienqualität nimmt mit dem Alter ab und kann mitverantwortlich für Fehlgeburten sein.
- Dasselbe gilt für Alter und Übergewicht. Diese wirken sich negativ auf Schwangerschaften und Fehlgeburten aus.

Auch das sogenannte Social Freezing hat sich in den letzten Jahren weiterentwickelt. Dabei werden vorsorglich unbefruchtete Eizellen eingefroren, damit sich Frauen, wenn sie noch nicht bereit für eine Schwangerschaft sind (z. B. weil sie noch nicht den passenden Partner gefunden haben) auch im fortgeschrittenen Alter noch eine Chance auf eine Schwangerschaft haben. Ausschlaggebend für den späteren Erfolg ist auch hier das Alter der Frau. Je jünger sie sind, desto besser sind auch ihre Eizellen und somit die Wahrscheinlichkeit mit den eingefrorenen Zellen später schwanger zu werden.

Schöpfung in 280 Tagen

Eine Schwangerschaft dauert in der Regel 40 Wochen und wird in drei Drittel (Trimena oder Trimester), also 3 Abschnitte von etwa 3 Monaten Dauer (je ca. 13 Wochen), eingeteilt, in denen es zu typischen Entwicklungen und Veränderungen kommt. Die Schwangerschaft wird ab dem ersten Tag der letzten Periode berechnet. Da der Eisprung und die Befruchtung aber erst etwa 2 Wochen später stattgefunden haben, ist der Embryo und später der Fötus immer 2 Wochen jünger, als es die Anzahl der Schwangerschaftswochen (SSW) vermuten lassen. Nach der Befruchtung teilt sich die Zygote (befruchtete Eizelle) mehrfach, sodass innerhalb kurzer Zeit ein Zellhaufen entsteht. Ist das Zellpaket (Blastozyste) nach seiner Wanderung durch den Eileiter in der Gebärmutter angekommen, so teilt es sich weiter. Es entstehen Embryo, Fruchthüllen und Plazenta. Einige Zellen bilden HCG (humane Choriongonadotropin), welches als Schwangerschaftshormon im Blut und Urin gemessen werden kann. Gleichzeitig fängt der Eierstock an, vermehrt Progesteron aus dem Gelbkörper zu bilden. Das wiederum sorgt dafür, dass die Gebärmutterschleimhaut erhalten bleibt und nicht wie bei der Regelblutung abgebaut wird.

Das erste Drittel der Schwangerschaft

Im ersten Drittel der Schwangerschaft entwickeln sich beim Embryo bereits alle Organe und auch die Ohren, Augen und Augenlider werden angelegt. Ab dem 22. Tag oder der 5. Schwangerschaftswoche (SSW) beginnt das Herz zu schlagen. Eine Woche später ist der Herzschlag auch schon im Ultraschall zu sehen. In der 12. Woche ist der Embryo etwa 6 cm lang und 15 g schwer. Jetzt schlägt sein Herz 120–160 Mal pro Minute. Nach 12 Wochen ist alles komplett angelegt. Die Embryonalperiode ist abgeschlossen und jetzt wächst das Kind nur noch. Die folgende Phase bis zur Geburt heißt Fetalperiode.

Der Körper der werdenden Mutter verändert sich. Von außen ist zwar noch nichts sichtbar, doch die Frau bemerkt schon bald nach dem Ausbleiben der Periode Veränderungen wie Brustspannen, Müdigkeit oder manchmal Übelkeit. Durch den Einfluss der Hormone wird auch die Brust größer und empfindlicher. Die Gebärmutter wächst, die Muskulatur und das Bindegewebe lockern sich, ihre Gefäße werden weiter und alles ist besser durchblutet. Spätestens ab etwa der 7. SSW treten dann die typischen Schwangerschaftsanzeichen auf. Dazu gehören ein veränderter Stoffwechsel, weniger häufiger Haarwechsel, Pigmentierungen auf der Haut. Die Sehnen und Bänder werden weicher und dadurch dehnbarer. Die wachsende Gebärmutter drückt allmählich auf die Harnblase und der Harndrang wird häufiger. Eine stärkere Durchblutung der Scheide kann zu vermehrter Sekretbildung und vaginalem Ausfluss führen. Die Veränderungen des Stoffwechsels führen zur erhöhten Flüssigkeitseinlagerung in den Zellen und zur (typischerweise im ersten Drittel) auftretenden Übelkeit, Müdigkeit oder Schwindelgefühlen.

Hautveränderungen können um die Brustwarze, auf der Bauchdecke, im Gesicht und im Schambereich entstehen und beispielsweise bestehende Muttermale und Sommersprossen können dunkler werden. Dafür ist ein Hormon der Hirnanhangsdrüse, das melanozytenstimulierende Hormon (MSH) verantwortlich. Schließlich steigen noch der Grundumsatz des Körpers und der Sauerstoffverbrauch während der

Schwangerschaft an. Häufig sieht man Frauen die Schwangerschaft im Gesicht an, denn es wirkt etwas runder.

Jede werdende Mutter sollte unbedingt die angebotenen Vorsorgeuntersuchungen wahrnehmen. Sie bekommt einen Mutterpass, in dem alles dokumentiert wird. Ich arbeite in meiner Praxis mit einer Hebamme zusammen. Das ist sehr gut und hat sich bestens bewährt. So bekommen die werdenden Mütter von Anfang an die optimale Betreuung.

 Schon mit dem ungeborenen Kind sprechen

Reden Sie von Anfang an mit Ihrem kleinen Schatz. Erzählen Sie ihm, wie es Ihnen geht, was Sie tun und dass Sie ihn sehr lieb haben und sich auf ihn freuen. Er spürt Ihre Gefühle, und so können Sie jetzt schon eine Beziehung zu ihm aufbauen. Auch wenn es in der Schwangerschaft Schwierigkeiten gibt, reden Sie mit ihm darüber – Sie sind jetzt ein Team. Er versteht Sie und gemeinsam schaffen Sie es viel besser, und es wird für beide noch schöner und intensiver sein.

Das zweite Drittel der Schwangerschaft

Beim Fötus sind bereits am Ende der 12. SSW alle Organe ausgebildet. Sie müssen nun weiterwachsen, um zu ihrer vollen Funktionsfähigkeit zu gelangen. Es können auch schon menschliche Züge (Gesichtsmerkmale) beim Fötus erkennbar sein und langsam fangen die Proportionen an, sich zu verändern und sich dem verhältnismäßig großen Kopf anzupassen. Manchmal wird für die werdenden Eltern einiges klarer. Bei günstiger Lage des Kindes können die äußeren Geschlechtsorgane zu erkennen sein. Von der 15. bis 18. Woche verstärken sich die Knochen, die Lungen entwickeln sich weiter und der Fötus »atmet" das Fruchtwasser ein und aus. Ab der 17. Woche können Frauen, die schon ein Kind geboren haben, manchmal schon die ersten Kindsbewegungen wahrnehmen. Schwangere, die ihr erstes Kind bekommen, nehmen die ersten Kindsbewegungen meist ab der 20.–21. Schwangerschaftswoche wahr. In der 19. bis 22. Woche beginnt das Wachstum des Kopfhaares und es werden die Zahnleisten für die Milchzähne angelegt. Die Haut verliert ihre Durchsichtigkeit, die Lungenbläschen werden ausgebildet, Leber und Milz beginnen mit der Produktion weißer Blutkörperchen. Jetzt spürt auch die Mutter die (noch unregelmäßigen) kindlichen Bewegungen. Gegen Ende der 22. Woche ist das Baby ungefähr 500 g schwer und 19 cm lang. Es lagert nun vermehrt Fett ein, was sich an der Zunahme von Gewicht und Größe zeigt (ca. 600 g, 22 cm). Das Innenohr ist komplett ausgebildet, sodass das Ungeborene hören kann und auch auf Geräusche von außen regiert. Die kindlichen Bewegungen trennt man in Massenbewegungen, die schon sehr kräftig zu spüren sind, und in feine koordinierende Bewegungen, wie das Nuckeln und das Spiel der Hände und Füße. Ab der 24. Woche kann sich beim Kind ein Schlaf-wach-Rhythmus mit 30-minütigen Tiefschlafphasen einstellen. Der Fötus öffnet die Augen. Die Lunge ist ab der 25. bis 27. Woche nahezu ausgebildet, aber noch nicht voll funktionsfähig (durch fehlende biochemische Stoffe, Surfactants).

Von der Mutter wird das zweite Drittel der Schwangerschaft meistens als beschwerdefrei wahrgenommen. Übelkeit und Erbrechen sind normalerweise verschwunden und die Größe der Gebärmutter und die Gewichtszunahme behindern sie noch nicht bei körperlichen Aktivitäten und der Atmung. Der Kreislauf von Mutter und Kind sind über die Nabelschnur miteinander verbunden. Die Plazenta übernimmt ab der 12. Woche die Ernährung des Fötus. Er wird über das Blut der Mutter mit den benötigten Nährstoffen versorgt. Dadurch erhöht sich das Volumen des Bluts um ca. 1,5 Liter, sodass das mütterliche Herz mehr arbeiten muss und der Puls um 5–10 Schläge/Minute ansteigt. Auch das Atemvolumen nimmt zu. Die Gebärmutter wächst deutlich, sodass sie in der 18.–19. SSW etwa die Größe einer Melone hat und fast die Höhe des Nabels erreicht. Die Spannung und Dehnung der Bauchhaut nimmt zu. Es können Schwangerschaftsstreifen auftreten. Hierfür besteht bei manchen Frauen eine Veranlagung. Mit bestimmten Zupftechniken und der Pflege der Haut durch Öle oder Cremes soll dem Zerreißen des Gewebes vorgebeugt werden.

Das Gewicht des Bauches verändert die Körperhaltung: Während der Bauch sich nach vorne wölbt, geht die Schwangere meist unwillkürlich ins Hohlkreuz. Rückenschmerzen sind eine häufige Folge. Der Bauch ist nicht mehr zu übersehen, und die weiter nach oben wachsende Gebärmutter schiebt alle Organe etwas höher.

Das dritte Drittel der Schwangerschaft

Am Anfang des dritten Trimenons ist der Fötus normalerweise ungefähr 30 cm groß und wiegt 1500 g. Die Proportionen des Körpers ähneln jetzt denen eines Neugeborenen. Das Ungeborene ist in der 34. SSW voll ausgebildet, aber noch kleiner. Die Lunge ist vollständig ausgebildet. Kommt es zu einer Frühgeburt vor der 34. Woche, muss eine sogenannte Lungenreife durchgeführt werden. In den nächsten Wochen (bis ca. zur 36. Schwangerschaftswoche) wird vermehrt Fett ins Unterhautfettgewebe eingelagert. Dies ist für die spätere Wärmeregulation außerhalb des Mutterleibes unerlässlich.

Das letzte Schwangerschaftsdrittel ist am beschwerlichsten. Die stetig wachsende Gebärmutter engt die Organe im Bauchraum allmählich ein und die typischen Schwangerschaftsbeschwerden wie Sodbrennen, Verstopfung (Obstipation), Kurzatmigkeit oder der vermehrte Harndrang fangen an.

Die Kindsbewegungen sind jetzt regelmäßig und individuell. Jedes Kind hat ein eigenes Bewegungsmuster, das die Mutter wahrnehmen kann. Für eine normale Geburt sollte das Kind mit dem Kopf nach unten in der Gebärmutter liegen (Schädellage). Viele Kinder liegen schon lange so, manche drehen sich erst vier Wochen vor der Geburt, bei einigen wird bis zum Schwangerschaftsende keine Schädellage eingenommen. Diese liegen in der Beckenend- oder Querlage. Manchmal können sie durch eine äußere Wendung in der Geburtsklinik in die Schädellage gebracht werden. Ein Kind in Beckenendlage muss nicht zwingend zum Kaiserschnitt führen, eine Querlage schon.

Zu einer normalen Schwangerschaft gehören Kontraktionen der Gebärmutter, die sogenannten Übungswehen. Damit trainiert die Gebärmutter für den Ernstfall die Geburt, ohne dass sich dabei der Muttermund öffnet. Senkwehen treten in der Regel vier Wochen vor der Entbindung auf. Das Kind senkt sich (manchmal senkt sich auch das kindliche Köpfchen in das mütterliche Becken). Die Vorwehen beginnen in den letzten 2–3 Wochen vor der Entbindung und bereiten die Gebärmutter auf die Geburt vor. Der Geburtsbeginn zeigt sich durch die Eröffnungswehen an, die zur Öffnung des Muttermundes führen.

Ernährung in der Schwangerschaft

Wenn der Körper sich auf den neuen Mitbewohner einstellt, kann dies zu körperlichem Unwohlsein oder Abneigungen gegen bestimmte Gerüche, aber auch zu Heißhunger führen. Wenn Sie das Gefühl haben, etwas nicht zu vertragen, hören Sie ruhig auf Ihren Körper. Er sagt Ihnen, was Ihnen guttut und bekommt. Eine vollwertige Ernährung ist gesund; wenn sich Frauen vegetarisch oder vegan ernähren, sollten sie das mit ihrem Frauenarzt besprechen. Rohen Fisch und rohes Fleisch sowie Rotschimmelkäse oder Rohmilchprodukte sollten Sie meiden. Kaffee und schwarzer Tee sind in Maßen ist okay (Koffein kann beispielsweise die Herzfrequenz des Babys steigern). Dasselbe gilt für zuckerhaltige Getränke.

♥ **Essen: Sie brauchen nur wenig mehr als früher!**

Die Annahme, in der Schwangerschaft für zwei essen zu müssen, sich also doppelte Portionen zu genehmigen, sollte der Vergangenheit angehören. Empfohlen wird eine zusätzliche Kalorienaufnahme von 300 kcal/Tag und eine gesamte Gewichtszunahme in der Schwangerschaft bei normalgewichtigen Frauen von ca. 12,5 kg. Bis zur 20. Schwangerschaftswoche sollten Schwangere nur 1–3 kg zunehmen. Ein Gewichtsverlust durch Übelkeit hat keine nachteilige Auswirkung auf die Schwangerschaft. Bei anhaltender Übelkeit mit starkem Erbrechen sollten Sie dennoch mit Ihrer Ärztin sprechen.

Nikotin und Alkohol sind Gift für jedes Baby. Eine werdende Mutter muss sich spätestens jetzt darüber klar sein, dass sie nun für zwei sorgt und es nicht mehr nur um die eigene Person geht. Jeder Schluck Alkohol durch die Mutter birgt die Gefahr einer körperlichen oder geistigen Fehlentwicklung und ist daher ein absolutes No-Go.

Gut für sich und das Baby im Bauch sorgen

Zusätzlich wirkt die Umgebung auf den kindlichen Organismus. Wer sich also ständig Lärm und Hektik aussetzt, gefährdet damit die natürliche Entwicklung des Kindes. Das Baby wächst nicht isoliert heran, sondern nimmt zusätzlich zu den äußeren Geräuschquellen auch jede Gefühlsregung der Mutter wahr. Bei lauten Geräuschen oder Emotionen stößt der Körper Hormone aus, die nicht nur den Blutkreislauf der werdenden Mutter überschwemmen, sondern auch den des Babys und es wird auch in seinen Ruhe- und Wachphasen gestört. Extreme Sportarten mit Verletzungsgefahr (wie Tennis, Volleyball, Reiten, Klettern, Leistungssport jeder Art, Langstreckenlauf, Skifahren usw.) sollten Sie lieber nicht ausüben. Ruhiger Sport wie Gymnastik, Yoga oder Schwimmen eignen sich perfekt für diese Lebensphase.

Schwangerschaftsbeschwerden, wie Übelkeit oder Sodbrennen, lassen sich mit Hausmitteln, pflanzlichen Mitteln, Homöopathie oder Akupunktur behandeln. Das stelle ich immer an erste Stelle. Sollte das nicht helfen, haben wir zum Glück immer noch die Schulmedizin. Für mich als Ärztin ist es wichtig, beides zu kennen. Zusammen mit meiner Hebamme und der Patientin finden wir dann die beste Lösung. Auch hierbei müssen Patientinnen individuell entscheiden.

Frauen erleben Sex in der Schwangerschaft anders als vorher und sind von Natur aus auf ein sanftes Vergnügen orientiert. Einigen Männern behagt die Vorstellung nicht, dem Ungeborenen auf diese Weise nahe zu sein, und so drücken manche Paare in diesem Fall ihre Sexualität auch als Liebkosen und Kuscheln aus, wodurch das Baby einen intensiven Kontakt zum Vater erhält.

Jede Geburt ist ein aufregendes Erlebnis

Egal, ob es das erste Kind ist oder nicht: Sobald der errechnete Geburtstermin näher rückt, werden die meisten Frauen nervös. Vor dem Entbindungstermin steigt die freudige Erwartung, manchmal kommt auch Unbehagen oder Angst hinzu. Viele freuen sich, dass es nun bald endlich mit der Geburt losgeht.

Es ist nicht immer leicht, Vor- und Übungswehen von echten Geburtswehen zu unterscheiden. Sobald die Wehen regelmäßig, in Abständen von wenigen Minuten und über längere Zeit auftreten, ist es so weit. Sie sollten sich schon frühzeitig überlegen, ob Sie in einer Klinik, einem Gebärhaus oder daheim Ihr Kind zur Welt bringen möchten und das mit Ihrem Arzt und Ihrer Hebamme besprechen. Alles hat Vor- und Nachteile. Zum Glück hat sich heute viel geändert. Die Kreißsäle gleichen heute eher Wohnzimmern, die aber in Gefahrensituationen doch über alle schulmedizinischen Möglichkeiten verfügen. Wenn sich schon vor der Geburt Probleme abzeichnen oder es nach einer Frühgeburt aussieht, empfehle ich Ihnen eine Klinik mit angeschlossener Kinderklinik.

Am längsten dauert in der Regel die Eröffnungsphase: Erstgebärende sollten mit bis zu 12 Stunden rechnen; bei Frauen, die schon mindestens einmal geboren haben, geht es meist schneller. In der Eröffnungsphase öffnet sich der Muttermund auf 10 cm. In der zweiten Phase, der Austreibungsphase, setzen die meist sehr schmerzhaften Presswehen ein, die schließlich das Kind auf die Welt bringen. Auf die Entbindung folgt schließlich noch die Nachgeburtsphase: Dabei zieht sich die Gebärmutter zusammen, die Plazenta löst sich von der Gebärmutterwand und wird dann als Nachgeburt ausgeschieden.

Wehenschmerzen

Diese entstehen durch regelmäßige Muskelkontraktionen der Gebärmutter. Dadurch öffnet sich der Muttermund und das Kind wird allmählich immer weiter in den Geburtskanal geschoben. Viele Frauen haben Angst vor diesen Schmerzen und verkrampfen. Dadurch können sich die Schmerzen noch verstärken. Gerade bei der Geburt sollten Sie Ihrem Körper vertrauen! Jetzt wirken Hormone wie körpereigene Schmerzmittel und verhelfen Ihnen zu ungeahnten Kräften. In den Wehenpausen können Sie wieder neue Energie tanken. Denken Sie immer daran, wie schön es sein wird, bald dieses kleine Wesen in den Armen zu halten.

 Die Schmerzen erträglich machen

Durch gezielte Geburtsvorbereitung, richtige Atmung, homöopathische Mittel, Aromatherapie oder auch Akupunktur kann man Ihnen helfen. Nehmen Sie ruhig Beistand zur Geburt mit. Mit einer sogenannten vertikalen Geburt auf einem Hocker oder am Seil oder als Wassergeburt kann man die Geburt auch gut unterstützen und oftmals erleichtern.

Bei zu großen Schmerzen können die Ärzte Ihnen schmerzlindernde Medikamente geben und auch die Periduralanästhesie (PDA) steht zur Verfügung. Machen Sie sich keine Sorgen und vertrauen Sie den Fachleuten. Auch die Lage des Kindes oder die Anatomie des Beckens können die Schmerzen unerträglich machen. Schmerzen werden ganz unterschiedlich wahrgenommen.

Der wichtigste Tag im Leben

Vielleicht können Sie die Geburt auch als großes Erlebnis zelebrieren. Manche vergleichen es mit einem Orgasmus. Allerdings kenne ich keine Frau, die das so erlebt hat und solche Gefühle hatte. Aber Sie können durch Achtsamkeit für den Moment da sein, in sich und mit Ihrem kleinen Schatz sein. Denn auch er vollbringt Höchstleistungen. Vielleicht gibt es Momente, die Sie zusammen genießen können. Es ist für Sie beide einer der wichtigsten Tage im Leben. Sie sind ein tolles Team und schaffen es gemeinsam. Feiern Sie und seien Sie dankbar. Auch Visualisieren kann helfen, die Geburt leichter zu gestalten, und wenn Sie gläubig sind, können Sie auch beten. Alles wird Sie unterstützen.

Glücksgefühle inbegriffen

Nach der Entbindung überwiegen fast immer unglaubliche Glücksgefühle und die Anstrengungen und Schmerzen sind schnell vergessen. Danach sollten Sie sich Ruhe und Entspannung gönnen und einige Tage noch das Wochenbett genießen. Geben Sie Ihrem Körper Zeit, sich an das Leben mit dem Kind zu gewöhnen.

Wichtig ist es, dass die kleinen Kinder viel Körperkontakt haben. Das tut ihnen gut, fördert die seelische und körperliche Entwicklung und die Bindung. Sie brauchen die Nähe zu ihren Eltern und Geborgenheit. Durch Tragevorrichtungen kann die Mutter ihr Kind viel am eigenen Körper haben. Auf keinen Fall sollten Sie Ihr Kind schreien lassen. Wenn Kinder schreien, fehlt ihnen etwas. Gehen Sie hin, schauen Sie, was das Kind braucht, ob es hungrig oder durstig ist, eine nasse Windel hat oder einfach nur Nähe braucht. Kinder schreien nicht, um uns zu ärgern. Es ist die einzige Art der Kommunikation, die sie haben, um uns mitzuteilen, dass ihnen etwas fehlt. Geben Sie dem Kind Aufmerksamkeit. Dadurch fördern Sie sein Urvertrauen. Gerade die ersten Monate und Jahre sind für das ganze Leben so wichtig. Defizite in dieser Zeit wirken sich das ganze Leben aus.

Ich sehe immer wieder, wie ruhig und zufrieden Kinder später sind, die viel Nähe, Aufmerksamkeit und Zuwendung schon in der Anfangszeit bekamen. Defizite dagegen können das ganze Leben negativ beeinflussen, zu Ängsten, Depressionen oder anderen psychischen Problemen führen. Für jede Zeit, die Sie Ihrem Kind widmen, werden Sie später hundertfach belohnt. Und ganz ehrlich: Wie schön ist die Zeit mit einem kleinen Baby zu verbringen. Schlaflose Nächte werden wir doch durch ein kleines Lächeln ganz schnell vergessen. Zum Glück hat sich da viel geändert im Vergleich zu früheren Zeiten, wo man noch sagte, dass man Kinder ruhig schreien lassen solle, das stärke die Lungen. Wie furchtbar.

Auch Frühchen, die im Brutkasten sind, sollten viel Hautkontakt zu den Eltern haben. Das sogenannte Kangarooing (dabei wird das nackte Baby auf den nackten Oberkörper der Mutter oder des Vaters gelegt und mit einer Decke oder Tuch umschlungen) sorgt dafür, dass die Kleinsten bessere Überlebenschancen haben, weniger Infekte und Atemwegserkrankungen, weniger Stress und eine bessere motorische, körperliche und kognitive Entwicklung erfahren. Sie sollen auch langfristig von dieser emotionalen Nähe profitieren.

 Oxytocin – das Wunderhormon

Über kaum ein anderes Hormon wird so viel geschrieben, wie über Oxytocin. Es wird im Gehirn produziert und von der Hirnanhangsdrüse ausgeschüttet. Es ist das Hormon, das Wehen auslöst und wird so auch in der Geburtshilfe eingesetzt. Ferner hilft es bei der Rückbildung der Gebärmutter nach der Geburt. Es ist auch für das Stillen wichtig: Während das Hormon Prolaktin die Milchproduktion in Gang bringt, hilft Oxytocin, die Milch aus den Drüsen freizusetzen. Daneben hat es noch viele weitere positive Wirkungen, die momentan wissenschaftlich untersucht werden: Es soll Blutdruck und Kortisolspiegel senken und so beruhigend wirken und beim Stressabbau helfen. Auch die Wundheilung wird unterstützt und Oxytocin scheint beim Abnehmen zu helfen.

In den Medien wird Oxytocin als Kuschel- oder Treuehormon bezeichnet. Denn es gilt als das Bindungshormon, das die Bindung zwischen Mutter und Kind verstärkt. Da es auch beim Orgasmus freigesetzt wird, fühlen sich Paare danach so verbunden. Es wird aber auch bei anderen angenehmen Körperkontakten, dem Austausch von Zärtlichkeiten oder Massagen und sogar beim Singen freigesetzt. Vielleicht hat es ja auch bei der heilsamen Wirkung von Meditation und Hypnotherapie seine Finger im Spiel.

Stillen

Wenn Sie Ihr Baby an die Brust legen, kommt zuerst die Vormilch, die überwiegend Wasser, aber auch Fett, Eiweiß, Zucker, Vitamine und Mineralstoffe enthält. Anschließend folgt die sättigende Muttermilch. Am besten gelingt das Stillen in einer bequemen und entspannten Haltung. Holen Sie Ihr Kind zur Brust und nicht umgekehrt. Gönnen Sie sich dafür Ruhe und Geduld. Stillen kann eine wunderbare Zeit für Mutter und Kind werden. Deshalb sollten Sie es genießen und als besondere Zeit der Zweisamkeit ansehen. Sie sind sich ganz nahe und haben eine besonders intensive Bindung. Es ist so wertvoll. Als Mutter und Ärztin weiß ich, dass diese intensive und enge Zeit nie mehr wiederkommt. Die Kinder gehen viel schneller ihre eigenen Wege, als wir Mütter es oft uns wünschen. Deswegen dürfen wir diese innige Zeit auch genießen.

Immer noch ist das Stillen die beste Ernährung für Ihr Kind, denn die Muttermilch enthält die wichtigsten Nährstoffe. Wenn möglich, sollten Sie 6 Monate stillen (auch wenn Sie zufüttern müssen). Aber machen Sie sich keinen Stress, wenn es nicht klappt. Es muss zwischen dem Kind und Ihnen passen – alles andere ist jetzt nebensächlich! Das Stillen schützt das Kind vor Krankheiten, Durchfall und reduziert die Wahrscheinlichkeit des plötzlichen Kindstods. Es schützt aber auch vor Allergien oder Übergewicht. Und es sorgt für eine bessere emotionale Bindung zwischen Mutter und Kind. Stillen reduziert auch das Risiko für Brust- und Eierstockkrebs. Ferner macht Stillen glücklich: Stimmungsaufhellende Hormone helfen zu entspannen. Und es ist einfach, günstig und praktisch, denn man hat immer alles dabei.

 Ihr Säugling isst mit
Achten Sie während der Stillzeit auf eine gesunde Ernährung und meiden Sie weiterhin Alkohol, Medikamente und Nikotin. Denn all das geht auch in die Muttermilch über. Bei Veranlagung zu Neurodermitis sollten Milchprodukte in der Nahrung reduziert werden.

Milchstau und Brustentzündung

Nicht selten kommt es zu einem Milchstau, der manchmal zu einer Brustentzündung führt. Diese bringt Symptome wie bei einer Grippe mit sich (Fieber, Schüttelfrost, Gliederschmerzen). Der Milchstau entsteht, wenn die Brust nicht völlig leer wird. In jedem Fall sollten Sie dann Ihren Arzt oder Ihre Hebamme aufsuchen. Eventuell muss Milch abgepumpt werden. Wichtig ist das richtige Stillen. Eventuell können Sie vorher feuchte und warme Umschläge nutzen, danach kühlen und Stress vermeiden. Bei Milchstau können Kartoffelumschläge und bei einer Brustentzündung Quark und Retterspitzumschläge sehr gut helfen. Möglicherweise muss man mit Antibiotika therapieren.

Milchfluss außerhalb der Stillzeit

Tritt außerhalb der Stillzeit eine Flüssigkeit aus der Brust aus, sprechen Mediziner von Galaktorrhoe. Meistens haben beide Brüste den ungewollten »Milchfluss«. Gründe hierfür sind Hormonstörungen oder bestimmte Medikamente.

Vertrauen Sie Ihrer Intuition

Nicht jede Entbindung verläuft reibungslos. Manchmal zeichnet sich schon während der Schwangerschaft ab, dass eine Risikogeburt bevorsteht. Eine Fehllage der Plazenta (Plazenta praevia), eine Mehrlingsschwangerschaft, ein zu großes Kind für das mütterliche Becken oder die falsche Lage (Quer- oder Beckenendlage) können die Gründe sein. Problematisch wird es auch, wenn die Fruchtblase vor der 37. Schwangerschaftswoche platzt (vorzeitiger Blasensprung) oder vorzeitige Wehen einsetzen. Dann droht eine Frühgeburt.

Ebenso können während der Entbindung unvorhergesehene Probleme auftreten, sodass möglicherweise der Einsatz einer Saugglocke oder ein Kaiserschnitt erforderlich werden. Bei der Nachgeburt können ein unvollständig ausgeschiedener Mutterkuchen und damit verbundene starke Blutungen auftreten.

Glücklicherweise verlaufen die meisten Geburten aber völlig normal. Ich habe schon viele Geburten geleitet und mitbegleitet und weiß, wie schnell sich während der Geburt etwas ändern kann. Die Kunst der Geburtshilfe ist es, möglichst lange der Natur ihren Lauf zu lassen, um dann doch im richtigen Moment mit der richtigen Methode einzugreifen. Als Ärztin kann ich Ihnen empfehlen, sich viel auf Ihre Intuition in der Schwangerschaft zu verlassen. Ihr Körper und der Körper Ihres ungeborenen Kindes sagen Ihnen immer wieder, was Sie beide brauchen und was Ihnen beiden schadet. Aus meiner Erfahrung als Ärztin und Mutter weiß ich, dass man nie eine bessere Intuition hat als in der Schwangerschaft.

16 Erfülltes Sexualleben

Es gibt die unterschiedlichen Arten von Sex – genauso wie es unterschiedliche Paar-Konstellationen gibt. Ob hetero- oder homosexuell: Manche Begierden ähneln sich, andere sind komplett verschieden. In jedem Fall sollten Frauen in sich hineinhören, was ihnen gefällt. Es kann wild, verträumt, romantisch, zart oder heftig sein. Aber auch keinen Sex zu haben, ist okay – genauso wie mehrmals am Tag. Entscheidend ist das Verlangen des Paares. Es geht darum, was die beiden wollen und ob es beiden gefällt.

Jeder Mensch hat seine eigene Sexualität, mit individuellen Wünschen und Vorlieben. Solange daran Erwachsene beteiligt sind, die damit einverstanden sind, ist alles in bester Ordnung. Diskretion und Vertrauen sind dabei ein absolutes Muss. Dann kann man sich sicher fühlen und hingeben und sich vollkommen fallen lassen.

Unsere Gene und Hormone bestimmen die Erscheinung von Männern und Frauen, was zudem durch Sozialisation verstärkt wird. Schon von klein auf lernen Kinder »typische« Verhaltensweisen, sie ahmen Mutter, Vater und andere Erwachsene nach und beginnen sich damit zu identifizieren. In den letzten Jahrzehnten haben einige Veränderungen stattgefunden und die Übergänge zwischen Männlich und Weiblich sind fließender und Ansichten offener geworden.

♡ **Noch ungeklärt: der Ursprung der sexuellen Orientierung**
Man geht davon aus, dass die sexuelle Orientierung schon früh durch angeborene oder erworbene Gegebenheiten zustande kommt. Heterosexualität, das heißt, die Liebe zwischen Mann und Frau, kommt am häufigsten vor. Nach der aufregenden, leidenschaftlichen Zeit des Verliebtseins folgt Liebe und eine Beziehung, die in die Ehe münden kann. Dann kommt der Kinderwunsch (oder auch nicht) und das Gründen einer Familie. Daneben gibt es aber auch lesbische Beziehungen oder bisexuelle Frauen, die sich von Männern und Frauen angezogen fühlen, und Asexuelle, die kein Bedürfnis nach sexueller Betätigung haben, aber auch nicht darunter leiden.

Ehrlich mit sich – und dem Partner – sein

Auch beim Sex sind die wichtigsten Grundlagen, ehrlich mit sich selbst sein, die eigenen Bedürfnisse kennen (oder kennenlernen) und umsetzen! Dann können Sie Ihre Sexualität genießen, zu Höchstform auflaufen und sich zusammen mit Ihrem Partner Freude und Befriedigung bereiten. Ich hatte schon so viele Frauen in der Praxis, die nicht zum Orgasmus kamen, keine Lust auf Sex hatten oder nicht befriedigt waren. Das liegt normalerweise nicht nur an Ihnen! Vielleicht ist der Geschlechtspartner auch zu schnell, kennt Ihre erogenen Zonen nicht oder will anderen Sex als Sie selbst. Überdenken Sie hin und wieder Ihre Situation und die Partnerschaft. Vielleicht fällt Ihnen dann auf, warum es nicht so schön wie erwartet ist. Oder Sie merken, dass Sie den perfekten Partner haben und deshalb Ihr Liebesleben erfüllend ist. Hören Sie ruhig auf Ihren Körper und Ihre innere Stimme. Die wissen, was Ihnen gefällt und guttut. In der Sexualität geht es nicht nur um das körperliche Zusammensein, sondern auch Ihr ganz persönliches Kopfkino.

Erst vor Kurzem kam eine Frau Mitte 50 in meine Sprechstunde und wollte ein Patentrezept für einen Orgasmus von mir. Das gibt es leider nicht – wenngleich es wieder mal einige Faktoren gibt, die auch das erleichtern können. Ich kann verstehen, dass sie es unbedingt einmal im Leben erlebt haben möchte.

Eine befriedigende Sexualität hat die unterschiedlichsten Facetten, ist spannend und vielfältig und manchmal auch ein langer Prozess des Suchens. Auch ist es immer noch ein Tabuthema und Frauen reden nicht gern über ihr Sexualleben. Wenngleich Sex überall präsent ist, wird Sex in der Öffentlichkeit eher mit Sex-Appeal gleichgesetzt und dargestellt. Wohlgeformte Frauenkörper mit hübschen Brüsten und rundem Hinterteil etc. sind gängige Bilder in der Öffentlichkeit. Dabei ist Schönheit definitiv keine Garantie für guten Sex. Das weiß ich sowohl aus meiner Praxis als auch durch bundesweit umfassende Befragungen. Häufig sind es die unscheinbaren Frauen, die ruhigen und in sich gekehrten, die den besseren Sex haben und zum Orgasmus kommen. Vielleicht lassen sie sich nicht von Schönheitsidealen beeindrucken, fühlen sich wohl in ihrer Haut und in ihrer Partnerschaft. Das sind perfekte Voraussetzungen fürs Gelingen!

Zum Orgasmus kommen

Eins steht aber fest: Frauen sind anders als Männer und empfinden auch nicht so wie sie. Der weibliche Körper hat unzählige erogene Zonen. Die Haut ist die größte davon. Die Brust und Brustwarzen reagieren ebenfalls auf Berührung und Erregung. Die wichtigste Rolle im sexuellen Leben hat die Klitoris, denn sie dient nur der Lust. Es ist durchaus gut, sich selbst zu berühren und den eigenen Körper kennenzulernen. Nur, wenn man weiß, was einem selbst gefällt, kann man es dem Partner zeigen. Seien Sie offen und reden Sie über Ihre Wünsche. Denn der Partner kann es nicht erahnen, was man selbst möchte.

Der Orgasmus kann lustvoll und befriedigend sein und zum schönsten der Welt gehören. Doch es ist nicht das einzig Schöne für Frauen in der Sexualität. Nähe und Zärtlichkeit ist für viele mindestens genauso wichtig. Wie die sexuellen Gefühle sich zeigen und entwickeln, ist nicht immer vorhersehbar. Es gibt unzählige Möglichkeiten. Bei

Frauen spielt sich das Wichtigste im Kopf ab. Sie reagieren auf Situationen, Musik, Charme, Aufmerksamkeit, Flirt usw., die ihre Seele und ihr Gefühl ansprechen.

Vor allem aber reagieren sie anders als Männer. Das führt zuweilen zu Diskrepanzen zwischen Sex und Emotionen und sie suchen den Fehler bei sich und verlieren an Selbstwertgefühl. Da der weibliche Körper durch seine vielfältigen erogenen Zonen in der Lage ist, unterschiedlich Lust zu empfinden, muss es nicht ein Orgasmus sein. Laut einer Umfrage des Hamburger Instituts für Sozialforschung denkt rund die Hälfte der befragten Frauen, dass dem Orgasmus in der Öffentlichkeit und in den Medien zu große Aufmerksamkeit geschenkt wird. Und viele von den Frauen, die nicht zum Orgasmus kommen, sind trotzdem mit ihrem Sexualleben zufrieden.

Selbstbefriedigung

Ich hatte eine 35-jährige Patientin in meiner Praxis, die glücklich verheiratet war, einen liebevollen Mann hatte und dennoch nie zum Orgasmus kam. Sie war unglücklich darüber, aber noch nicht verzweifelt. Ich empfahl ihr nach der Methode von Masters und Johnson vorzugehen. Dabei lernt man zuerst, sich selbst zu entdecken und zu berühren, die Lust zu erkennen, zu spüren und dann sich zu verändern. Sie versuchte es und war tatsächlich erfolgreich – der Orgasmus blieb nicht lange aus.

Anregungen für besseren Sex

Es gibt kein Patentrezept für guten Sex. Doch es gibt einige Dinge, die Sie selbst optimieren können: Leben Sie nach dem Lustprinzip! Lust ist spontan, übermütig, unvermittelt, subjektiv, zuweilen unüberlegt, aber sexy. Lust macht Freude, setzt etwas im Körper frei. Die eigene Lust (oder Unlust) zeigt aber auch, ob Sie den passenden Partner haben, ob Ihnen zu viele Gedanken durch den Kopf schwirren, ob Sie sich in der derzeitigen Lebenssituation wohlfühlen und sie Ihnen guttut und vieles mehr. Lust entsteht letztendlich durch Ehrlichkeit zu sich selbst, durch Zufriedenheit, Selbstliebe, Glück.

Wenn Ihnen Ihre Sexualität Sorgen bereitet und nicht viel Freude beschert, denken Sie über folgende Punkte nach:

- Kennen Sie selbst Ihren Körper und fühlen Sie sich darin wohl?
- Kennen Sie Ihre erogenen Zonen und werden diese von Ihrem Partner stimuliert? Frauen haben eine flachere Erregungskurve als Männer. Dadurch dauern Sex und der Weg zum Orgasmus bei ihnen länger. Ein Vorspiel mit Berührung der erogenen Zonen, aber auch mit liebevollen Worten regt viele an.
- Nach dem Orgasmus möchten Frauen häufig ihre Erregung nachklingen lassen. Nähe und Geborgenheit, in den Arm nehmen und Ähnliches tut oft beiden gut. Es sorgt für Wohlfühlen und Bindung.
- Kennen Sie unterschiedliche Stellungen?
- Ist Liebe mit im Spiel oder nur Lust und Begierde?

Für manche ist es schön, sich zu erfühlen, zu begegnen und lange und intensiv zu genießen. Zärtlicher, sanfter Sex, der auch als Blümchensex bezeichnet wird, zeichnet durch diese Langsamkeit und Achtsamkeit aus, was heute gerade wieder als »Slow Sex« sehr im Trend liegt. Im Tantra verbindet sich dann noch Energie und Spiritualität damit.

Sexuelle Wünsche und Fantasien

Natürlich gibt es auch sexuelle Wünsche und Fantasien. Manche können darüber reden, viele aber nicht. Um seine sexuellen Fantasien zu kommunizieren, brauchen wir Mut und Vertrauen. Häufig ist die Angst, dass der andere damit nicht umgehen kann, aber vollkommen unbegründet. Vielleicht hat er selbst schon über neue Stellungen nachgedacht? Die Partner können selbst interessiert daran sein und möglicherweise sind es ja sogar die gleichen, die er selbst hat. In jedem Fall kann es eine Möglichkeit sein, das Sexleben aufregender zu machen.

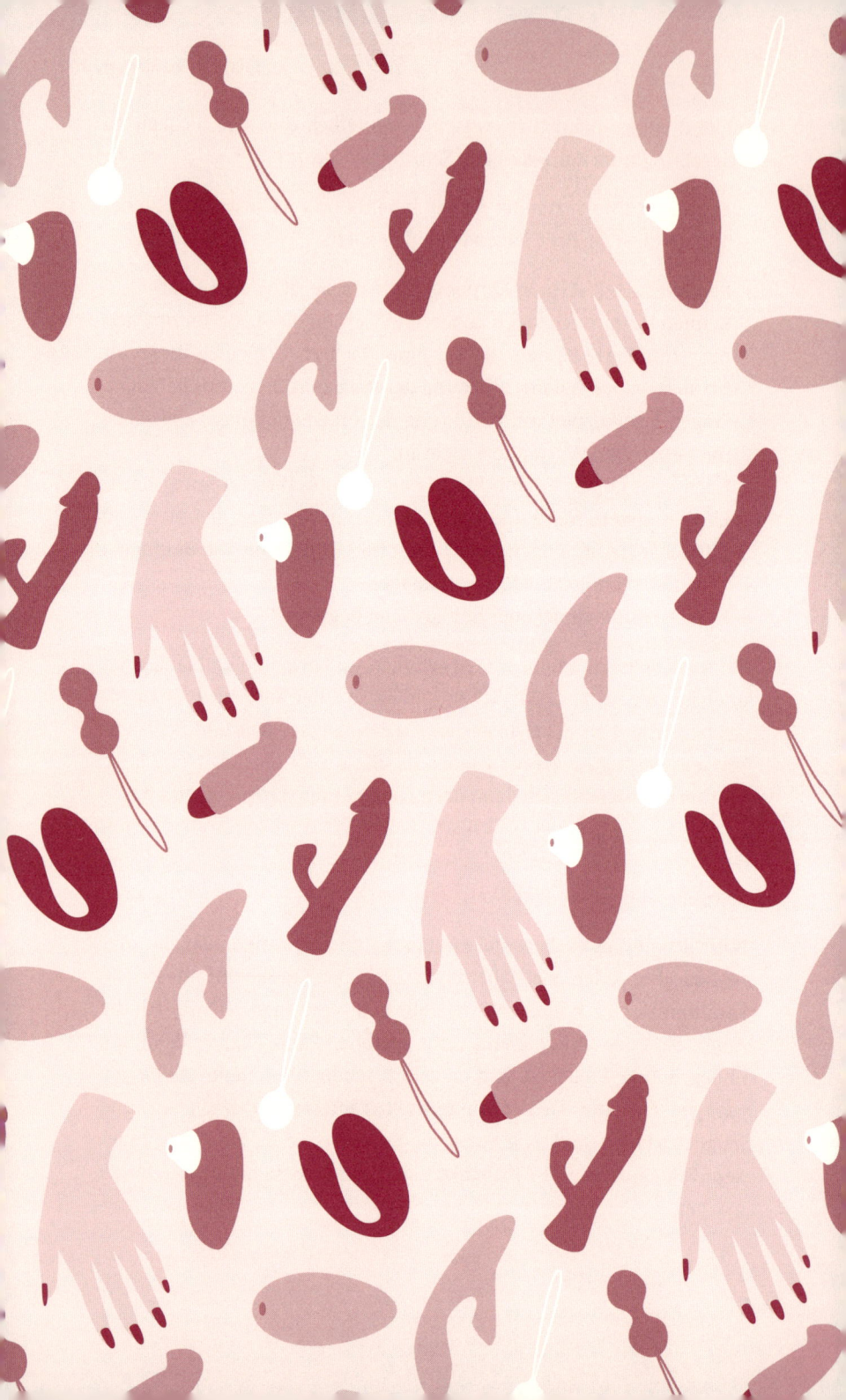

In länger andauernden Partnerschaften verändern sich das sexuelle Verlangen und die Häufigkeit. Die anfängliche Leidenschaft wird routinierter. Um das Sexualleben wieder zu beleben oder zu erhalten, sind beide gefragt. Vielleicht hilft eine andere Umgebung, eine neue Stellung, erotische Literatur, Filme oder Toys? Erlaubt ist, was beiden gefällt. Seien Sie spielerisch, neugierig und probieren Sie aus.

Guter Sex braucht zuweilen auch wertschätzende Kommunikation. Gespräche über Sex brauchen Zeit, einen entspannten Rahmen, Mut und Vertrauen. Nur wer es wagt, sich seinem Partner in gewisser Weise auch zuzumuten, kann hoffen, dass seine sexuellen Wünsche in Erfüllung gehen. Mit dem Partner reden ist immer wichtig. Aber Dirty Talking gehört dann vielleicht doch nur ins Bett.

Sex muss auch nicht lautlos sein. Bei manchen Frauen wie Männern können Stöhnen, Schreien, erfülltes Atmen oder liebe Worte durchaus stimulierend wirken. Es ist doch für beide schön, den anderen zu hören.

Mythen und Fakten über Sex

Aber auch sonst gibt es noch einiges, was Ihnen vielleicht bei einem erfüllteren Sexualleben behilflich sein kann: Der vaginale Orgasmus ist oft ein Irrtum, es wird häufig die Klitoris mitstimuliert. Da sollten sich Frauen nicht verrückt machen lassen. Sexualität ist nicht nur Penetration, sondern kann auch nur Berührung sein. Was und wie sollte jeder durchaus experimentierfreudig ausprobieren. Manche Frauen spüren den G-Punkt, andere nicht. Weder das eine noch das andere ist schlechter. Die Fantasie, das Loslassen und Sichhingeben, und das eigene Kopfkino sind am wichtigsten – aber erst nach der Selbstliebe und der Qualität der Beziehung. Denn durch Loslassen und Entspannen kann man die beste Sexualität erleben. Gute Sexualität ist eine Kunst, die man trainieren kann. Grundlage ist Ehrlichkeit – auf jeden Fall sich selbst und bestenfalls auch dem Partner gegenüber. Sexualität darf spielerisch sein, sie muss nicht ernst sein. Selbst auf den Körper stolz sein und sich gefallen. Das ist ebenfalls sehr wichtig für die

Sexualität. Sich hingeben und nicht immer überlegen: Wie sehe ich dabei aus? Was denkt er? Männer denken weniger beim Sex als wir Frauen, doch zuweilen überlegen sie auch, wie sie es richtig machen. Wir können oft den Kopf nicht abschalten.

Sexualität ist immer noch häufig ein Tabuthema. Lassen Sie sich nicht davon beeindrucken und lösen Sie sich von alten Glaubenssätzen. Auch nach den Wechseljahren kann die Lust noch bleiben, eventuell braucht man etwas Östrogencreme oder Gleitgel und möglicherweise müssen Sie Ihre Erwartungen reduzieren.

Folgen Sie Ihrer inneren Stimme und Lust

Die Brust ist bei manchen Frauen eine erogene Zone, bei anderen nicht. Nach der Geburt bleibt die Lust häufig aus. Das ist normal. Mit kleinen Kindern muss man sich gezielt Auszeiten nehmen. Eine Dating-Night ist gut, wo man nur Paar und nicht Eltern ist. Und immer wieder gilt: Auf den eignen Körper und die innere Stimme hören.

Sex und sexuelle Lust und Triebe haben viele Facetten und halten einiges an Möglichkeiten bereit. Für manche bedeuten Sex-Spielzeuge wie Dildos, Liebeskugeln oder auch Intimpiercings einen Lustgewinn, andere fahren auf Swingerklubs, flotte Dreier oder Cybersex ab. Ebenso sind Sado-Maso oder Analverkehr Themen, die meine Patientinnen beschäftigen oder manche auch anmachen.

Man kann vieles in der Sexualität ausprobieren. Wichtig ist jedoch, dass Sie als Frau das machen, was Ihnen selbst gefällt und nicht allein den Anforderungen Ihres Partners gerecht werden wollen. Sex hat gerade bei Frauen mit Gefühlen zu tun und die sollten nicht zu kurz kommen. Wenn Sie sich benutzt fühlen, entwickelt sich bald eine Abwehrhaltung, die zu Wut führen kann. Das ist nicht gut für die Beziehung.

Der Rat für meine Leserinnen und Patientinnen: Hören Sie unbedingt auf Ihren Körper und beachten Sie Ihre weibliche Intelligenz. Sie sind gute Ratgeber. So können Sie nach Ihrem persönlichen Lustprinzip leben. Das erzeugt Energie, Freude und Liebe!

 Der Lust-Magnet

Ich selbst habe einen speziellen Magneten entwickelt, den Sie in die Scheide einführen können, um die Durchblutung und die Lubrikation zu verbessern. Mit dieser einfachen Methode bekamen 80 % der Frauen wieder Lust, und das ohne negative Nebenwirkungen. Er wirkt so gut und effektiv, dass ich sogar Dankesschreiben von Paaren bekam.

17 Wenn die Seele Hilfe braucht

»Frau Doktor, mir ist gerade alles zu viel. Ich mag gar nicht mehr aufstehen, habe keine Lust, meine Freundinnen zu treffen, vergesse ständig was, freue mich auch über die Aufmerksamkeiten meines Mannes nicht und möchte eigentlich nur schlafen. Liege ich im Bett und will mich ausruhen, kommen dann Ängste. Was soll ich nur machen?« Mit diesen Worten kam vor einiger Zeit eine Patientin in meine Praxis. Sie sah abgekämpft aus, war auch nicht so chic angezogen wie sonst, und ich merkte, dass sie litt. Alles was sie schilderte, sind Anzeichen für eine Depression. Fast jeder kennt das Gefühl, ab und zu traurig zu sein. Das ist normal und auch Teil unseres Lebens. Wenn diese Phasen von Traurigkeit, Mutlosigkeit und Antriebslosigkeit aber über Wochen und Monate anhalten und eigentlich kein wirklicher Grund vorliegt, dann kann es eine Depression sein. Und das ist eine ernst zu nehmende Krankheit, die jeden vierten Deutschen im Laufe seines Lebens ereilt. Vermehrt treten Depressionen im Alter zwischen 30 und 40 Jahren und zwischen dem 50. und 60. Lebensjahr auf.

Depressionen

»Es hat mir den Boden unter den Füßen weggezogen. Ich kann nicht mehr aufstehen, nicht mehr essen, nichts mehr tun. Alles ist grau in grau. Ich fühle nichts mehr, und nichts macht mir Freude,« sind typische Worte depressiver Menschen.

Ob es sich um ein zeitlich befristetes Stimmungstief oder um eine echte Depression handelt, können Ärzte durch konkretes Befragen herausfinden. Ganz einfach ist eine Diagnose jedoch nicht.

Hinweise auf eine depressive Episode können erhöhtes Schlafbedürfnis, Antriebslosigkeit oder eine innere Leere sein. Aber leider ist es nicht immer so eindeutig. Eine klassische Depression kann sich mit

Schlafstörungen, Appetitmangel und Gewichtsreduktion zeigen. Auslöser hierfür sind beispielsweise der Verlust des Arbeitsplatzes, finanzielle Sorgen, eine Trennung oder der Tod des Partners. Rund drei Viertel der Betroffenen erholen sich nach gut einem halben Jahr wieder vollständig und es bleibt bei einer einzigen Episode. Bei den Restlichen können im weiteren Leben neuerlich Depressionen auftreten. Im Fachjargon spricht man dann von wiederkehrenden depressiven Störungen.

Sich Hilfe holen

Eine meiner Patientinnen war erst vor einigen Jahren mit Mann und Kindern in unsere Gegend gezogen. Sie hatte einen Job gefunden, der sie erfüllte, in dem sie sich endlich beweisen konnte und in dem ihr schließlich auch immer mehr Aufgaben übertragen wurden. Das ging so lange gut, bis sie in einem Streit mit ihrem Chef plötzlich zusammenbrach und nur noch weinte. Sie konnte sich nicht mehr beruhigen und reagierte auch zu Hause immer wieder mit Tränen. Bis sie tatsächlich Hilfe in Anspruch nahm und eine Therapie machte.

Bei echten und lang anhaltenden Depressionen sollten Sie auf jeden Fall Hilfe suchen. Es nützt nichts, wenn der Partner mit »Das geht schon vorbei« beschwichtigt. Auch eine Auszeit oder Urlaub sind nicht die Lösung. Denn eine Depression ist eine Erkrankung, die behandelt werden muss. Vielleicht ist es gut, zu wissen, dass Depressionen kein persönliches Versagen widerspiegeln. Schicksalsschläge sind weder planbar noch zu verhindern. Deshalb sollten sich Betroffene auf keinen Fall für ihre Krankheit schämen. Sie sind schließlich nicht plötzlich faul oder disziplinlos geworden, sondern es gibt einen Grund dafür, der herausgefunden werden und bearbeitet werden muss. Oft liegen die Ursachen schon in der Kindheit.

Woran Sie eine Depression erkennen

Mögliche Anzeichen für eine Depression:

- Freudlosigkeit
- Traurigkeit: Leichte bis mittelschwere Depressionen können Traurigkeit hervorrufen und die Betroffenen weinen oft. Schwer depressive Menschen weinen dagegen fast nie, sondern erleben bislang unbekannte Gefühlskälte.
- Rückzug in sich selbst
- Antriebslosigkeit oder Rastlosigkeit: Während sich manche (tagsüber) erschöpft, müde, energielos fühlen und auch Alltägliches als anstrengend empfinden, sind andere rastlos, nervös, ängstlich und innerlich angespannt.
- Stimmungsschwankungen: Morgentief und Stimmungsaufhellung gegen Abend.
- Interesselosigkeit
- Schlafstörungen
- Gedächtnis- und Konzentrationsstörungen
- Appetitlosigkeit
- keine Lust auf Sex
- körperliche Beschwerden: von Verstopfung, Völlegefühl bis zu unregelmäßigem, beschleunigtem Herzschlag, Kopf-, Nacken- oder Rückenschmerzen
- Schuldgefühle für vergangene Ereignisse
- verzweifelt, lebensmüde, Selbstmordgedanken

Sollten einige dieser Anzeichen auf Dauer auftreten, sollten Sie auf jeden Fall zum Arzt gehen. Der wird Ihnen voraussichtlich eine Psychotherapie vorschlagen, manchmal auch in Kombination mit Medikamenten.

Viele Frauen leiden unter Angststörungen

Rund 20 % aller deutschen Frauen leiden unter Angststörungen. Normalerweise ist Angst eine natürliche Reaktion des Körpers. Sie macht uns aufmerksam auf Gefahren, wir reagieren wach und blitzschnell. Das war schon in der Steinzeit so. In Windeseile stellt sich dabei das Gehirn auf Stress um, der Körper wird aktiviert, und wir sind bereit zur Flucht oder zum Angriff. Genau so läuft es auch heute noch ab. Stresshormone wie Adrenalin, Noradrenalin und Kortisol werden produziert, bringen den Kreislauf auf Hochtouren und beschleunigen die Atmung. Der Herzschlag geht hoch, die Muskeln beginnen zu zittern und Hände und Füße werden kalt. Dies sind einige typische Reaktionen.

Krankhaft ist Angst allerdings, wenn es gar keine Gefahr gibt. Und Angst ist auch nicht gleich Angst, sondern es gibt unterschiedliche Ausprägungen:

Panikstörung

Panik trifft viele Menschen in völlig normalen Situationen wie bei Busfahrten, im Supermarkt oder beim Warten an der Ampel. Plötzlich rast das Herz, sie bekommen Atemnot, Brustschmerzen oder Schwindel- oder Erstickungsgefühle und denken, krank zu sein. Diese Angstsymptome versuchen sie zukünftig zu umgehen und aus ihrem Leben auszuklammern. Sie steigen nicht mehr in Busse und Züge, meiden volle Kaufhäuser oder Veranstaltungen oder schrecken vor Menschenmengen zurück, weil es ihnen Angst macht. Dann kann der Alltag immer schwieriger werden, weil sie gewohnte Dinge, wie mit dem Bus zur Arbeit zu fahren oder im Supermarkt einkaufen zu gehen, nicht mehr tun können. Manchmal kommt noch die Angst vor der Angst hinzu. Ihr Handlungsspielraum und ihr Leben werden immer enger und sie beginnen, sich zu isolieren.

Generalisierte Angststörung

Von einer generalisierten Angststörung spricht man, wenn Menschen ständig besorgt und angespannt wegen eigentlich ganz alltäglichen Ereignissen und Problemen sind. Es können Themen, die auch anderen Menschen Sorgen bereiten (wie Angst um Angehörige oder vor einem Unfall) sein, jedoch sind sie wesentlich stärker ausgeprägt und der Alltag wird dadurch stark beeinträchtigt. Andere Menschen wiederum sorgen sich übermäßig, selbst wenn keine besondere Gefahr besteht, und können ihre Sorgen kaum oder gar nicht kontrollieren.

Eine generalisierte Angststörung kann diagnostiziert werden, wenn die Besorgnis gegenüber alltäglichen Dingen mindestens schon 6 Monate vorhanden ist und Symptome wie Herzklopfen, Schweißausbrüche, Kribbeln im Magen, Schwindel, Angst, verrückt zu werden oder zu sterben, Hitzegefühl oder Kälteschauer, Muskelverspannungen, Konzentrationsschwierigkeiten, Reizbarkeit oder Einschlafstörungen dauerhaft auftreten. Diese Menschen leiden häufig darunter, keine absolute Sicherheit zu haben, und reagieren besonders sensibel auf Reize, die eine Gefahr darstellen könnten. Viele Betroffene denken, dass sie sich mit ihren Sorgen vor Enttäuschungen schützen oder ein Unglück abwenden können. Sie haben vorsorglich Angst, um nicht enttäuscht zu sein, wenn wirklich etwas passiert. Die Betroffenen versuchen häufig, die Auslöser für ihre Ängste (z. B. Berichte über Unfälle) zu vermeiden oder immer wieder nachzufragen (z. B. in der Familie, ob es ihnen gut geht).

Der Arzt verbindet deine Wunden.
Dein innerer Arzt aber wird dich gesunden.
Bitte ihn darum, sooft du kannst.

Paracelsus (1493–1541), deutscher Arzt und Reformator
der Medizin (Theophrastus Bombast von Hohenheim)

Frauen leiden etwa doppelt so häufig wie Männer an einer generalisierten Angststörung. Im Laufe ihres Lebens können ungefähr 5 von 100 Menschen daran erkranken. Oft treten sie zwischen dem 35. und dem 45. Lebensjahr erstmalig auf. Bei den meisten Menschen in Verbindung mit einer psychischen Erkrankung wie Depressionen oder anderen Angststörungen.

Es gibt unterschiedliche Ursachen und Erklärungen für Angststörungen: Sie können ererbt sein (genetische Einflüsse) oder durch erhöhte Aktivität in bestimmten Bereichen des Gehirns entstehen. Vermutlich sind bei den Betroffenen Botenstoffe, die für Entspannung sorgen, im Gehirn weniger vorhanden oder können schlechter wirken. Angststörungen können auch ihre Ursache in der Kindheit haben, wenn z. B. keine feste oder gute Bindung zu den Eltern oder anderen Bezugspersonen bestand.

Soziale Phobie

Menschen mit einer sozialen Phobie meiden andere Menschen, weil sie übertrieben streng mit sich selbst sind und fürchten, negativ (merkwürdig, peinlich, lächerlich) wahrgenommen zu werden. Das führt zwangsläufig zu Stress und Anspannungen und sie meiden die Situationen. Je öfter sie diese aber meiden, desto unsicherer werden sie und ihre Angst immer schlimmer. Die Betroffenen empfinden ihr Verhalten (wie Gehen, Essen oder Reden) oder sichtbare Zeichen ihrer Angst wie Erröten, Schwitzen oder Zittern als unangenehm oder peinlich. Ihre Angst tritt oft in Situationen auf, in denen man beobachtet oder bewertet werden könnte. Sie kann aber auch in Situationen auftreten, in denen man Kontakt zu anderen Menschen aufnehmen möchte oder muss, z. B. bei Unterhaltungen mit Fremden, mit Menschen des anderen Geschlechts oder im Umgang mit Autoritätspersonen. Dann kann es zu Herzklopfen, Übelkeit, Durchfall oder Muskelanspannung kommen und sich auch zu einer Panikattacke steigern.

Soziale Phobien gehören zu den häufigsten psychischen Erkrankungen: 7–12 von 100 Menschen erkranken mindestens einmal im Leben an einer sozialen Phobie. Frauen sind häufiger betroffen als Männer. Soziale Phobien entstehen meistens in der Kindheit und Pubertät, weil die Betroffenen Ablehnung oder nicht genügend Anerkennung erfahren haben.

Spezifische Phobie

Spezifische Phobien sind die häufigsten Angststörungen. Hierbei geht es um die Angst vor einer konkreten Situation oder einem bestimmten Objekt wie Furcht vor Tieren, vor Höhe, Gewittern oder Naturgewalten. Frauen leiden häufiger darunter als Männer. Menschen mit spezifischen Phobien wissen, dass ihre Furcht unbegründet und übertrieben ist, und versuchen die angsteinflößenden Situationen zu meiden.

 Wie eine Angstspirale entsteht

In Lebenskrisen oder durch verdrängte Traumata können uns Ängste im wahrsten Sinne des Wortes über den Kopf wachsen. Am Anfang sind es vielleicht nur Probleme wie Ärger im Job oder Streit mit dem Partner. Doch daraus entsteht Angst vor anderen Situationen oder Personen und die Betroffenen entwickeln eine Spirale der Angst, die sich automatisch in Bewegung setzt. Die Gedanken rotieren, Panikattacken oder Angstschweiß können sich zeigen. Und dann kommt die Angst vor der Angst. Die Erwartung, Angst haben zu können, führt dazu, dass immer mehr Menschen und Situationen gemieden werden. Sie werden auch nicht mehr real, sondern aus Angst verzerrt wahrgenommen werden. Das kann zu Rückzug, emotionalen und beruflichen Problemen, sozialer Isolierung, Depressionen, Medikamenten- und Alkoholmissbrauch führen. Die Angstspirale sorgt für Fehlinterpretationen der Ursachen der Angstattacke. Da sich vorwiegend körperliche Symptome einstellen, glaubt der Betroffene, er sei schwer krank. Seine Psyche macht er oft nicht für die Angstspirale verantwortlich. Da die Angstspirale immer weiter rotiert, muss sie schließlich von außen durchbrochen werden.

Wege aus der Angst

Je nach Angststörung gibt es unterschiedliche Behandlungsmöglichkeiten. Voraussetzungen sind, dass die Betroffenen ihre Ängste zulassen und sich dann auch Hilfe holen.

Der Weg aus der Angst führt durch die Angst. Auf jeden Fall muss eine Therapie gemacht werden, eventuell in Kombination mit Medikamenten. Mit dem Therapeuten kann der Patient die Gründe für seine Angst finden, sie bearbeiten und sich allmählich den Angstsituationen stellen.

Akut kann es helfen, in der Angst tief ein- und langsam auszuatmen, sich dabei auf die Ausatmung zu konzentrieren und zu entspannen. Dabei können Sie auch eine Hand auf den Bauch legen, um so von Ihren Gedanken vom Kopf in den Bauch zu kommen. Das hilft sehr. Sie können auch versuchen, achtsam sich auf den Moment zu konzentrieren, um so die negative Gedankenspirale zu unterbrechen. Das hilft ebenfalls, doch muss alles eingeübt werden.

Ferner ist es wichtig, sich nicht mit den Gedanken zu identifizieren, sondern diese zu beobachten und auf den Wahrheitsgehalt hin zu untersuchen. Aus der Erfahrung mit meinen Patientinnen helfen Entspannungs- und Atmungsmethoden am besten. Die meisten brauchen aber eine Therapie und die Heilungschancen sind gut.

Wenn sich alles nur noch ums Essen dreht

Essgestörte sind nicht immer besonders dünn oder dick, sondern ihr Umgang mit dem Essen und das Verhältnis zum eigenen Körper sind gestört. Die Betroffenen kontrollieren unentwegt ihr Essverhalten, schränken es selbst ein und verlieren manchmal die Kontrolle. Oft haben sie bereits diverse Diäten gemacht, zählen unentwegt Kalorien oder die Waage bestimmt ihre Stimmungslage. Wann genau auffälliges Essverhalten in eine krankhafte Form übergeht, ist nicht leicht zu erkennen. Oft beginnen Essstörungen in der Phase des Erwachsenwerdens und am häufigsten sind Mädchen und junge Frauen davon betroffen. Experten unterscheiden drei Formen von Essstörungen:

Magersucht (Anorexie)

Magersucht ist besonders bei Mädchen und Frauen zwischen 12 und 25 Jahren verbreitet (nur einer von zwölf Erkrankten ist männlich). 0,7 % aller Teenager sind betroffen. Sie kann aber durchaus auch später auftreten. Bei den Betroffenen kreisen die Gedanken unentwegt um Diät, Gewicht und Kalorien. Sie verweigern fast jede Nahrung und werden vor allem durch Hungern, übermäßig viel Sport, Medikamente wie Abführmitteln, Appetitzügler, Entwässerungsmittel immer dünner. Dennoch fühlen sich zu dick (trotz Untergewicht) und verstehen nicht, dass ihr Verhalten krankhaft ist. Häufig hängt Magersucht mit einem geringen Selbstwertgefühl zusammen. Betroffene wollen sich damit von anderen und besonders von den Eltern abgrenzen. Das liegt oft an einer emotionalen Kälte im Elternhaus, in der sie wenig Unterstützung oder hohe Leistungserwartungen erfahren haben. Aber auch ein Missbrauch kann sich dahinter verbergen. Magersüchtige sehen häufig den Sieg über den Hunger als Triumph und Stärke gegenüber anderen. Sie neigen aber auch dazu, ihre Weiblichkeit zu verleugnen (ihre Kurven und Formen werden durchs Hungern weniger). Im fortgeschrittenen Stadium der Krankheit können Betroffene müde oder gereizt sein, sich nicht mehr gut konzentrieren, Hilfe verweigern und sich möglicherweise zurückziehen. Ab einem Gewicht unter 50 kg bleibt meist die Periode aus, weil dem Körper Östrogene fehlen. Das kann zu Folgeerkrankungen, wie Osteoporose führen. Eine Anorexie braucht auf jeden Fall eine Therapie und hat trotz allem eine hohe Sterblichkeit und Rückfallrate.

Bulimie (Bulimia nervosa)

Häufig beginnt Bulimie mit einer Diät. Ist diese beendet und zeigt die Waage eine Gewichtszunahme, folgt die nächste. Doch wenn der Heißhunger zu groß wird, vergessen die Betroffenen ihre Disziplin und stopfen große Portionen heimlich und hastig in sich hinein. Sie können sich nicht kontrollieren und merken kaum, was und wie viel sie essen. Schon bald nach den Essanfällen kommt es zu Schuldgefühlen. Um eine Gewichtszunahme zu verhindern und die Kalorien möglichst schnell wieder loszuwerden, beginnen Bulimikerinnen z. B. damit zu erbrechen, zu fasten, mit neuen Diäten, Medikamenten wie Abführmitteln, Appetitzüglern oder harntreibenden Mitteln oder übermäßigem Sport.

Nach den häufig heimlichen Fress-Attacken fühlen sich die Betroffenen meist als Versagerinnen und lehnen sich selbst ab. Sie sind immer im Kampf mit sich selbst und ekeln sich fast vor sich selbst. Nach außen ist ihnen häufig aber nichts anzumerken oder anzusehen. Die meisten haben ein zwiespältiges Verhältnis zu ihrem Körper: Sie finden ihn hässlich und lehnen ihn ab, sehnen sich aber eigentlich nach Liebe und Bewunderung als Frau.

Die Betroffenen können nach einiger Zeit unter Zahnschäden, Entzündungen der Speiseröhre, Herzrhythmusstörungen und Kreislaufproblemen leiden. Durch die abführenden Medikamente kann auch die Wirkung der Antibabypille herabgesetzt werden. Als Therapie bieten sich psychotherapeutische Behandlungen oder (seltener) stationäre Aufenthalte in Spezialkliniken.

Essanfälle ohne Gegensteuern (Binge-Eating)

Auch bei der Binge-Eating-Störung geht es häufig mit einer Diät los und dann kommt es immer wieder zum Jo-Jo-Effekt, der wiederkehrende, unkontrollierte Essanfälle mit sich bringt. Wenn dies häufiger als einmal pro Woche über mindestens 3 Monate anhält und zu einem gestörten Hunger- und Sättigungsgefühl führt, führt es in einen Teufelskreis. Die Betroffenen sind häufig übergewichtig oder fettleibig und leiden sehr unter ihren Essanfällen, bis sie sich vor sich selbst ekeln. Sie empfinden sich als willensschwach und labil, suchen eigentlich aber Zuneigung. Oft sind es besonders liebe, angepasste und hilfsbereite Frauen, die selbst schlecht nein sagen können, und sich mit Essen belohnen, weil es andere nicht ausreichend tun und so ihre Bedürfnisse vernachlässigt werden.

Auch esssüchtigen Frauen kann eine Therapie helfen, sie müssen sich nur helfen lassen und erkennen, dass sie krank sind. In den Therapien werden ihnen Strategien vermittelt, um die Sucht zu bewältigen und um selbst wieder zufriedener zu werden.

Alle Essstörungen können ineinander übergehen. Kennzeichnend für alle Essstörungen ist, dass die Betroffenen ihr Verhalten verheimlichen und die eigenen Interessen vernachlässigen. Ihnen fehlt oft geistig und körperlich die Kraft dazu. In vielen Fällen ziehen sie sich auch von Familie und Freunden zurück.

Lassen Sie sich helfen

Ängste, Depressionen oder Essstörungen haben unterschiedliche Facetten. Oft stecken ähnliche Ursachen dahinter. Es geht viel um Selbstliebe und Selbstwert, um angenommen werden und Selbstbestimmung. In jedem Fall müssen die Betroffenen selbst erkennen, dass sie möglicherweise krank sind, und sollten sich auf keinen Fall dafür schämen. Ärztliche Hilfe ist notwendig!

Als Medizinerin kann ich Ihnen nur ans Herz legen, diese Probleme ernst zu nehmen und möglichst bald mit einer Behandlung zu beginnen. Es gibt viele Frauen, die ähnlich empfinden und reagieren. Also kein Grund zur Besorgnis. Je schneller Sie starten, desto weniger hat sich die Störung manifestiert und desto besser kann Ihnen geholfen werden!

18 Sorgen Sie gut für sich?!

Wenn wir gezeugt werden, wird der Grundstein für unser Leben gelegt, genauso wie der für unsere Kinder. Unsere Gene unterscheiden uns von anderen Menschen, sie machen uns einzigartig, sind das Fundament für unser Wesen, Aussehen, Gesundheit, Konstitution und vieles mehr. Frauen gehen durch andere Lebensphasen als Männer, in denen sie spezielle Veränderungen des Körpers erleben. Das hat mit den Hormonen, aber auch mit bestimmten Lebenssituationen zu tun. Frauen leben durchschnittlich länger als Männer, von Krankheiten bleiben sie aber auch nicht verschont und es gibt typische altersbedingte Veränderungen des Körpers.

Auf die innere Stimme hören

Dennoch spielen Umwelteinflüsse eine wichtige Rolle für unser Wohlbefinden oder eben auch für Beschwerden. Gene und Umwelt können aber auch – positiv wie negativ – von unserem Lebensstil, für den wir uns normalerweise selbst entschieden haben – beeinflusst werden. Deshalb ist es wichtig, dass wir gesund leben. Dies umfasst eine ausgewogene Ernährung, Gewichtseinhaltung, maßvollen Umgang mit Alkohol, ausreichend Schlaf, ein verantwortliches Umgehen mit Sex, genügend trinken, passende Körperpflege, Entspannung, Bewegung oder mit dem Rauchen aufhören. Für all diese Dinge sind wir selbst verantwortlich. Wichtig ist es auch, auf die innere Stimme zu hören.

Sie sagt uns schon, was uns guttut. Aber auch glücklich und unbeschwert sein, lachen, Spaß haben oder das Leben genießen gehören dazu. Wir sind selbst unseres Glückes Schmied und für uns und unser Leben verantwortlich und können sehr viel selbst gestalten. Nur wir. Das ist eine tolle Aufgabe.

Ein ganz simples Beispiel ist das Wetter. Wir können uns über Regen ärgern und aufregen, doch ändern wir es damit nicht. Ändern können wir aber unsere Einstellung: Wenn es regnet, gehe ich trotzdem an die Luft, weil es mir guttut. Und ziehe einfach wetterfeste Kleidung an und genieße beim Spaziergang die Regentropfen im Gesicht. Das tut gut!

Gib jedem Tag die Chance,
der schönste deines Lebens zu werden.

Mark Twain

All das nützt unserer Gesundheit und unserem Wohlbefinden und hilft uns letztendlich, ein rundum schönes Leben zu führen. Mit kleinen Schritten kommen wir schon weiter. Und zu spät ist es nie! Also fangen Sie direkt damit an. Ganz simpel ist es, sich jeden Tag eine kleine Auszeit zu nehmen, in der wir in uns hineinhören und zu uns finden. Dann spüren wir, was wir wirklich brauchen. Und das sollten wir dann unbedingt auch machen.

Nein zu sagen, ist wichtig

Auch wenn wir es immer allen recht machen wollen, niemanden verletzen oder abweisen möchten, manchmal muss es sein. Wenn uns etwas zu sehr stört und in unseren Gefühlen beeinträchtigt und permanent beschäftigt, dann müssen wir auch mal Nein sagen: »Nein, ich möchte heute nicht schnell auf einen Kaffee vorbeikommen«, »Nein, ich möchte nicht, dass du mir sagst, wie ich mich verhalten soll«, »Nein, mir ist gerade alles zu viel«, »Nein, ich möchte nicht immer von dir beleidigt werden.« Und Sie werden bald merken, dass Neinsagen Erleichterung verschafft. Dann haben Sie gut für sich gesorgt.

Für das innere Kind in uns sorgen

Die Psychologin, Therapeutin und Erfolgsautorin Stefanie Stahl hat einen neuen, wirksamen Ansatz zur Arbeit mit dem »inneren Kind« entwickelt. Demnach ist es wichtig, dass wir Freundschaft mit ihm schließen, weil sich dann erstaunliche Möglichkeiten eröffnen, Konflikte zu lösen, Beziehungen glücklicher zu gestalten und auf (fast) jedes Problem eine Antwort zu finden. Menschen, die über ein starkes Selbst verfügen, haben eine gute Meinung von sich, sind optimistisch und befinden sich mit ihren Mitmenschen auf Augenhöhe. Der Selbstwert ist das Kraftwerk der Seele! Dieses Gefühl kann man stärken, indem man liebevoll mit dem inneren Kind umgeht, sich um sich selbst kümmert und für sich selbst der beste Freund ist. Wir sollten also für uns selbst die besten Eltern sein. So, wie wir es immer gern gehabt hätten. Für uns sorgen und um uns kümmern, uns zuhören, trösten, Mut machen und loben. Wir müssen es tun. Das kann niemand anders für uns tun.

Diverse Gefühle haben ihren Ursprung in der Kindheit und so spricht zuweilen das innere Kind in uns. Mit dem sollten wir liebevoll umgehen und uns kümmern. Denn oft haben wir nicht genügend Aufmerksamkeit und Liebe in der Kindheit erhalten. Als Erwachsene können wir endlich liebevolle Eltern für unser inneres kleines Kind werden. So kann es heilen. Wir können ihm zuhören oder es in unserer Vorstellung liebevoll in den Arm nehmen. Und Sie werden sehen, schon nach kurzer Zeit wird es Ihnen besser gehen. Sie verstehen sich selbst (mit all Ihren alten Wunden) mehr und mehr, Sie können sich besser annehmen und lieben und werden so ein erfüllteres und glücklicheres Leben führen. Sie müssen dann nicht mehr vor sich selbst davonlaufen. Denn es holt uns ja ohnehin ein.

Es geht um unsere Kindheitserfahrungen

Das innere Kind in uns, sind die ersten Erfahrungen, die uns ein Leben lang prägen. Wie ein Vorbild zeigen sie uns, wie man es macht in der Welt. Sie liegen tief in unserem Unterbewusstsein, sodass sie Auswirkungen auf unser gesamtes weiteres Leben haben und steuern, was wir tun. Das wurde von Entwicklungspsychologen und Neurobiologen bewiesen. Dazu gehören positive wie negative Erfahrungen, die im fröhlichen Kind-Ich bzw. im verletzten Kind-Ich liegen. Das fröhliche Kind-Ich sind Glücksgefühle, Kreativität, Neugier, Übermut und Ähnliches. Das zeigt sich bei uns, wenn wir uns frei fühlen, unbeschwert oder ungestüm sind. Dann vergessen wir auch unsere Sorgen und unsere Vernunft spielt keine große Rolle. Aber wir sind glücklich, genießen, staunen und tanken ganz viel neue Energie.

Das verletzte Kind-Ich dagegen hat unsere größten seelischen Verletzungen und emotionalen Kränkungen und Schmerzen gespeichert. Selbst wenn Eltern noch so gut sind, braucht jedes Kind zuweilen Trost oder Schutz (wenn es sich einsam und verloren, hilflos oder ängstlich fühlt). Wenn dieses verletzte Kind in uns erwacht und überwiegt, reagieren wir überfordert, nicht vernünftig, hilflos oder ohnmächtig. Das Unterbewusstsein unterscheidet nicht in Vergangenheit, Gegenwart und Zukunft, sondern kennt nur das Jetzt. Unsere Vergangenheit ist daher immer dabei.

Die Weichen neu stellen

Wenn wir unsere Denk-, Gefühls- und Verhaltensmuster erkennen und selbst bewusst gestalten, können wir einiges ändern. Das Bewusstsein hilft, die unbewussten Steuerprogramme der Kindheit ans Licht zu holen und neue Muster zu erlernen. Das ist anstrengend, aber möglich. Ähnlich wie etwas Neues zu lernen: ein Spiel, eine Sprache oder eine Sportart. Glücklicherweise kann unser Gehirn ein Leben lang lernen, indem neue Verschaltungen zwischen den Nervenzellen angelegt werden. Werden diese öfter benutzt, verstärken sie sich.

Wenn Sie sich z. B. bisher immer als ungenügend oder nicht gut genug gesehen haben, sollten Sie umdenken und sich umprogrammieren, indem Sie sich immer häufiger sagen, was Sie alles gut machen und dass Sie gut sind. Daraus entsteht letztendlich eine neue Einstellung zu sich selbst und verfestigt sich irgendwann. Genauso kann man auch Reaktionen auf Verletzungen lernen. Wenn wir auf bestimmte Dinge extrem reagieren, einen Moment innehalten und nachdenken. Passt diese Reaktion oder hat sie vielleicht mit Erfahrungen der Vergangenheit zu tun? Der erwachsene Teil in uns kann jetzt die Steuerung übernehmen und vernünftig handeln.

 Wir sind selbst für unser Leben verantwortlich
Heute sind wir erwachsen und selbst verantwortlich für unser Leben. Wir sind die Einzigen, die es ändern können. Wir können tun, was wir als Kind nicht konnten, erkennen, verändern, uns neu erleben. Wir können proaktiv sein. Deshalb müssen wir uns entscheiden, ob wir Opfer oder Gestalter unseres Lebens sein wollen. Die Vergangenheit ist vergangen, wir können Sie nicht mehr ändern. Aber wir können die dort entstandenen Denk-, Gefühls-, und Verhaltensmuster ändern und deshalb ist es so wichtig, zu erkennen, warum wir genauso geworden sind, wie wir sind. Denn nur dann können wir die Weichen neu stellen.

Wir brauchen auch »emotionale Nahrung«

Viele Frauen versuchen, im Job der bessere Mann zu sein. Wir dürfen und sollen unsere Weiblichkeit miteinbringen, die Welt ist Yin und Yang. Die Lebenserwartung von Frauen ist gestiegen. Fortschritte in der Medizin und eine gute Gesundheitsversorgung sind Gründe dafür. Das liegt an der verbesserten Lebensqualität, aber auch daran, dass inzwischen viele (gerade Frauen) gesünder leben, selbst aktiver sind und dazu noch unabhängiger als je zuvor. Doch ebenso wichtig ist es, dass wir uns selbst aktiver um unsere Gesundheit kümmern.

Der Körper sendet unablässige Signale, sie fühlen sich gut oder schlecht an, beeinträchtigen uns in unterschiedlicher Weise. Wir spüren, dass wir leben, empfinden und was positiv oder negativ auf uns wirkt. Dieses Wissen hilft uns, unseren Körper und uns selbst besser zu verstehen.

Wenn wir gesund bleiben wollen, dann genügt es nicht, wenn wir uns nur um unsere körperliche Gesundheit kümmern. Wir brauchen vor allem und ganz viel »emotionale Nahrung«. Bedeutungsvolle Beziehungen, die wir mit Freunden, Bekannten, unserem Partner und der Familie haben, helfen uns, denn sie fördern unser seelisches Wohlbefinden. Ähnlich verhält es sich bei einigen mit Spiritualität (in unterschiedlichen Formen). Dem einen gibt sie Geborgenheit, dem anderen Trost oder Ruhe und die Möglichkeit, wieder zu sich zu kommen.

 Das Leben genießen

Mein persönlicher Tipp für ein schönes Leben: viel Spaß haben, lachen, alles nicht so ernst nehmen, tun, was Freude macht, Freundschaften pflegen, in die Natur gehen, tief atmen, immer wieder Entspannungspausen einlegen, Achtsamkeit üben, viel bewegen und viel Gemüse und Obst essen. Wobei Gemüse fast noch wichtiger ist.

Entscheidend ist, dass wir unsere Gedanken, Träume, Hoffnungen, aber auch Erfolge oder Niederlagen teilen können und gehört werden. Manche Frauen erzählen ihrer besten Freundin oder dem Partner alles, was sie bewegt, andere suchen die Nähe zur Mutter, Schwester oder auch einer Bekannten. Egal, wen wir uns dafür aussuchen, ist es wichtig, dass wir über Gefühle sprechen und sie nicht in uns schlummern lassen oder sie runterschlucken. Die engsten und wichtigsten sozialen Beziehungen sind mit ausschlaggebend für ein gutes Selbstwertgefühl und helfen uns, die eigene Identität zu finden und zu festigen. Sie unterstützen uns bei Konflikten, Herausforderungen oder Enttäuschungen. Sich mit Freunden zu entspannen und die Gesellschaft anderer zu genießen, kann uns helfen loszulassen – dadurch sinkt unserer Stresspegel und wir fühlen uns wieder lebendiger und sind voller Tatendrang. Leben Sie Ihr Leben, leben Sie das, was Sie spüren.

19 Radikale Selbstliebe macht uns glücklicher

Nicht nur die Biologie, sondern auch die Sozialisation hat ihren Beitrag zum Unterschied zwischen den Geschlechtern geleistet. Frauen wollen in der Regel den Erwartungen entsprechen, sie versuchen, es allen recht zu machen und ihre Aufgaben möglichst perfekt zu erledigen. Kein Wunder also, dass sie zuweilen an ihre Grenzen stoßen und nicht mehr können. So entstehen Traurigkeit, Müdigkeit, Lustlosigkeit, psychische oder gesundheitliche Probleme. Auch wenn Frauen heute häufig die gleichen beruflichen Möglichkeiten wie Männer haben, ist es immer noch schwierig Beruf, Karriere und Familie unter einen Hut zu bringen. Deshalb stehen sie häufig unter starkem Druck und Stress.

Frauen machen sich aber auch sehr häufig Gedanken um ihre Attraktivität – sei es die optische oder auch die erfolgreiche Komponente. Entscheidend für die Ausstrahlung, aber auch im Hinblick auf gesundheitliche Probleme ist die Zufriedenheit: Weiblichkeit leben, akzeptieren, authentisch sein – egal, ob groß, klein, dick, dünn ...

Aus meiner Praxis kann ich sagen, dass häufig die Frauen, die ganz in sich ruhen und so ihre Weiblichkeit leben, egal wie sie aussehen, die liebevollsten Männer haben. Das ist gelebte Selbstliebe und bedeutet auch für Männer den größten Sex-Appeal. Auf jeden Fall für normale Männer. Ferner haben wir so auch eine höhere Chance, nicht an Narzissten zu geraten. Das ist ein toller Schutz, denn die tun unserer Weiblichkeit wahrlich nicht gut. Lernen Sie sich als Frau so zu lieben, wie sie sind. Denken Sie häufiger daran, wie besonders Sie sind, und tragen Sie sich damit häufiger durch den Alltag, durch ihre Sorgen und Probleme, dann sieht die Welt häufig ganz anders aus.

Die eigenen Bedürfnisse kennen und befriedigen

Fangen wir mal ganz am Anfang an: Bei den Grundbedürfnissen aller Menschen. Die wohl bekanntesten nach Maslow sind die körperlichen Bedürfnisse nach Essen, Trinken, Schlaf und Atmung, das Bedürfnis nach Sicherheit durch Wohnung, Ordnung, Gesundheit oder Schutz vor Gefahren, und nach sozialen Beziehungen (Freunde, Partner, Liebe, Kommunikation, Nächstenliebe, Fürsorge und Sexualität). Allein schon das Berücksichtigen dieser Grundbedürfnisse, die jeder Mensch hat, zeigt uns, was wichtig ist. Und dass damit weitere Notwendigkeiten wie Offenheit und Aufeinander-Zugehen, Empathie, Rücksicht, Akzeptanz und vieles mehr im Zusammenhang stehen. Und für all das kann und muss sich jeder einsetzen. Das funktioniert, in dem wir uns häufiger fragen: Mit wem fühlen wir uns richtig wohl? Warum ist das so? Welche meiner Bedürfnisse werden dann befriedigt? Oder womöglich sollten wir überdenken, ob wir die richtigen Freunde haben bzw. uns zuweilen mit Menschen unwohl fühlen usw. Dann müssen wir selbst handeln, reagieren, ändern oder akzeptieren. Entscheidend ist, dass unsere Bedürfnisse dabei ausgeglichen sind, denn dann sind wir nicht verunsichert, sondern stabil. Mit einem stabilen Gleichgewicht sind wir leistungsfähiger und meistens auch glücklicher. Und das wirkt sich auch alles wieder auf unsere Gesundheit aus.

Wir machen uns oft zu viele Sorgen

Zumeist fühlen wir uns schwach oder krank, wenn unsere Psyche angegriffen ist, wir überlastet sind und aus der alltäglichen Mühle nicht herauskommen. Aber wir sollten wieder fröhlicher sein, denn es geht uns doch gut. Zumindest müssen sich die meisten keine Sorgen um ausreichend Essen und Trinken machen, haben ein Dach über dem Kopf und brauchen keine Angst vor äußeren Gefahren zu haben. So können wir das Leben intensiver genießen und sollten es auch tun. Sich häufiger loben und sich etwas gönnen, froh sein, über alles, was wir leisten, haben und machen. Dann wird alles wesentlich einfacher. Nicht allein unser Körper ist für unser Wohlbefinden zuständig. Vielmehr noch wir selbst!

Hören Sie auf Ihren Körper

Glücklicherweise entwickeln immer mehr Frauen ein neues Selbstverständnis für sich, für ihr Leben, ihre Gesundheit und ihr Wohlbefinden. Verlassen Sie sich viel mehr auf Ihr Gefühl und dann spüren Sie Ihren Körper noch bewusster. Denn er ist unser ganz persönlicher Verbündeter und zeigt uns, welches die beste Richtung für uns ist. Genauso spüren wir durch ihn, wenn etwas nicht gut läuft, wir traurig oder überlastet sind oder aus einer Situation nicht herauskommen. Er zeigt uns aber auch was uns glücklich, ausgelassen und zufrieden macht. Deshalb sollten wir unserer inneren Stimme mehr Gehör geben. Eigentlich ganz einfach – wenn da nicht so viele äußere Umstände auf uns einwirkten und wir immer wieder an uns selbst arbeiten müssten. Angefangen von gesunder Ernährung, über Sport bis hin zu wohltuenden Ruhepausen. Doch eins steht fest: Jeder ist es wert! Das haben noch nicht alle erkannt und verinnerlicht. Aber es ist so wichtig, um gesund, stark und fröhlich zu sein.

Beziehungen sind wichtig für unser Leben

Der Partner, Freunde, Bekannte oder besondere Begegnungen mit Menschen geben uns wichtige emotionale »Nährstoffe«. Das gibt unserer Seele Futter und stärkt das Selbstwertgefühl. Hoffnungen, Träume oder Erfolge teilen zu können ist genauso wichtig, wie über seine Enttäuschungen, Misserfolge, Sorgen und Herausforderungen zu sprechen. Freunde und Gesellschaft helfen uns zu entspannen, zu genießen oder loszulassen. Auch der Stresspegel sinkt, wir sind fröhlicher, lebendiger und womöglich auch voller Tatendrang.

Der Mensch ist ein soziales Wesen. Er braucht andere Menschen, um zu reden, zu feiern, Spaß zu haben oder aber auch aufgefangen zu werden. Egal wie stark und unabhängig wir auch sind: Zuneigung und Nähe geben Halt und Kraft. Das ist der Nährboden für unsere Selbstliebe und Selbstakzeptanz, aber auch für Vertrauen. Das innere Wohlbefinden ist genauso wichtig wie das Aussehen. Aber es fällt vielen schwerer, sich darum zu kümmern. Natürlich ist es einfacher, sich eine neue Bluse oder eine schicke Handtasche zu kaufen, und es bringt auch Freude. Doch längerfristig sind zwischenmenschliche Beziehungen. Sie tragen uns im besten Fall durchs Leben. Wenn wir selbst unsere eigenen Bedürfnisse vernachlässigen, tragen wir das auch nach außen. Selbst wenn wir nach außen fröhlich wirken, brechen wir dann irgendwann aufgrund der Vernachlässigung echter Unentbehrlichkeiten für uns zusammen. Langfristig können wir dann auch nicht so viel nach außen geben.

Das Selbstbewusstsein aufpolieren

Fangen Sie gleich damit an, Ihr Selbstbewusstsein ein wenig aufzupolieren. Hier sind einige ganz einfache Tipps und Anregungen:

Überlegen Sie sich regelmäßig – am besten täglich –, was Sie jeden Tag leisten und was Ihnen besonders gut gelungen ist (sei es die Vorbereitung eines Meetings oder ein köstlicher Apfelkuchen). Schreiben Sie es auf und es wird Ihr ganz persönliches Erfolgstagebuch! Oder loben Sie sich auch mal für etwas! Sind Sie in letzter Zeit auf irgendetwas stolz gewesen? Dann sagen Sie es sich ruhig auch mal selbst. Sie können stolz darauf sind, wie Sie Ihre Familie tagtäglich begleiten oder dass Sie so gute Freundinnen haben oder dass Sie regelmäßig Sport machen oder, oder, oder … Das ist alles Ihr Verdienst! Seien Sie stolz auf sich!

Auch Dankbarkeit ist ein wichtiger Punkt, denn dankbar für etwas zu sein, erfüllt uns mit Freude und Glück. Das dürfen wir auch sagen und andere spüren lassen. Denn wer gibt, wird auch bekommen. Und wer bekommt, wird erfüllter durchs Leben gehen und dies weitergeben. Es ist immer wie ein Kreislauf. Am besten merken wir es, wenn wir mal nicht so gut drauf sind. Dann ziehen wir uns womöglich zurück, wollen nicht sprechen oder sagen Verabredungen ab. Eine Zeit lang ist das vielleicht gut, aber irgendwann merken wir, dass wir andere brauchen – und wenn es nur ein freundliches Wort zu einer Verkäuferin ist, die uns dafür mit einem Lächeln belohnt. Schon sind wir wieder fröhlicher …

Sich selbst kennen und das Ich akzeptieren

Es ist ein absolutes Muss, zu sich selbst zu stehen und das Ich zu akzeptieren. Dann können wir uns besser abgrenzen, fühlen uns selbstwirksam und mögen uns. Und die Probleme werden geringer – privat, persönlich und medizinisch. Vertrauen in uns selbst, in das Leben, das wir führen, in unseren Partner und unsere Freunde. Gesundheit schaffen wir selbst, indem wir unsere Denkmuster und Weltanschauung verändern. So kommt man zu einer neuen Sichtweise. Es ist aber auch wichtig zu erkennen, dass es Situationen oder Ereignisse gibt, die nicht erklärt werden können oder an denen nichts zu ändern ist. Aber wir können uns selbst Menschen und Beziehungen suchen, die uns guttun. Wir können gesunde Nahrungsmittel wählen oder Sport machen. Und unsere Gedanken lenken.

Wir müssen unsere eigene Geschichte kennen

Dazu gehören das Alltagsleben, die Familiengeschichte, aber auch möglicherweise die Krankengeschichte. Welche Gewohnheiten haben wir, die uns vielleicht nicht guttun oder grundsätzlich ungesund sind? Wie ist unser Familienleben? Macht es uns glücklich oder traurig? Was ist belastend? Und was beglückt uns? Haben wir einen Verlust erfahren oder vermissen wir etwas? Gibt es wiederkehrende Krankheiten in der Familie? Wenn man gut für sich selbst sorgt, kann man auch geben, sorgen und andere unterstützen. Frauen sind häufig die Stütze der Familie und müssen sich selbst mehr »Freiheiten« nehmen, um auch weiterhin Stütze sein zu können. Sorgen Sie für sich selbst! Stellen Sie nicht Ihre eigenen Bedürfnisse an letzte Stelle, sondern nehmen Sie sich das, was Sie brauchen. Dann »funktionieren« Sie wesentlich besser.

Wir müssen auch unsere eigenen Überzeugungen kennen oder kennenlernen – auch die von der Weiblichkeit. Empfinden wir unsere Weiblichkeit als Nachteil (z. B. Menstruation), reagieren wir auch wesentlich empfindlicher auf gesundheitliche Beeinträchtigungen. Eine positive Einstellung zu unserer Gesundheit hilft uns auch, besser mit

Schlafstörungen, Kopfschmerzen, Erkältung oder Nervosität umzugehen. Vielleicht gab es ja seelische Verletzungen in der Vergangenheit und die konnten nie geheilt werden? Dann schwirren sie weiter in unserem Unterbewusstsein herum und lassen uns zuweilen überreagieren.

Gönnen wir uns zwischendurch Ruhe oder brauchen wir eine Krankheit, um uns eine Auszeit zu gönnen? Sicher ist es besser und einfacher, sich zwischendurch Zeit und Erholungsphasen zu nehmen, um den anstehenden Anforderungen gerecht zu werden. Wenn wir unseren Körper besser kennen, hilft dies uns, gesund zu bleiben. Denn nicht alles, was zwickt, ist eine Krankheit. Krankheit kann in der heutigen Gesellschaft eine Methode sein, seine Bedürfnisse legitim erfüllt zu bekommen. Erst dann werden wir möglicherweise verwöhnt, in den Arm genommen oder umsorgt. Es aber einfach zu sagen, fällt schwer.

 Hilfreiche Fragen

Zuweilen helfen Fragen wie:»Was würde ich tun, wenn ich mir alles leisten könnte?« Oder »Was würde ich machen, wenn ich nur noch wenige Monate zu leben hätte?« Dahinter verstecken sich Wünsche und Dinge, die uns wichtig sind. Bleibe ich dann bei meinem Partner, bei meinem Arbeitgeber, in meiner Stadt oder wäre ich lieber in einem anderen Leben? Akzeptiere ich eine Krankheit und wie gehe ich damit um? Suche ich nach dem Sinn und verzweifle oder nehme ich die Herausforderung an und ändere etwas.

Also fangen wir an: Was ist das Besondere an mir? Was schätzen meine Freunde an mir? Was mag ich an mir (was nicht)? Und dann sehen wir plötzlich wieder unsere positiven und außergewöhnlichen Eigenschaften. Die müssen wir loben, lieben oder einfach akzeptieren. Damit stärken wir sie und uns. Wir werden zufriedener, befreiter, glücklicher und erfolgreicher und strahlen mehr Selbstbewusstsein und Stärke aus.

Seien Sie stolz auf sich. Sie sind eine wunderbare Frau und ein wunderbarer Mensch. Wenn wir das täglich fühlen, kommen wir wieder in unsere weibliche Kraft, die leider auch durch das Patriarchat so geschwächt wurde. Und wir und die Welt brauchen sie so sehr. Wenn wir ganz Frausein können mit allen unseren Facetten, können die Männer wieder Männer sein. Und dann haben wir wieder Yin und Yang. Und Frau und Mann ergänzen sich so wunderbar und können sich gegenseitig bereichern und voneinander lernen. Was für ein Traum, der allen guttut.

Wie Achtsamkeit unser Leben bereichert

Achtsamkeit ist ein wichtiges Element der Selbstwahrnehmung. Es beschreibt einen Zustand, in dem wir hellwach und geistesgegenwärtig sind und so auch unsere Umwelt, den Körper und unsere Stimmung besser wahrnehmen. In diesen Momenten bewerten wir nicht, wir lassen uns nicht von Erinnerungen oder Emotionen ablenken.

Achtsamkeitsübungen können wir wunderbar in unseren Alltag integrieren: indem wir zum Beispiel am Morgen nicht direkt aus dem Bett springen, sondern kurz noch einmal innehalten, das Wachsein spüren und dem Atem beim tief ein- und ausatmen zuhören und den Körper spüren. Oder ein wenig auf der Bettkante verharren, bewusst atmen und die Empfindungen des Körpers wahrnehmen. Dazu zählen auch Gedanken, Stimmungen oder Gefühle – jedoch vollkommen ohne Wertung.

Menschliches Glück stammt nicht so sehr aus großen Glücksfällen, die sich selten ereignen, als vielmehr aus kleinen glücklichen Umständen, die jeden Tag vorkommen.

Benjamin Franklin

Selbst die Zähne putzen, duschen, essen, trinken oder E-Mails beantworten können wir achtsam. So nehmen wir vieles wieder intensiver wahr. Und im Laufe des Tages immer mal wieder in den Achtsamkeitsmodus wechseln. Dadurch werden wir wesentlich aufmerksamer und fokussierter. Unser Bewusstsein registriert jedes der kleinen Erfolgserlebnisse der Achtsamkeitsübungen, sodass das neuronale Achtsamkeitsnetzwerk des Gehirns fortlaufend erweitert und stabilisiert wird.

 Welche Vorteile Achtsamkeit hat

An der Universität von Berkeley wurden diverse Vorteile der Achtsamkeit festgestellt. Dazu zählen:

- Achtsamkeit ist gut für unseren Körper. Eine neue Studie zeigt, dass nach nur 8 Wochen Achtsamkeitsübungen das Immunsystem des Menschen deutlich gestärkt ist. Außerdem kann Achtsamkeit auch dabei helfen, die Schlafqualität zu erhöhen.

- Achtsamkeit schärft den Verstand: Studien belegen, dass Achtsamkeit positive Emotionen fördert sowie negative Emotionen und Stress verringert. Manche Studien sagen sogar, dass Achtsamkeit für die Behandlung von depressiven Störungen fast so gut ist wie Medikamente.

- Achtsamkeit verändert unser Gehirn: Die Forschung hat gezeigt, dass die Dichte der grauen Hirnsubstanz in Regionen steigt, die mit Lernen, dem Gedächtnis, der Emotionsregulation und Empathie zu tun haben.

- Achtsamkeit hilft, sich zu fokussieren: Studien belegen, dass wir uns dabei helfen, uns weniger ablenken lassen, wenn wir achtsam sind. Achtsamkeit verbessert unser Gedächtnis und unsere Aufmerksamkeit. Wir treffen leichter Entscheidungen.

- Achtsamkeit fördert Mitgefühl und Uneigennützigkeit: Achtsamkeitstraining steigert die Wahrscheinlichkeit, dass wir jemandem in Not helfen werden. Achtsame Menschen haben aktivere neuronale Netzwerke. Mit Achtsamkeit verstehen wir Leiden anderer besser und haben unsere Emotionen besser im Griff. Sie kann sogar das Mitgefühl mit uns selbst fördern.

Den Moment genießen

Das ist eigentlich ganz einfach. Wenn wir jedoch immer im Kopf haben, was wir noch erledigen müssen oder was uns am nächsten Tag bevorsteht, wird es schwierig. Dabei lohnt es sich so sehr! Denken Sie doch mal nach, wie es sich anfühlt, wenn sie einen Kaffee mit einer Freundin in der Sonne genießen, wenn Sie zufällig jemanden treffen und trotz Zeitdruck sich Zeit für ein Gespräch nehmen oder wenn Sie auf einem tollen Fest sind und es einfach mal krachen lassen. Es tut gut! Es beschwingt uns, gibt Fröhlichkeit und neue Power, denn es hat uns Spaß gemacht. Und das hält zuweilen einige Tage an.

Alle schönen Momente sollten Sie in einem Glückstagebuch festhalten. Das macht zufrieden und beschert Ihnen Selbstliebe und Selbstakzeptanz. Ich selbst sein dürfen, andere zu umsorgen, sagen, was ich will, und entsprechend zu handeln – das alles macht mich glücklich. Mich so zu verhalten, wie ich denke und fühle. Meine Stärken kennen, aber auch Schwächen zulassen. Das ist sehr individuell, aber zeigt uns, wie wir sind und was wir wollen!

Bodyscan: achtsame Reise durch den Körper

Eine wunderbare Achtsamkeitsübung ist der sogenannte Bodyscan, bei dem man den Körper von den Füßen bis zum Kopf in Ruhe mit seinem Gewahrsein abtastet (abscannt). Dabei spüren Sie in den jeweiligen Körperbereich, z. B. die Füße hinein. Sie nehmen wahr, wie diese sich gerade anfühlen, ohne dies zu bewerten oder verändern zu wollen. Das Gute ist, Sie brauchen kaum Hilfsmittel. Manche nehmen zur Unterstützung eine gesprochene Anleitung oder hören Musik. Die gesamte Übung dauert 10–45 Minuten, je nachdem, wie viel Zeit Sie sich nehmen möchten.

- Legen Sie sich auf den Rücken in eine bequeme Position, z. B. auf eine Yogamatte. Sie können die Beine dabei ausstrecken oder auch anwinkeln. Legen Sie die Arme seitlich neben dem Körper ab.

- Lenken Sie den Fokus auf Ihre innere Haltung, Ihre Gefühle und Gedanken. Versuchen Sie, gegebenenfalls, unangenehme Gedanken nicht wegzuschieben, sondern geben Sie ihnen Raum, bis sie von allein weiterziehen.
- Konzentrieren Sie sich nun einige Minuten auf eine langsame und ruhige Atmung.
- Nun starten Sie mit dem Bodyscan: Lenken Sie Ihre Aufmerksamkeit zuerst auf Ihre Zehen, dann auf Ihre Füße, Ihre Unterschenkel und so weiter. Arbeiten Sie sich stufenweise den Körper hinauf und achten Sie genau darauf, wie jede Region des Körpers sich anfühlt. Wenn Sie in Gedanken abschweifen, besinnen Sie sich zuerst wieder auf Ihren Atemrhythmus, dann auf Ihren Körper und fahren mit dem Bodyscan fort.
- Die letzten Minuten des Bodyscans sollten Sie entspannen.
- Zum Abschluss des Bodyscans richten Sie sich langsam auf. Vielleicht möchten Sie sich zuerst einmal aufsetzen und einen Moment im Sitzen warten, damit Ihnen beim Aufstehen nicht schwindlig wird.
- Wenn Sie möchten, können Sie Ihre Erfahrungen im Anschluss aufschreiben. Dann können Sie nach mehrmaliger Durchführung des Bodyscans nachvollziehen, ob und was sich verändert.

Atemmeditationen

Unsere Atmung ist das mächtigste steuerbare Instrument unseres Körpers. Atemmeditationen steigern unsere Konzentration und Selbstwahrnehmung. Mit der Beobachtung des eigenen Atems übt man zugleich, sich im Hier und Jetzt zu erfahren. Und sie erleichtern uns, einen Weg aus unangenehmen Gedankenkarussellen zu finden. Atemmeditationen sind Atemübungen zur Verbesserung der geistigen und körperlichen Gesundheit. Der Ursprung liegt meist in östlichen Praktiken wie Yoga und Tai-Chi. Häufig kommen Psychotherapietechniken hinzu. Um positive Veränderungen zu erreichen, können Elemente der Gesprächstherapie, Atemübungen, Kunst, Musik und Körperarbeit zusammenkommen.

Die Atmung ist überlebenswichtig für unseren Körper. Atmung kann aktiv wie auch passiv sein. Wir können bewusst ein- und ausatmen. Sind wir abgelenkt, dann übernimmt unser Körper ganz unbewusst. Wenn wir aber unsere Atmung zu kontrollieren lernen, dann hilft dies, unsere Konzentration und Gesundheit zu verbessern und Stress zu bewältigen. Tiefes und rhythmisches Atmen hilft, Gedanken zu beruhigen, die Herzfrequenz zu verlangsamen und das autonome Nervensystem zu regulieren. Eine richtige Atmung verbessert die Lungenkapazität und stärkt das Immunsystem. Zur Selbstreflexion sind Atemmeditationen nützlich dazu, langsamer zu werden und mehr Einsicht und Selbsterkenntnis zu erlangen. Hier zwei Beispiele für einfache Atemübungen.

Schnelle Stoßatmung

Bei der schnellen Stoßatmung atmen Sie schnell ein und nehmen dabei beide Arme nach oben über den Kopf, bis sie komplett gestreckt sind. Die Hände sind offen. Beim stoßartigen Ausatmen nehmen Sie die Arme zügig auf Schulterhöhe herunter und ballen dabei die Hände zur Faust. Die Arme sind dann also angewinkelt. Das wiederholen Sie im schnellen Tempo 20–30-mal. Diese Übung versorgt Sie rasch mit neuer Energie, hilft Ihnen aber auch, Anspannung abzubauen.

1:2-Atmung zur Beruhigung

Ein 1:2-Atemkontrollmuster ist einfach, beruhigt und verlangsamt die Herzfrequenz. Das Ausatmen ist lang und langsam. Dabei wird das parasympathische Nervensystem, das für Ruhe und Regeneration verantwortlich ist, in Gang gesetzt. Die Atemübung ist ganz einfach: Atmen Sie doppelt so lange aus, wie Sie einatmen. Dabei könnten Sie beispielsweise innerlich zählen, z. B. beim Einatmen bis 4 zählen und beim Ausatmen bis 8. Um Erfolg mit der 1:2-Atmung zu erzielen, sollten Sie über einen Zeitraum von 30 Tagen täglich jeweils 10 Minuten üben. Diese einfache Atemtechnik hilft in stressigen Situationen, die Kontrolle über Körper und Geist zurückzuerlangen.

Tiefe Bauchatmung

Haben wir Angst, Stress oder Ärger, wird unser Atem flacher und der Körper bekommt weniger Sauerstoff und unser Gehirn somit nicht genug Energie. Kein Wunder also, wenn wir dann nicht mehr klar denken können. Tiefe Bauchatmung hilft, uns wieder zu beruhigen und neue Energie zu tanken. Wir können sie selbst trainieren oder beispielsweise bei Pilates, Yoga oder Tai-Chi lernen.

Setzen Sie sich aufrecht hin und atmen Sie richtig tief ein. Der Bauch wölbt sich bei der Einatmung nach außen. Dabei kann man eine Hand auf den Bauchnabel legen, um besser zu spüren, wie die Bauchdecke sich anhebt. Dann beim Einatmen 4 Sekunden zählen und auch 4 Sekunden wieder ausatmen. Die Bauchdecke geht dabei nach innen, Richtung Wirbelsäule.

Wiederholen Sie diese Atmung mindestens 5 Mal und bleiben Sie mit der Konzentration beim Atmen und beim Zählen. Dann können Sie die Ausatmung immer länger werden lassen. 4 ein – 4 aus, 4 ein – 5 aus, 4 ein – 6 aus … bis 8. Spüren Sie, wie sich der Körper nun anfühlt. Vielleicht vitaler, frischer, wacher oder entspannter?

20 Entspannung tut uns gut

Es gibt so viel, was wir selbst für unsere Gesundheit tun können. Warum also nicht mit dem Einfachsten anfangen und entspannen? Unser Alltag ist voll mit Terminen, Verpflichtungen, Familie, Freunden und permanentem Handy-Klingeln und -Nachrichten. Deshalb müssen wir unbedingt lernen, zwischendurch abzuschalten. Die Forschung hat bewiesen, wie wichtig Entspannung für uns ist. Das kann jeder durch Übungen lernen oder – sofern Sie es schon für sich entdeckt haben – weiter ausbauen.

♡ Warum ist Entspannung eigentlich so wichtig?

Wir sind im Alltag diversen Einflüssen und Belastungen ausgesetzt, die uns unter Druck oder Anspannung setzen. Eine gesunde Mischung aus Anspannung und Entspannung, aus Herausforderung und Ruhe, aus Aufregung und Gelassenheit, ist aber gesünder. Ständige Belastung führt zu Stressreaktionen und es werden vermehrt Stresshormone wie Kortisol und Adrenalin ausgeschüttet. Wenn wir zwischendurch Ruhephasen haben, werden diese Stresshormone ganz natürlich wieder abgebaut. Bei anhaltendem Stress aber nicht. Wir werden müde, gereizt, lustlos, unkonzentriert und unsere Leistungen lassen nach. Körperliche Symptome wie Verspannungen, Kopfschmerz, Magen-Darm-Probleme, Herzerkrankungen, Schwächung des Immunsystems etc. können auftreten und im schlimmsten Fall ein Burnout. Deshalb ist regelmäßige Entspannung extrem wichtig. Und man kann es lernen!

Tipps und Übungen zum Entspannen

Nachfolgend nun meine Tipps zur Entspannung. Probieren Sie sie aus und finden Sie heraus, welche Methoden für Sie am besten geeignet sind. Jeder Mensch ist anders und braucht deshalb auch unterschiedlich viel und eine andere Art der Entspannung. Entscheidend ist Regelmäßigkeit: Es ist es sinnvoll, diese wirklich für ein paar Wochen regelmäßig anzuwenden.

Ruhig werden (Calm-down) durch Atemübung

Einige Atemübungen, um uns zu entspannen, haben wir gerade schon kennengelernt. Die einfachste Methode, zur Ruhe zu kommen, ist, langsam durch die Nase einzuatmen und durch den Mund auszuatmen. Dabei lassen Sie alle Gedanken vorbeiziehen und halten diese nicht fest! Loslassen ohne Wertung, fließen lassen. Atmen Sie ganz tief in den Bauch, möglichst bis zum Beckenboden. Spüren Sie den Körper und merken Sie, wie Sie ruhiger werden.

Tropho-Training

Das ist mein absoluter Favorit, denn man ist in Windeseile wieder fit. Ganz einfach ist eine Balance-Übung: Stellen Sie sich eine Waage mit zwei Waagschalen vor. Auf der einen Waagschale liegen Sie, Ihr Ich, also alles, was Sie sind und was zu Ihnen gehört. Auf die andere packen Sie alles andere: Ärger, Sorgen, Stress, Menschen, die etwas von Ihnen wollen etc. Und dann stellen Sie sich diese beiden Waagschalen innerlich im Gleichgewicht vor. Wichtig: Sagen Sie sich, dass beide Seiten gleich wichtig sind, keine ist wichtiger, aber auch nicht weniger wichtig als die andere. Dann bewusst ein und ausatmen. Beim Einatmen sagen Sie: »Neue Energie kommt in mich.« Beim Ausatmen: »Stress geht aus mir hinaus.« Sagen Sie zu sich: »Mein lieber rechter Arm ist ganz schwer und warm. Mein lieber Atem kommt und geht von allein. Es atmet mich. Mein liebes Herz schlägt ruhig und gleichmäßig. Mein lieber Bauch ist ganz warm. Meine liebe Stirn ist ganz kühl und kann klar denken. Ich bin in Harmonie und ganz ruhig und entspannt.« Wenn man das oft übt, kann man sich in einer Minute völlig entspannen. Am besten Sie machen es jede Stunde. Durch die Verwendung des Wortes »lieb« stellen Sie eine liebevolle Beziehung zu Ihrem Körper her. Ich finde dieses Entspannungsverfahren so super. Sie können es immer und überall auch zwischendurch anwenden, im Stehen, Sitzen oder Liegen. Und es hilft, so genial zu entspannen.

Singen, summen, pfeifen

Was ist leichter als Singen, Summen oder Pfeifen? Und wer hätte gedacht, dass wir damit auch tief in den Bauch atmen. Und Singen führt nachweislich auch zu besserer Laune (dadurch wird das Stresshormon Kortisol abgebaut) und positive Hormone ausgeschüttet. Wer nicht gern singt, der kann es auch mit Summen oder Pfeifen probieren.

Baden, saunieren

Wer gern in die Sauna geht, hat jetzt einen Grund, das ruhig öfters zu tun. Denn der Saunagang hat einerseits positive Auswirkungen auf den Stoffwechsel sowie das Immunsystem und dient der Muskelentspannung. Und andererseits hat er auch Auswirkungen auf unsere Psyche. Denn durch den Kältereiz wird der Körper unter leichten Stress gesetzt. Um dem entgegenzuwirken, werden gleichzeitig ganz viele Glückshormone ausgeschüttet. Saunieren entspannt und stärkt. Wer lieber badet, kann auch die Badewanne zur Entspannung nutzen.

Aromatherapie

Bei Stress und Nervosität können ätherische Öle wohltuend und hilfreich sein. Sie wirken direkt auf das vegetative Nervensystem und können dadurch unsere Stimmung beeinflussen. Es gibt aktivierende oder beruhigende Öle, die man beispielsweise als Badezusätze oder in der Duftlampe nutzen kann.

Entspannungsmusik hören

Nicht jede Musik entspannt, Entspannungsmusik hingegen schon. Ruhige Musik ohne große Rhythmen berührt uns normalerweise tief. Als Entspannungsmusik eignen sich ruhige klassische Stücke, aber auch Klangschalentöne, Naturgeräusche, meditative Gesänge etc. Auch auf YouTube gibt es ganz viele verschiedene Varianten davon.

In die Natur gehen

Raus in den Wald oder in die Berge. Ab an den nächsten See oder an einen plätschernden Bach. Die Natur hilft uns bereits nach ein paar Minuten, unsere Stimmung positiv zu beeinflussen. Sie ist wohltuend für Geist und Seele, erdet uns und gibt Halt in einer sonst oft stressigen Umgebung.

Bewegung, Tanz und Ausdauersport

Ob Spazierengehen, Treppensteigen, Joggen, Tanzen, Radfahren – jegliche Art der Bewegung entspannt, weil auch hier Stresshormone abgebaut werden. Natürlich wirkt es nur so lange entspannend, bis man verbissen versucht, auch beim Sport bestimmten Zielen hinterherzujagen. Tanzen gehört hier übrigens auch dazu.

Faszientraining

Die Faszien sind ein Teil unseres Bindegewebes, das alle Einzelteile unseres Körpers zusammenhält und zusätzlich das Immunsystem unterstützt. Bewegen wir uns zu wenig oder haben wir Stress, verkleben die Faszien. Leidet man unter Dauerstress, können sich Faszien kaum noch entspannen und sie verhärten oder verkürzen sich. Dadurch entstehen Anspannungen. Zuhause können Sie mit einer Faszienrolle selbst für Ihre Faszien sorgen. Oder Sie besuchen einen speziellen Faszienkurs, der z. B. in vielen Fitnessstudios angeboten wird.

Massagen

Massagen lösen körperliche Verspannungen und regen die Durchblutung an. Extreme Verspannungen lösen sich durch regelmäßige Anwendungen. Auch dabei wird nachweislich der Kortisolspiegel gesenkt und es werden mehr Glückshormone ausgeschüttet. Und wir fühlen uns hinterher richtig wohl und entspannt.

Autogenes Training

Eine klassische Entspannungsmethode ist autogenes Training. Es basiert auf der sogenannten Autosuggestion oder auch Selbsthypnose. Dabei sagt man sich in einem entspannten Zustand selbst bestimmte Formeln wie »Meine Beine sind jetzt ganz schwer«, die ans Unterbewusstsein weitergeleitet werden. So kann jeder Körperteil nach und nach relaxen. Das hilft auch bei Einschlafstörungen.

Progressive Muskelentspannung

Die Muskelentspannung nach Jacobson (kurz: PMR) ist etwas aktiver als autogenes Training, denn es werden nacheinander verschiedene Muskelgruppen für ein paar Sekunden angespannt und dann wieder lockergelassen.

Pilates

Pilates funktioniert über die Bauchatmung und ist ein systematisches Körpertraining, bei dem die Muskeln gezielt aktiviert, entspannt oder gedehnt werden. Einerseits wird der Bauch fester, andererseits verbessert sich die Körperhaltung und -wahrnehmung. Anschließend fühlt man sich wunderbar entspannt.

Biofeedback

Biofeedback ist ein Verfahren aus der Verhaltenstherapie. Dabei werden bestimmte Körperfunktionen wie z. B. Puls, Blutdruck oder Atemfrequenz bewusst sichtbar gemacht. Das geschieht mittels verschiedener Sensoren, die am Körper befestigt werden. Die Messwerte können dann bildlich oder akustisch dargestellt werden und wir lernen, unseren Körper besser wahrzunehmen. Wenn wir die Gedanken ändern oder Entspannungstechniken anwenden, können wir sehen, welchen Einfluss diese Änderungen auf die Messwerte haben. Irgendwann werden die Messungen dann nicht mehr benötigt. Diese Methode kann helfen, sich selbst und den eigenen Körper besser kennenzulernen.

Feldenkrais

Feldenkrais ist eine Methode, bei der achtsame und bewusste Bewegung im Mittelpunkt steht. Die Bewegung wird dabei als zentrales Element des menschlichen Seins angesehen. Hierbei lernt man, den Körper besser wahrzunehmen, neue Bewegungsabläufe zu trainieren und dadurch z. B. Anspannungen abzubauen. Das Körpergefühl kann verändert werden und das könnte wiederum Auswirkungen auf die persönliche Entwicklung haben.

EFT (Emotional Freedom Techniques)

EFT ist eine Technik zur Selbsthilfe insbesondere bei Stress und Ängsten. Sie kommt aus dem Bereich der energetischen Psychologie. Ihr liegt die Annahme zugrunde, dass bei emotionalem Stress der Energiefluss im Körper gestört ist. Deswegen werden bestimmte Akupressurpunkte am Körper beklopft, mit dem Ziel, körperliche und innere Blockaden zu lösen.

Yoga

Yoga regt Körper und Geist an. Es ist eine uralte Tradition aus Indien, bei der Körper, Geist und Seele in harmonischen Einklang gebracht werden sollen. Beim Yoga werden Körperübungen mit Atemübungen, Entspannungsmethoden und Meditation verbunden. Es gibt viele verschiedene Formen des Yoga, die von sanft bis sehr kraftvoll gehen.

Qigong und Tai-Chi

Qigong und Tai-Chi sind zwei Methoden, die ursprünglich aus China stammen. Qigong zielt darauf, die eigene Lebensenergie »Qi« im Körper wieder zu aktivieren (in Fluss zu bringen). Es gehört zur Traditionellen Chinesischen Medizin (TCM). Hierbei werden Bewegungen mit Atemtechniken und einer meditativen Haltung kombiniert. Tai-Chi kommt eigentlich aus der Kampfkunst, wird heute aber auch angewendet, um mehr Ruhe und Ausgeglichenheit für sich zu finden.

Die Kosten von Kursen zum Erlernen von Entspannungstechniken werden zuweilen auch von manchen Krankenkassen übernommen. Nachfragen lohnt sich also.

Entspannung für den Kopf

Zwischendurch immer mal wieder auf etwas anderes zu konzentrieren, schafft häufig einen klaren Kopf. Das können Hobbys sein, Kreuzworträtsel, Sudoku usw. Kehrt man danach zu der ursprünglichen Aufgabe zurück, hat man etwas Abstand und kann noch mal neu und etwas klarer darüber nachdenken.

Perspektivwechsel

Negative Gedanken oder Sorgen können wir mit Fragen kleiner und unbedeutender machen und manchmal vielleicht sogar lösen. Vielleicht hilft es, sich zu fragen, ob die Sorgen wirklich wichtig sind, ob ein Problem in einigen Jahren immer noch eins ist oder wie wir positiv darüber denken können.

Meditation

Meditation kann bei Stress, Depression oder Schmerzen helfen. Ziel ist es, die Gedanken zur Ruhe zu bringen. Mediationen gibt es als aktive und passive Form. Als aktive Form gelten z. B. Gehmeditationen oder meditatives Tanzen. Mittlerweile gibt es aber auch Angebote wie meditatives Bogenschießen, meditatives Reiten und auch Mandalas malen oder gärtnern können meditativ wirken. Passive Meditation sind Ruhemeditationen, Atemmeditationen (S. 239) und Achtsamkeitsübungen (S. 236).

Braindump

Häufig ist heutzutage Multitasking angesagt. »Ich muss an dies denken und an jenes, das tun ...« Das löst bei vielen Menschen ein Durcheinander im Kopf aus. Um dieses Durcheinander zu ordnen, eignet sich der sogenannte Braindump: Alle Gedanken aufschreiben und anschließend nach bestimmten Kriterien sortieren. Das bringt wieder Ruhe und Entspannung in den Kopf.

Fantasiereisen

Bei Fantasiereisen begibt man sich gedanklich tatsächlich auf eine Reise, um auf andere Gedanken und Gefühle zu kommen. Und dadurch den vorher empfundenen Stress abzulegen. Fantasiereisen können allgemein der Entspannung dienen, aber auch ganz zielgerichtet zu einem Thema unternommen werden.

Nehmen Sie sich Zeit für Entspannung

Für welche Übung Sie sich auch entscheiden: Es tut gut, sich Zeit für Entspannung zu nehmen. Schon allein diese Erkenntnis und die ersten Erfahrungen, die Sie machen werden, bringen Sie weiter. So tanken Sie neue Kraft und Energie, um den Akku jeden Tag wenigstens ein kleines bisschen wieder aufzuladen. Alle Übungen helfen, aus dem Kopf und in den Körper zu kommen. Das eigentliche Problem ist: Oft fehlt die Energie, um all diesen Ansprüchen gerecht zu werden. Doch wenn wir wieder Energie haben,

- sind wir leistungsfähiger,
- zeigen Selbstdisziplin,
- werden wir zufriedener und ausgeglichener,
- fühlen uns wohler,
- verringern das Stressrisiko.

Wir müssen selbst unser Leben in Balance bringen, uns eigene Grenzen setzen (für das, was wir leisten können und das was wir wollen) und uns Ruhezeiten zugestehen. Denn nur wer zu sich selbst gut ist, kann auch sein Bestes geben.

Tipps für Ihr persönliches Energiemanagement

- Pausen zum richtigen Zeitpunkt einlegen, um Ihr Energielevel konstant zu halten.
- Pausen zur Erholung nutzen (z B. mit Entspannungstechniken oder einem Spaziergang, um den Akku wieder richtig aufzuladen und Ihre Leistungsfähigkeit in kurzer Zeit wiederherzustellen).
- Entspannungszeiten fest einplanen, denn regelmäßige Entspannungszeiten sind enorm wichtig für die Energiebalance. Deshalb am besten einplanen wie Termine.
- Auf die Ernährung achten.
- Bewegung in den Alltag integrieren, denn die schenkt Energie.
- Auf die eigenen Gedanken achten.
- Balance zwischen Belastungen und Entspannung finden und Kraft tanken im vollen Alltag.

Ernährung zur Entspannung und gegen Stress

In Stressphasen oder Anspannung arbeiten die Körperzellen auf Hochtouren und brauchen besonders viele Nährstoffe. Wenn dieser gesteigerte Bedarf aber nicht gedeckt wird, werden wir müde und fühlen uns erschöpft. Wir brauchen etwas für unseren Blutzuckerspiegel, um den Anforderungen nachzukommen. Auch Magnesium wirkt gegen das Stresshormon Kortisol.

Dazu eignen sich folgende Nahrungsmittel:

- Knäckebrot
- Müsli
- Vollkornpasta
- Obst
- Gemüse
- Fisch
- Haferflocken

- Nüsse (enthalten viel Magnesium sowie Vitamine der B-Gruppe und sind deshalb echte Stresskiller)
- Bananen (reich an Tryptophan, das vom Körper in Serotonin umgewandelt wird)
- Joghurt
- Paprika
- Avocados
- Spinat
- Hülsenfrüchte
- Quinoa (ist reich an Eisen, Magnesium und Eiweiß und enthält, wie die Banane, den Glücklichmacher Tryptophan)
- B-Vitamine (Vitamin B_2 kann sogar die Ausschüttung von Stresshormonen reduzieren, Vitamin B_6 uns ruhiger schlafen lassen)

21 Zum Schluss

Mein ganz persönlicher Ratschlag: Wenn Sie nur wenig »freie Zeit« haben, suchen Sie sich zumindest 1–2 Vorschläge für Entspannung, Sport oder andere Empfehlungen aus meinem Buch aus und setzen Sie so ein kleines Wohlfühl-Minimalprogramm um. Und noch ein Tipp von mir, der gar keine zusätzliche Zeit verbraucht: Seien Sie freundlich, offen und liebevoll mit sich und mit anderen Menschen und dankbar für jeden Tag. Genießen Sie bewusst jeden Moment des Lebens. Es ist so wunderbar. Tun Sie, was Ihnen Freude macht. Lachen Sie viel, haben Sie Spaß, nehmen Sie vieles nicht so ernst, gehen Sie in die Natur und bewegen Sie sich, wann immer möglich. Vertrauen Sie auf Ihre Körperintelligenz und Intuition. Dann werden Sie viel gesünder und glücklicher sein.

Ich hoffe, ich konnte mit dem Buch zu mehr Gesundheit, Glück, Selbstliebe und den Genuss Ihrer Weiblichkeit beitragen. Das würde mich sehr freuen. Denn Sie haben es verdient.

Alles Gute

Ihre Dr. Verena Breitenbach

22 Häufige Irrtümer und was wirklich stimmt

Die Pille hat keinen Einfluss auf unsere Fruchtbarkeit Stimmt! Egal wie lange sie genommen wurde, die Fruchtbarkeit wird nicht beeinflusst. Allerdings reagieren Frauen unterschiedlich auf die Pille und sollten testen, ob sie sie vertragen (auf den Körper hören!).

Frauen denken langsamer, wenn sie ihre Regel haben Stimmt nicht. Das angebliche »Period brain«, wonach das weibliche Gehirn während der Tage langsamer arbeitet, gibt es nicht. Dies wurde durch Untersuchungen der Universitätsklinik Zürich belegt.

Eine Zyste gibt es nicht an der Gebärmutter Stimmt, Zysten befinden sich wenn, dann an den Eierstöcken.

Akne kommt von Hamburgern, Schokolade und Cola Stimmt nicht. Natürlich ist eine ausgewogene Ernährung wichtig und hilft uns, gesund und fit zu bleiben. Akne ist aber nicht ernährungsbedingt und auch nicht mit einer speziellen Diät aus dem Weg zu räumen. Auch sexuelle Aktivität verstärkt die Akne nicht – das ist ein uraltes Ammenmärchen. Vermutlich sollten damit Jugendliche früher eher eingeschüchtert werden. Sowohl innere als auch äußere Faktoren sind an der Entstehung von Akne beteiligt. In den meisten Fällen ist eine hormonelle Umstellung der Auslöser für entzündete Pickel, Knötchen und Pusteln. Zu Hormonschwankungen kommt es vor allem in der Pubertät, in der Schwangerschaft oder während der Menstruation.

Die meisten Frauen haben gleich große Brüste Nein, falsch! Die meisten Frauen haben unterschiedliche Größen (S. 172). Es ist also völlig normal, wenn sie sich nicht wie ein Ei dem anderen gleichen.

Ein langer Penis kann eine Frau besser erregen Nein, für die optimale Erregung kommt es eher darauf an, dass er breit ist und im Idealfall gleichmäßig breit. So werden die sensiblen Vaginalwände am besten stimuliert.

Die Eichel des Mannes ist sensibler als die Intimorgane der Frau
Falsch! Die Eichel des Mannes verfügt immerhin über 4000 Nerven-endungen, doch die Klitoris ist mit rund 8000 Nervenendungen weit-aus sensibler als der Penis des Mannes.

Wenn die Frau einen Orgasmus hat, erhöht das die Befruchtungsrate
Ja, das stimmt. Für Paare mit Kinderwunsch eine gute Nachricht.

Der gemeinsame Orgasmus ist am tollsten Nicht unbedingt. Denn erstens bedeutet es Stress, wenn man die gemeinsame Erregung auf-einander abstimmen will, zweitens kann es viel schöner sein, hinter-einander zu genießen.

Hormone können Brustkrebs auslösen Nein, das stimmt nicht. Hor-mone können schlimmstenfalls dessen Wachstum fördern. Und auch das nur in sehr geringem Ausmaß: Ohne Hormone erkranken jährlich 45 von 1000 Frauen zwischen 50 und 70 Jahren an Brustkrebs. Bei einer Hormonersatztherapie über 5 Jahre sind es 2, über 10 Jahre 6 mehr.

Homöopathie ist dasselbe wie Pflanzenheilkunde (Phytotherapie) Das stimmt nicht. Die beiden Methoden werden oft in einen Topf gewor-fen. Es sind aber zwei verschiedene Heilverfahren (S. 148).

Schokolade hebt die Stimmung und wirkt aphrodisierend Alle Scho-kofans werden sich freuen, denn das stimmt. Sie macht also nicht nur dick! Das ist sogar wissenschaftlich bewiesen. Besonders dunkle Schokolade, denn die enthält Phenylethylamin. Ein echter Happy-Stoff, der auch bei Frischverliebten im Gehirn gebildet wird. Zudem hebt sie den Serotoninspiegel im Gehirn und das wirkt wie ein Son-nenstrahl auf die Seele.

Brustkrebs wird durch zu enge BHs, aluminiumhaltige Deos, Brust-implantate oder Schwangerschaftsabbrüche ausgelöst Nein, das sind alles Gerüchte und nichts davon ist wissenschaftlich belegt.

Während der Regel kann man nicht schwanger werden Das stimmt so nicht. Absolute Sicherheit gibt es auch während der Menstruation nicht. Gerade bei Frauen, die einen kurzen Zyklus haben, findet der Ei-sprung früh statt. Da die männlichen Spermien aber noch viele Tage im weiblichen Körper überleben, ist eine Befruchtung nicht ausgeschlossen.

Wenn die Blutung ausbleibt, ist man schwanger Auch das ist falsch. Normalerweise dauert ein Zyklus 25–35 Tage. Es gibt aber auch kürzere oder längere Zyklen. Bleibt die Periode aus, kann das auch andere Ursachen haben: Stress, Belastungen, Klimaveränderungen (Reisen) wirken sich auf unsere Nerven aus und somit auch auf das hormonelle Gleichgewicht. Auch Leistungssport, starker Gewichtsverlust und Übergewicht oder die einsetzenden Wechseljahre können den Zyklus aus dem Takt bringen. Umgekehrt bedeutet eine Blutung nicht, dass man garantiert nicht schwanger ist. Etwa jede vierte Schwangere hat in den ersten Wochen oder Monaten zumindest leichte Schmierblutungen.

Schwangere müssen/dürfen »für zwei essen« Diese Annahme ist überholt. Schwangere benötigen lediglich eine zusätzliche Kalorienaufnahme von 300 kcal/Tag (S. 194).

Beim »Schönheitschirurgen« bin ich in den besten Händen Leider nein, denn der Begriff »Schönheitschirurg« ist nicht geschützt. Fast jeder Mediziner kann sich so nennen und dementsprechend versuchen sich neben speziell ausgebildeten Fachärzten für plastische und ästhetische Chirurgie auch immer mehr Gynäkologen, Hautärzte und selbst Orthopäden auf diesem Gebiet – mit oft nicht gerade optimalen Ergebnissen.

Ich lasse mir einfach das Fett absaugen, um meine Wunschfigur zu bekommen Das ist Wunschdenken! Sport und eine gesunde Ernährung sind die besten Wege zu einer guten Figur. Und auch zur Gesundheit. Eine Liposuktion eignet sich eventuell zur Korrektur der Problemzonen, die mit einer Diät nicht geändert werden können (manche Konturen des weiblichen Körpers bleiben aber erhalten).

Face-Lifting beschert ein ewig jugendliches Aussehen Auch das ist Wunschdenken. Der natürliche Alterungsprozess setzt sich nach einem Face-Lift zwar verzögert, aber ganz natürlich fort.

Brustvergrößerung: Mit einem Super-Busen werde ich megasexy Für einige Frauen scheint ein möglichst großer Busen die Lösung aller Probleme. Doch die Größe der Brust muss von der Hautelastizität her auch realisierbar sein und in der Proportion zur Figur passen. Das wird Ihnen auch jeder seriöse Arzt sagen.

Schönheits-OPs dienen nur der Eitelkeit Das ist so nicht richtig! Für viele ist entscheidend, dass das Aussehen und die Figur sich verbessern, sodass sie danach zufriedener sind. Das kann zu mehr Glücksgefühlen und einer Verbesserung des Selbstbewusstseins führen.

Schönheitschirurgen vollbringen Wunder Nein, auch den plastischen Chirurgen sind Grenzen gesetzt, die auch wir mit unserem Alter und unserem Körperbau festlegen.

Schönheitsoperationen sind eine Erfindung der Neuzeit Stimmt nicht! Bereits im siebten Jahrhundert vor Christus soll ein indischer Arzt über zahlreiche ästhetische Korrekturen bei Menschen mit amputierten Nasen berichtet haben. Und auch im alten Griechenland, im alten Rom und im alten Ägypten war die plastische Chirurgie bereits bekannt. Archäologen konnten auch nachweisen, dass schon vor mehr als 3 000 Jahren Ohrenkorrekturen vorgenommen wurden.

»Ein Gläschen in Ehren kann keiner verwehren« Das trifft definitiv nicht auf schwangere Frauen zu. Sie gefährden mit Alkohol das Ungeborene, da dessen Leber Alkohol noch nicht abbauen kann. Die Folge kann das sogenannte fetale Alkoholsyndrom sein. Es führt zu körperlichen Fehlbildungen und geistigen Schädigungen.

Kaffee und Schwarztee sind für Schwangere verboten Nein, ein striktes Verbot ist nicht erforderlich. Beide Getränke enthalten zwar Koffein, das den Herzschlag des Kindes beschleunigen kann, doch zwei Tassen Tee oder Kaffee am Tag sind unbedenklich. Schwangere müssen also nicht komplett auf den Morgenkaffee oder -tee verzichten, sollten ihren Konsum aber gering halten.

Ab und zu eine Zigarette schadet nicht Doch! Rauchen ist absolut schädlich fürs Ungeborene. Sämtliche Schadstoffe, die sich in Zigaretten befinden, gelangen ungefiltert über die Nabelschnur auch in den Blutkreislauf des Babys. Dadurch kommt es zu Störungen der Blutbildung und der Sauerstoffaufnahme. Außerdem drohen Entwicklungsstörungen und im schlimmsten Fall sogar eine Fehlgeburt. Und Kinder von Raucherinnen haben ein höheres Risiko für viele Erkrankungen und auch dafür, später selbst zu rauchen.

Schwangere dürfen kein rohes Fleisch essen Stimmt. Rohes Fleisch ist während der Schwangerschaft absolut tabu. Denn in rohem Fleisch finden sich manchmal gefährliche Erreger. Toxoplasmose ist eine Infektionskrankheit, die besonders für Ungeborene gefährlich ist, da sie zu Hirnbildungsstörungen und Hirnentzündungen führen kann. Fleisch sollte immer ordentlich durchgegart sein.

Schwangere dürfen keinen Rohmilchkäse essen Stimmt auch, denn Rohmilchkäse wird aus unbehandelter Milch hergestellt. Er enthält oft Listeriabakterien, die Entzündungen im Hirn des Ungeborenen verursachen können. Deswegen sollten schwangere Frauen auf sämtliche Rohmilchkäsesorten verzichten. Bedenkenlos essen können Schwangere jeden Käse, der aus homogenisierter und pasteurisierter Milch hergestellt wurde.

23 Danksagung

Ganz herzlich möchte ich mich bei allen bedanken, die dazu beigetragen haben, dass das Buch zustande kam.

Zunächst bei der Programmplanerin Katja Liese vom TRIAS Verlag: Vielen Dank für Ihren Einsatz für das Buch! Ich danke der freien Redakteurin Anne Bleick, die auch immer so guten Input gab, und allen anderen, die im Hintergrund für die Erstellung des Buches tätig waren. Ich danke meiner langjährigen Agentin Lianne Kolf und der ganzen Agentur, die das Buch möglich gemacht haben und immer mit Rat und Tat zur Seite standen. Vielen lieben Dank, Lianne, für die gute Zusammenarbeit über die vielen Jahre. Du bist einfach klasse.

Vielen Dank an Dorothee Fleischmann, die mich bei der Erstellung dieses Buches tatkräftig unterstützt hat: Liebe Dorothee, es hat sehr viel Spaß gemacht, mit dir zu arbeiten.

Lieber Klaus, dir vielen Dank für deine tolle Unterstützung. Du standest mir immer mit Rat und Tat zur Seite.

Und natürlich danke ich meinen Patientinnen, die diese Erkenntnisse erst möglich gemacht haben.

Service

Literatur

Alles was der Gesundheit hilft. (2019). ZEIT Doctor, 4, Beilage in der ZEIT, Nr. 46. Hamburg: Zeitverlag.

Bartens, S., & Bartens, W. (2018). *Frauensprechstunde – Was uns hilft, was uns gesund macht.* München: Droemer-Knaur Verlag.

Betz, R. (2015). *Willkommen im Reich der Fülle.* München: Heyne Verlag.

Bitzer, J., & Hoefert, H.-W. (2014). *Psychologie in der Gynäkologie.* Lengerich: Pabst Science Publishers Verlag.

Breitenbach, V. (2004). *Anti-Stress-Training [CD].* München: AVITA Media.

Breitenbach, V. (2004). *Das Buch von Schwangerschaft und Geburt.* München: Heyne Verlag.

Breitenbach, V. (2013). *Weibliche Lust ohne Tabus.* München: Kösel Verlag

Breitenbach, V. (2003). *Woman Body & Soul.* München: Heyne Verlag.

Breitenbach, V. (2015). *Women's Secrets.* Zürich: Orell-Füssli Verlag.

Breitenbach, V. & Esser, St. (2009). *Spüre Deine Urkraft.* Murnau: Mankau Verlag.

Brochmann, N., & Støkken Dahl, E. (2018). *Viva la Vagina – Alles über das weibliche Geschlecht.* Frankfurt: Fischer Verlag.

Covey, S. R. (2010). *Die 7 Wege zur Effektivität: Prinzipien für persönlichen und beruflichen Erfolg.* Offenbach: GABAL Verlag.

Ehret, B., & Roepke-Buncsak, M. (2008). *Frauenkörper, Gesundheit, Leben – Das Brigitte-Buch der Frauenheilkunde.* München: Diana Verlag.

Fischer, H. (2004). *Frauenheilbuch – Naturheilkunde, medizinisches Wissen und Selbsthilfetipps für eine ganzheitliche Frauengesundheit.* München: Nymphenburger Verlag.

Frohn, B., & Praxmayer, C. (2006). *Unbekannte Patientin – Die Medizin entdeckt den weiblichen Körper neu.* Berlin: Ullstein Verlag.

Gerhard, I., & Wolfrum, Ch. (2000). *Kinderwunsch, natürliche Wege zum Baby.* München: Zabert Sandmann Verlag.

Gerhard, I., & von Ganski, N. (2012). *Kinderwunsch, natürliche Wege zum Baby.* München: Gräfe & Unzer.

Kabat-Zinn, J. (2013). *Achtsamkeit für Anfänger.* Freiburg: Arbor Verlag.

Kabat-Zinn, J. (2015). *Im Alltag Ruhe finden: Meditationen für ein gelassenes Leben.* München: Knaur Menssana.

Kabat-Zinn, J. (2014). *Jeder Augenblick kann dein Lehrer sein: 100 Momente der Achtsamkeit.* Frankfurt, Deutschland: O. W. Barth Verlag.

Keller, T. (2016). *Einfach ich selbst sein dürfen – Bessere Beziehungen zu sich und anderen durch positive Psychologie.* München: Scorpio Verlag.

Kindel, C. (2020). *Wie sich Frau und Mann unterscheiden: Verblüffende Erkenntnisse der neuen Forschung.* Abgerufen von https://www.geo.de/wissen/22301-rtkl-geschlechterforschung-wie-sich-frau-und-mann-unterscheiden-verblueffende/

Korte, M. (2019). *Wir sind Gedächtnis: Wie unsere Erinnerungen bestimmen, wer wir sind.* München: Pantheon Verlag.

Kühn, E. (2016). *Das Gehirn kann nicht abschalten! Was tun?* Abgerufen von https://de.in-mind.org/article/das-gehirn-kann-nicht-abschalten-was tun?

Labioplastik: Gynäkologen warnen vor neuem Trend. (2017, Februar 6). Abgerufen von https://www.aerzteblatt.de/nachrichten/72911/Labioplastik-Gynaekologen-warnen-vor-neuem-Trend/

Madejsky, M. (2008). *Lexikon der Frauenkräuter: Inhaltsstoffe, Wirkungen, Signaturen und Anwendungen.* Aarau: AT Verlag.

Mueck, A. O. (2015). *Anwendungsempfehlungen zur Hormonsubstitution in Klimakterium und Postmenopause.* Gynäkologische Endokrinologie, 13(4), 270–273.

Neeb, G. (2010). *Gynäkologie und Frauenheilkunde: Menstruation, Schwangerschaft, Wochenbett und Wechseljahre.* Schiedberg Bacopa Verlag.

Nieberding, M. (2019). *Was Frauen krank macht.* SZ-Magazin, 21. München: Süddeutscher Verlag.

Northrup, Ch. (2001). *Frauenkörper – Frauenweisheit.* München: Zabert Sandmann Verlag.

Northrup, Ch. (2016). *Weisheit der Wechseljahre.* München: Zabert Sandmann Verlag.

Rainbow, S. E. (2019) *Frauenheilkraft: Das vergessene Wissen um die Urkraft der Gebärmutter.* München: Ansata Verlag.

Reuter, M., & Fassnacht, M. (2016). *Hormontherapie im Wandel der Zeit.* DMW – Deutsche Medizinische Wochenschrift, 141(03), 161–164.

Schlüter, N. (2013, Oktober 13). *Multitasking: können's Frauen wirklich besser?* Abgerufen von https://www.wissenschaft.de/umwelt-natur/multitasking-koennens-frauen-wirklich-besser/

Stahl, St. (2015). *Das Kind in dir muss Heimat finden – Der Schlüssel zur Lösung (fast) aller Probleme.* München: Kailash Verlag.

Sunrita, S. (2014, August 23). *Menstruation zwingt Indiens Frauen in die Isolation.* Abgerufen von https://www.welt.de/gesundheit/article131521200/Menstruation-zwingt-Indiens-Frauen-in-die-Isolation.html

Weidlich-Kolnhofer, M. (2019). *Positives Denken auf Knopfdruck – Durch positive Psychologie das Unterbewusstsein beeinflussen.* Deggendorf: Cherry Media Verlag.

Sachverzeichnis

Energiegeladen &
selbstbewusst

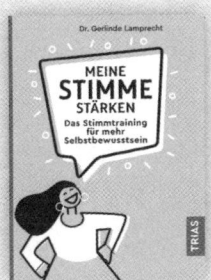

Gerlinde Lamprecht
Meine Stimme stärken

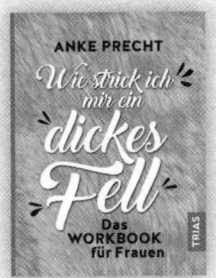

Anke Precht
**Wie strick ich mir
ein dickes Fell**

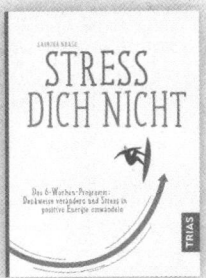

Sabrina Haase
Stress dich nicht

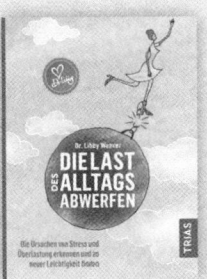

Libby Weaver
Die Last des Alltags abwerfen

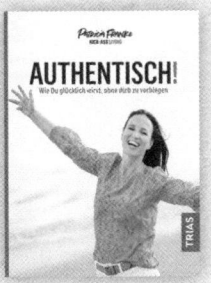

Patricia Franke
Authentisch!

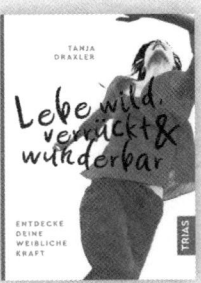

Tanja Draxler
**Lebe wild, verrückt und
wunderbar**

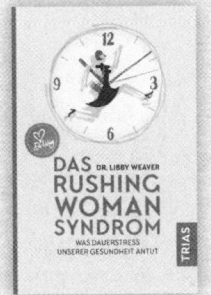

Libby Weaver
Das Rushing Woman Syndrom

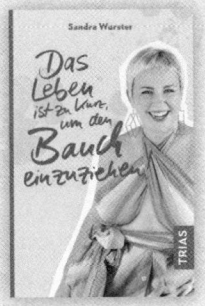

Sandra Wurster
**Das Leben ist zu kurz, um
den Bauch einzuziehen**

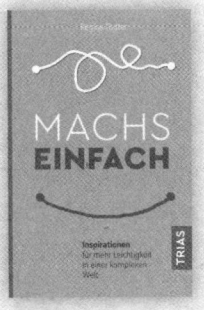

Regina Tödter
Machs einfach

TRIAS

Auch erhältlich als E-Book!

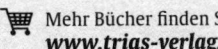 Mehr Bücher finden Sie hier:
www.trias-verlag.de

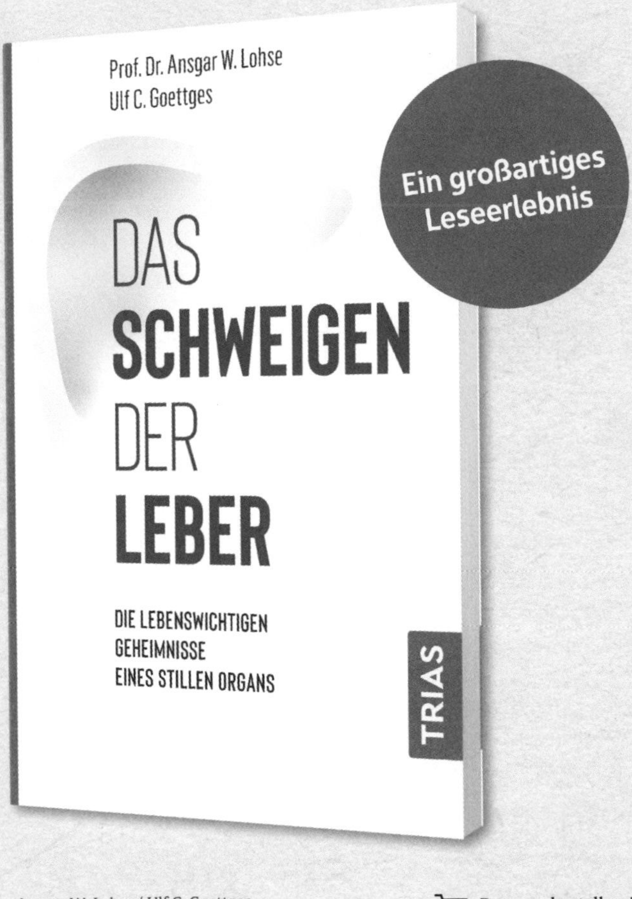